卫生政策与管理研究定量方法应用

主　编　潘　杰

副主编　林小军

编　委　（按姓氏拼音排序）

曹裴娅	约克大学	潘　杰	四川大学
陈　楚	福建医科大学	宋　超	四川大学
陈　楠	英属哥伦比亚大学	唐文熙	中国药科大学
陈　婷	四川大学	田　帆	四川大学
江庆玲	四川大学	王庆瑜	四川大学
蓝天骄	四川省妇幼保健院	王秀丽	四川大学
林小军	四川大学	薛清萍	成都医学院
刘　琳	四川大学	张雨萌	四川大学
刘育言	四川大学		

人民卫生出版社

·北　京·

图书在版编目（CIP）数据

卫生政策与管理研究定量方法应用 / 潘杰主编.
北京 : 人民卫生出版社, 2025. 4. -- ISBN 978-7-117
-37793-5

Ⅰ. R-012

中国国家版本馆 CIP 数据核字第 2025XM2797 号

人卫智网	www.ipmph.com	医学教育、学术、考试、健康， 购书智慧智能综合服务平台
人卫官网	www.pmph.com	人卫官方资讯发布平台

地图审图号：GS 京（2025）0776 号

卫生政策与管理研究定量方法应用
Weisheng Zhengce yu Guanli Yanjiu Dingliang Fangfa Yingyong

主　　编：潘　杰
出版发行：人民卫生出版社（中继线 010-59780011）
地　　址：北京市朝阳区潘家园南里 19 号
邮　　编：100021
E - mail：pmph @ pmph.com
购书热线：010-59787592　010-59787584　010-65264830
印　　刷：人卫印务（北京）有限公司
经　　销：新华书店
开　　本：787×1092　1/16　　印张：20.5
字　　数：485 千字
版　　次：2025 年 4 月第 1 版
印　　次：2025 年 6 月第 1 次印刷
标准书号：ISBN 978-7-117-37793-5
定　　价：99.00 元

打击盗版举报电话：010-59787491　**E-mail**：WQ @ pmph.com
质量问题联系电话：010-59787234　**E-mail**：zhiliang @ pmph.com
数字融合服务电话：4001118166　　**E-mail**：zengzhi @ pmph.com

前　言

随着 2009 年启动的新一轮医药卫生体系改革，卫生政策与管理类的研究越来越受到学术界和社会的重视，计量经济学模型方法，特别是因果识别策略成为相关研究的常用或前沿分析手段。除了在经管类学院展开外，医学院的学者也越来越多地参与到卫生政策与管理相关研究中。计量经济学是经管类学院研究生的基础课程，但这些课程结合卫生健康领域有限。医学院开设计量经济学课程的较少，专门针对因果识别策略的课程更为鲜有。我的专业背景是应用经济学，较多地使用计量经济学模型分析方法展开卫生政策与经济研究。为了帮助从事卫生政策与管理相关研究的同学了解和初步掌握计量经济学因果识别策略在卫生健康领域研究的应用，2013 年秋季学期，我在四川大学新开设了"卫生政策与管理研究定量方法应用"研究生课程。本书来源于此课程。

课程的正式开设受到了时任四川大学华西公共卫生学院（华西第四医院）院长李晓松教授的鼓励和支持。课程设计之初，取名为"卫生实证策略"。交流讨论后，李教授建议使用医学院学生更易理解的课程名。在反复斟酌后，将课程取名为"卫生政策与管理研究定量方法应用"，并沿用至今。本书名也与课程名保持一致。

课程开设之初，内容仅涉及计量经济学相关方法及其应用，主要包括面板数据方法、工具变量估计、断点回归设计，以及倾向得分匹配等常用的计量经济学模型。随着课程的讲授、与同学的交流，以及研究的积累，发现课程仅包含计量经济学模型越来越不能满足卫生政策与管理相关专业培养的需要。因此，在 2020 年秋季学期，对课程内容进行了重新设计，纳入了在卫生政策与管理相关研究中越来越得到广泛应用的地理科学、管理科学等学科的定量分析方法，包括地理空间分析、空间计量分析、优化模型分析。本书内容也都包含了这些定量分析方法。

本书共 17 章，涉及的定量分析方法较多，每一章节几乎都可以单独成为一门课程，也几乎都有单独的方法学教材。"卫生政策与管理研究定量方法应用"课程目标是拓宽同学们审视卫生政策与管理领域相关问题的定量方法视野。因此，课程在讲解相关方法学原理的基础上，重点教授方法在卫生政策与管理研究中的应用范例。本书也践行了此授课理念，在章节内容安排上，先基于问题提出方法，再讲解方法基本原理，最后重点介绍在实际问题中的方法应用。

依据方法的难易程度和方法间的联系，本书内容设置基础篇、核心篇、进阶篇和拓展篇。基础篇章节介绍线性回归等基本回归模型。核心篇章节介绍计量经济学因果识别策略方法，包括匹配方法、工具变量法、面板数据方法、断点回归设计等。进阶篇章节介绍了多水平回归、分位数回归、空间描述与测度、空间计量分析、优化模型分析等统计学、地理科学、管理科学等学科方法。拓展篇章节是卫生政策与管理相关研究的专题研究方法，包括多指标评价和卫生公平性评价方法。每个章节末尾提供了推荐阅读的参考文献和教材著作，帮助学生了解更多相关内容。

课程的前三年由我一人独立讲授。为了让同学接受更多元的授课，同时也考虑到内容的拓展和方法的专长，从 2017 年开始，我陆续邀请了多所高校的老师参与授课，包括西南财经大学的何欢、栾梦娜，广州大学的李强，成都医学院的薛清萍，四川大学的胡明、文进、刘振谧、宋超、林小军、张雨萌、王秀丽、刘育言。老师们都对课程建设贡献了重要力量，在此表示由衷的感谢。参与授课的大部分老师也都参与了本书的撰写，同时也邀请了中国药科大学的唐文熙、福建医科大学的陈楚、华西医院的曹裴娅等老师，以及江庆玲、田帆、陈婷、陈楠、刘琳等博士生的参与，也在此一并感谢。特别需要感谢的是我的同事林小军老师。自 2019 年起，林老师一直协助我组织这门课程的授课，并且承担了本书大部分的组织工作。本书最终的框架和纳入的方法都是与他反复讨论后形成。

2013 年秋季学期是课程的第一次开课，仅有 7 位同学选课，转眼十年过去，每年选课人数都达到课程容量的上限（50 位），得到了卫生政策、卫生经济、卫生管理、医院管理、药事管理等相关专业同学的认可。同学们的认可和有益的反馈使得这门课程得以延续和不断完善，也给予了我信心和动力与大家分享课程的收获。

潘 杰

2025 年 1 月

目　录

进阶篇

拓展篇

第1章 导论

1.1 卫生政策与管理研究的意义

卫生政策与管理研究是一个综合研究领域，主要研究如何将整个社会组织起来，实现健康促进目标。卫生政策与管理属于交叉学科，涉及公共政策学、管理学、经济学、政治科学、公共卫生与预防医学、社会学等多学科，同时跨越了社会科学与自然科学两个领域。

医疗卫生改革是全球性永恒的课题。随着社会经济快速发展，人民生活水平不断提高，社会健康意识与理念不断提升，包括中国在内的很多国家和地区在卫生健康领域的投入不断增加，但在卫生体系绩效、公平性、可及性、可负担性等方面仍然存在诸多问题需要解决。如何有效改进卫生体系，提高卫生绩效，保护和增进居民健康已经成为每个国家政府的基本职责和重要任务，这促使卫生政策与管理研究者和政策制定者不断思考和尝试，如何以科学的方式和方法研究卫生改革过程中面临的现实问题，为卫生政策的制定提供有价值的指导和参考。

卫生政策与管理研究通过帮助和影响政策决策实现健康发展目标，对于促进卫生事业发展具有重要意义。长期以来，我国政府始终高度重视事关民生的卫生健康和医改工作。特别是自 2009 年我国启动新一轮的医药卫生体制改革以来，中央和地方政府出台了许多卫生政策与措施，在医保覆盖、卫生服务体系建设等领域取得了多项显著成绩。党的十八大以来，把维护人民健康摆在更加突出的位置，作出实施健康中国战略的决策部署，将深化医改纳入全面深化改革统筹谋划、全面推进。卫生领域改革的推进离不开政策工具。对于卫生政策制定者而言，最关心的是如何制定出高价值的卫生政策，这就需要对政策问题本身、卫生政策制定、实施与评价进行全面深入的研究。同时，卫生政策离不开卫生实践。对于卫生管理者而言，最感兴趣的是如何寻求最佳卫生服务，科学合理地配置和使用卫生资源，以最大限度满足人们对医疗预防保健需求。因此，在致力于实现健康发展目标过程中，迫切需要卫生政策与管理研究提供科学知识和高质量证据支持，促进科学决策和实践。在全面推进健康中国建设的背景下，对卫生政策与管理研究的需求将持续增长。尽管健康中国战略的目标和路径已然十分明确，但改革过程中新旧问题交织叠加，改革情景不一而同，仍然存在许多需要研究的卫生政策与管理问题。我国卫生改革和发展的形势和丰富的改革实践不仅对卫生政策与管理研究提出新的要求，而且也为卫生政策与管理研究提供了丰富的研究情景和舞台。卫生政策与管理研究水平的不断提高，将不断增强对我国卫生事业发展的积极影响，并在制定适宜卫生政策，推动卫生改革，探索新的管理体制、机制等方面发挥越来越重要的作用。

1.2 卫生政策与管理研究的特点

1.2.1 研究对象的整体性

卫生政策与管理研究的对象是复杂的卫生系统及其关联要素。所谓系统，就是由一定数量的相互联系的因素组成的具有一定复杂程度的整体。如果只关注局部问题而忽视全局情景，用简单事物来反映复杂事物，这显然是不合适的。例如，如果想要研究卫生费用增长的影响因素，只关注患者、医疗机构层面的因素显然是不够的，除此之外更多需要考虑的是技术进步、全民医保覆盖等卫生体系因素以及社会经济发展、人口老龄化等宏观的系统性因素。因此，卫生政策与管理研究需要充分研究对象的整体性，关注各要素的构成以及要素间的联系与作用。

1.2.2 研究方法的跨学科性

卫生政策与管理研究具有交叉学科特色，其研究方法综合了公共政策学、管理学、经济学、政治科学、公共卫生与预防医学、社会学等多学科的研究方法，具有跨学科的特点。随着学科发展和研究领域拓宽，地理科学、信息科学、计算机科学等更多学科方法被应用于卫生政策与管理研究。更重要的是，正因为具有学科的交叉特点，任何相关学科的进展和成就都会促进卫生政策与管理研究的发展，不断深化和完善其研究内容。

1.2.3 研究结果的应用性

卫生政策与管理研究提倡以解决现实问题为基本导向，旨在推动卫生事业健康发展。卫生政策与管理研究的主要研究内容是卫生事业运行、改革、发展过程中遇到的客观实际问题，而研究的最终目的是应用。一般而言，高影响力的卫生政策与管理研究始终是紧跟行业热点，能够切实回应政策制定者所关心的现实问题，研究结果有助于推动卫生政策与管理实践。换句话说，卫生政策与管理研究应当从现实问题中来，到现实问题中去，注重研究结果的转化和应用。

1.3 卫生政策与管理研究的定量方法

尽管卫生政策与管理研究的重要性已经被充分认识，但如何科学开展卫生政策与管理研究，产出高质量的研究证据与政策建议面临很大挑战，其中关键在于研究方法与研究能力的提升。代涛教授[1]指出我国已经开展了大量卫生政策实证研究，为卫生改革发展提供了许多证据，但缺乏有效的卫生政策分析框架和工具，研究设计和实施的规范性有待加强，亟须强化跨学科卫生政策研究。孟庆跃教授[2]在回顾过去20年国际卫生政策与体系研究能力及其发展情况的基础上，指出我国卫生政策与体系研究能力的发展呈现出积极态势，但仍然难以满足政策需求，与发达国家相比差距明显，呼吁从支撑环境、研究成果转化等方面入手提升我国卫生政策与体系研究能力。

"工欲善其事，必先利其器"。要提高卫生政策与管理研究的水平，就必须掌握适合的研究方法。卫生政策与管理研究的范式主要包括定性研究和定量研究两大主要范式。定性研究是人文社会科学的主观研究范式，而定量研究则是一种实证自然科学的客观研究范式，两者既存在较大差别，又相互联系，互为补充。长期以来，学术界关于定量与定性研究的争论不断，本书不再赘述。历经定量研究与定性研究的争论之后，目前国内外学术界开始强调定量研究与定性研究相结合的重要性，但这种呼声尚处于弱势，并未在实际研究中得到充分重视和运用。在我国，早期的卫生政策与管理研究可能受限于理论、方法、数据等因素，描述性和经验性的研究相对较多，而目前定量方法运用越来越普遍，定量研究论文的数量呈快速增长趋势，定量研究已经成为学术研究的主流方法之一。因此，掌握合适的定量研究方法并进行合理运用，对于科学开展卫生政策与管理研究十分重要。当然，需要指出的是，定性研究方法和定量研究方法之间并没有优劣之分。定性分析是定量分析的前提和基础，定量分析是定性分析的补充和发展。研究方法是为了回答研究问题所使用的一种工具性手段，研究方法的选择应由研究背景或问题来决定，能够回答研究问题的方法就是合适的研究方法。

1.4　本书结构安排

本书内容安排主要有以下两个原则。一是内容尽可能全面，凸显卫生政策与管理研究的学科交叉特色。定量研究方法纷繁复杂，显然无法在书中一一介绍。根据研究团队长期的研究经验，本书遴选了卫生政策与管理研究中常见的定量研究方法并加以介绍，所涉学科涵盖了经济学、统计学、管理科学、地理科学等，以拓展读者审视卫生政策与管理领域相关问题的定量方法视野。二是以研究问题为导向，以方法应用为重点。在定量方法的介绍上，本书以卫生政策与管理研究问题为导向，将重点放在方法应用上，利用简明的语言和直观的图表讲解方法学原理的同时，根据研究问题分析相关方法在具体问题中的应用，培养分析问题的思路，并辅以恰当的结果解释，以期使读者掌握研究方法的正确使用。

本书内容分为四部分：基础篇、核心篇、进阶篇和拓展篇。

第一部分是基础篇，介绍卫生政策与管理研究中常见的基础定量分析方法，共 4 章。按照被解释变量的类型，分别介绍一般线性回归模型（第 2 章）、分类因变量回归模型（第 3 章）、计数因变量回归模型（第 4 章）和限值因变量回归模型（第 5 章）。

第二部分是核心篇，介绍主流的因果推断识别策略。在实证研究中，我们通常关注社会现象间的因果关系，因此将这部分作为本书的核心部分。本部分共 5 章，分别介绍了匹配方法（第 6 章）、工具变量法（第 7 章）、面板数据方法（第 8 章）、合成控制法（第 9 章）和断点回归设计（第 10 章）。

第三部分是进阶篇，介绍统计学、地理科学、空间计量、管理工程等学科的高阶定量分析方法在卫生政策与管理研究中的应用，共 5 章。本部分介绍了多水平回归模型（第 11 章）、分位数回归模型（第 12 章）、空间描述与测度（第 13 章）、空间计量分析（第 14 章）和区域医疗资源空间配置优化分析（第 15 章）。

第四部分是拓展篇，介绍卫生政策与管理专题研究方法，共 2 章，包括多指标综合评价（第 16 章）和卫生公平性评价（第 17 章）。

（林小军）

——————— 参考文献 ———————

[1] 代涛. 跨学科卫生政策研究方法学实践探索［J］. 中国卫生政策研究，2012，5（5）：1-2.

[2] 孟庆跃. 卫生政策与体系研究能力评述［J］. 中国卫生政策研究，2020，13（10）：14-19.

1

基础篇

第2章 一般线性回归模型

一般线性回归可用于探究两个变量之间的关系。由于大多数研究使用的是观察性数据而非随机实验产生的数据，一般线性回归很难得出因果解释，其在实际应用中存在局限性。尽管如此，一般线性回归作为一种较为基础的统计模型，其易于理解、操作简单，仍是实证分析中最常用的模型。此外，对于一般线性回归原理和结果解释等方面的学习有利于更好地理解和掌握后续章节涉及的更为复杂模型的原理及应用。

2.1 研究问题

研究者欲利用 1976 年美国的人口调查数据探究工资和受教育程度的关系 [1]。在该例中，工资（用 wage 表示）以时薪度量，受教育程度（用 educ 表示）以接受教育的年数来衡量。该数据的样本量 $n = 526$。

2.2 方法原理

2.2.1 一般线性回归的形式和基本假定

欲探究工资和受教育程度的关系，首先可建立一个简单的方程：

$$y = \alpha + \beta x + \mu \tag{公式 2-1}$$

其中，y 表示工资 wage，称为被解释变量；x 表示受教育程度 educ，称为解释变量。假定此方程在本研究所关注的总体中成立，它便定义了一个简单线性回归模型。μ 为误差项（error term）或扰动项（disturbance），表示除了教育程度以外其他影响工资的因素。简单回归分析将受教育程度之外其他所有影响工资的因素都看成无法观测的因素。β 为工资和受教育程度关系式中的斜率参数（slope parameter），其常常是研究者最感兴趣的参数。常数项 α 称为截距参数（intercept parameter）。公式 2-1 还表现出工资和受教育程度之间的函数关系。若 μ 中的其他因素都保持不变，则受教育程度对工资具有线性影响，即：

$$若 \Delta\mu = 0，则 \Delta y = \beta\Delta x \tag{公式 2-2}$$

这种线性形式意味着无论受教育程度 x 的初始值是多少，它变化一个单位对工资 y 的影响都是相同的，均为 β。

从公式 2-2 可见，保持所有其他因素（即 μ）不变，β 确实能度量受教育程度对工资的影响，但要想从一个随机数据样本中得到 α 和 β 的可靠估计量，必须对无法观测的 μ 及其与解释变量 x 之间的关系加以约束。在下文 2.2.2 部分中将进一步说明，只有在这样的约束条件下，才能估计出在其他条件不变情况下受教育程度对工资影响的效应 β。此约束条件即是一般线性回归的重要假定——零条件均值假定。

零条件均值假定包含两个部分。首先，假定误差项 μ 的均值为 0，即：

$$E(\mu) = 0 \qquad \text{（公式 2-3）}$$

公式 2-3 的约束性并不特别强，并且只要方程中包含截距 α，那么就可以合理地假定总体中 μ 的平均值为 0。在本例中，将工作经验、天赋等对工资有影响却又无法观察的因素进行标准化，使其在所有个体总体的平均值为 0，对结果就不会有影响。零条件均值假定的另一部分更为重要，其假定了 μ 与解释变量 x 之间的关系，即 μ 的期望值与解释变量 x 无关。用数学形式表示就是：

$$E(\mu \mid x) = E(\mu) \qquad \text{（公式 2-4）}$$

具体而言，公式 2-4 表达的含义为，根据 x 值的不同将总体划分成若干部分，每个部分中无法观测的因素都具有相同的平均值，并且此平均值必然等于整个总体中 μ 的平均值。当公式 2-4 成立时，则可说 μ 的均值独立于解释变量 x。结合公式 2-3 和公式 2-4，则得到零条件均值假定，其数学形式为：

$$E(\mu \mid x) = 0 \qquad \text{（公式 2-5）}$$

有了零条件均值假定，对 β 含义的解释非常有用。当以 x 为条件将公式 2-1 取期望值，并利用 $E(\mu \mid x) = 0$，便得到：

$$E(y \mid x) = \alpha + \beta x \qquad \text{（公式 2-6）}$$

公式 2-6 表明，总体回归函数 $E(y \mid x)$ 是解释变量 x 的一个线性函数，并且意味着解释变量 x 变化一个单位，被解释变量 y 的期望值改变量为 β。

通过上述内容的介绍，相信大家对零条件均值假定已经有所理解，但在一般线性回归的基本假定却不止这一个。首先，在上述内容中经常出现的一个词语"线性"意味着我们给 x 和 y 之间的关系做了一个假定，即线性于参数，其表达形式为公式 2-1。其次，要获得一般线性回归的估计值，还需要从一个总体中获得随机样本，即随机抽样假定。此外，解释变量 x 有一些样本波动，线性回归方程的斜率和截距估计值才有意义，故这也是一个必需的假定。这些假定将在 2.2.2 和 2.2.3 部分 OLS 估计值及其性质的推导中起到关键作用。

2.2.2 OLS 的推导

在讨论一般线性回归的基本假定后，本部分将阐述如何估计公式 2-1 中的参数 α 和 β。为此，需要从总体中找到一个样本。本研究可从例 2-1 中的样本来估计公式 2-1 中的参数，对每个个体 i，都可以表达为：

$$y_i = \alpha + \beta x_i + \mu_i \qquad （公式 2-7）$$

其中，μ_i 为除 x_i 外，所有影响 y_i 的因素，所以其为第 i 次观测值的误差项。利用零条件均值假定中的重要含义：在总体中，μ 与 x 独立，而 μ 的期望值为零，因此，可得到 x 与 μ 之间的协方差也为零，其推导公式如下：

根据协方差定义，有

$$
\begin{aligned}
Cov(x,\mu) &= E[(x - E(x))(\mu - E(\mu))] \\
&= E[x\mu - \mu E(x) - xE(\mu) + E(x)E(\mu)] \\
&= E(x\mu) - E(x)E(\mu)
\end{aligned}
\qquad （公式 2-8）
$$

由于 $E(\mu) = 0$，则上式有：

$$Cov(x,\mu) = E(x\mu) \qquad （公式 2-9）$$

由于 x 与 μ 独立，则有：

$$E(x\mu) = E(x)E(\mu) \qquad （公式 2-10）$$

故可得，

$$Cov(x,\mu) = 0 \qquad （公式 2-11）$$

公式 2-3 和公式 2-9 分别可以写成：

$$E(y - \alpha - \beta x) = 0 \qquad （公式 2-12）$$

和

$$E[x(y - \alpha - \beta x)] = 0 \qquad （公式 2-13）$$

公式 2-12 和公式 2-13 意味着对总体中 (x,y) 的联合概率分布的两个限制条件，根据这两个限制条件即可求出方程中两个未知参数 α 和 β 的可靠估计量。在给定的抽样群体中，假定选择的未知参数的估计值分别为 $\hat{\alpha}$ 和 $\hat{\beta}$，公式 2-12 和公式 2-13 在样本中对应的公式形式为：

$$n^{-1} \sum\nolimits_{i=1}^{n} (y_i - \hat{\alpha} - \hat{\beta} x_i) = 0 \qquad （公式 2-14）$$

和

$$n^{-1} \sum\nolimits_{i=1}^{n} x_i (y_i - \hat{\alpha} - \hat{\beta} x_i) = 0 \qquad （公式 2-15）$$

根据求和运算的基本性质，公式 2-14 中：

$$n^{-1} \sum\nolimits_{i=1}^{n} (y_i - \hat{\alpha} - \hat{\beta} x_i) = n^{-1} \sum\nolimits_{i=1}^{n} y_i - \hat{\alpha} - \hat{\beta} n^{-1} \sum\nolimits_{i=1}^{n} x_i = \bar{y} - \hat{\alpha} - \hat{\beta}\bar{x} = 0 \qquad （公式 2-16）$$

通过移项，则得出：

$$\bar{y} = \hat{\alpha} + \hat{\beta}\bar{x} \qquad （公式 2\text{-}17）$$

可用 $\bar{y}$、$\bar{x}$ 和 $\hat{\beta}$ 表示出 $\hat{\alpha}$，即：

$$\hat{\alpha} = \bar{y} - \hat{\beta}\bar{x} \qquad （公式 2\text{-}18）$$

将公式 2-18 代入公式 2-15 可得到：

$$\sum_{i=1}^{n} x_i (y_i - (\bar{y} - \hat{\beta}\bar{x}) - \hat{\beta}x_i) = 0 \qquad （公式 2\text{-}19）$$

整理后可得到：

$$\sum_{i=1}^{n} x_i (y_i - \bar{y}) = \hat{\beta} \sum_{i=1}^{n} x_i (x_i - \bar{x}) \qquad （公式 2\text{-}20）$$

根据求和运算的基本性质，得出：

$$\sum_{i=1}^{n} x_i (x_i - \bar{x}) = \sum_{i=1}^{n} (x_i - \bar{x})^2 \qquad （公式 2\text{-}21）$$

和

$$\sum_{i=1}^{n} x_i (y_i - \bar{y}) = \sum_{i=1}^{n} (x_i - \bar{x})(y_i - \bar{y}) \qquad （公式 2\text{-}22）$$

关于公式 2-21 和公式 2-22 的推导，逆向推导会更容易理解，以下仅以公式 2-21 为例，展示其推导过程。

$$
\begin{aligned}
\sum_{i=1}^{n} (x_i - \bar{x})^2 &= \sum_{i=1}^{n} (x_i^2 - 2\bar{x}x_i + \bar{x}^2) \\
&= \sum_{i=1}^{n} x_i^2 - 2\bar{x} \cdot n\bar{x} + n\bar{x}^2 \\
&= \sum_{i=1}^{n} x_i^2 - n\bar{x}^2 \qquad （公式 2\text{-}23） \\
&= \sum_{i=1}^{n} x_i^2 - \bar{x} \sum_{i=1}^{n} x_i \\
&= \sum_{i=1}^{n} x_i (x_i - \bar{x})
\end{aligned}
$$

公式 2-22 等式成立的证明过程同上，可自行推导，加深理解。通过将公式 2-21 和公式 2-22 的等式代入公式 2-20 中，则可发现只要满足：

$$\sum_{i=1}^{n} (x_i - \bar{x})^2 > 0 \qquad （公式 2\text{-}24）$$

斜率的估计值可得：

$$\hat{\beta} = \frac{\sum_{i=1}^{n} (x_i - \bar{x})(y_i - \bar{y})}{\sum_{i=1}^{n} (x_i - \bar{x})^2} \qquad （公式 2\text{-}25）$$

由公式 2-25 可见，斜率的估计值为 x 和 y 的样本协方差与 x 的样本方差之比。也就是说，当

满足 $E(\mu)=0$ 和 $Cov(x,\mu)=0$ 时，β 就等于总体协方差除以 x 的方差。此外，从公式 2-25 还可看出，若 x 和 y 正相关，则 $\hat\beta$ 为正；若 x 和 y 负相关，则 $\hat\beta$ 为负。公式 2-25 成立的前提是公式 2-24 成立。公式 2-24 成立比较容易实现，因为只要样本中 x_i 不是完全相等，此式就一定成立。如果公式 2-24 不成立，要么是抽样过程有问题，要么就是 x 在总体中本来就没有变化，此时 x 和 y 的关系也就没有研究意义了，所以解释变量 x 的样本值有波动也是一般线性回归的基本假定之一。

公式 2-18 和公式 2-25 所给出的估计值叫作 α 和 β 的普通最小二乘（ordinary least squares，OLS）估计值。为了说明这个名称的合理性，以下将从另外一个角度阐述通过样本数据获得 α 和 β 估计值的过程。对任意截距 α_0 和斜率 b，定义 y 在 $x=x_i$ 时的拟合值（fitted value）为：

$$\hat{y}_i = \alpha_0 + bx_i \qquad \text{（公式 2-26）}$$

则第 i 次观测的残差（residual）等于 y_i 的实际值与其拟合值之差：

$$\hat\mu_i = y_i - \hat{y}_i = y_i - \alpha_0 - bx_i \qquad \text{（公式 2-27）}$$

而我们选择的作为 α 和 β 可靠估计值的 $\hat\alpha$ 和 $\hat\beta$，则是使所有观测值残差平方和（sum of squared residuals）最小时 α_0 和 b 的取值。残差平方和表示为：

$$\sum_{i=1}^{n}\hat\mu_i^2 = \sum_{i=1}^{n}(y_i - \alpha_0 - bx_i)^2 \qquad \text{（公式 2-28）}$$

为方便起见，将最小化公式 2-28 的函数称为 $Q(\alpha_0,b)$。根据微积分的基本知识可知，$\hat\alpha$ 和 $\hat\beta$ 如果是最小化问题的解，其必要条件是 $Q(\alpha_0,b)$ 对 α_0 和 b 的偏导数在 $\hat\alpha$ 和 $\hat\beta$ 处的取值必须为零，即：

$$\frac{\partial Q(\hat\alpha,\hat\beta)}{\partial \alpha_0} = -2\sum_{i=1}^{n}(y_i - \hat\alpha - \hat\beta x_i) = 0 \qquad \text{（公式 2-29）}$$

$$\frac{\partial Q(\hat\alpha,\hat\beta)}{\partial b} = -2\sum_{i=1}^{n}x_i(y_i - \hat\alpha - \hat\beta x_i) = 0 \qquad \text{（公式 2-30）}$$

可见公式 2-29 和公式 2-30 的后半部分正好分别为公式 2-14 及公式 2-15 乘以 $-2n$，故公式 2-29 和公式 2-30 的解同样为 $\hat\alpha$ 和 $\hat\beta$。

公式 2-29 和公式 2-30 称为 OLS 估计值的一阶条件（first order conditions）。由于一阶条件是必要但非充分条件，为了验证当估计值取 $\hat\alpha$ 和 $\hat\beta$ 时确实最小化了残差平方和，可对任意 α_0 和 b 写出：

$$\begin{aligned}
Q(\alpha_0,b) &= \sum_{i=1}^{n}[y_i - \hat\alpha - \hat\beta x_i + (\hat\alpha - \alpha_0) + (\hat\beta - b)x_i]^2 \\
&= \sum_{i=1}^{n}[\hat\mu_i + (\hat\alpha - \alpha_0) + (\hat\beta - b)x_i]^2 \\
&= \sum_{i=1}^{n}\hat\mu_i^2 + n(\hat\alpha - \alpha_0)^2 + (\hat\beta - b)^2\sum_{i=1}^{n}x_i^2 + 2(\hat\alpha - \alpha_0)(\hat\beta - b)\sum_{i=1}^{n}x_i \\
&= \sum_{i=1}^{n}\hat\mu_i^2 + \sum_{i=1}^{n}[(\hat\alpha - \alpha_0) + (\hat\beta - b)x_i]^2
\end{aligned} \qquad \text{（公式 2-31）}$$

可见，只有当 $\alpha_0 = \hat{\alpha}$ 且 $b = \hat{\beta}$ 时，公式 2-31 的第二项等于 0，$Q(\alpha_0, b)$ 才能达到最小。

2.2.3 OLS 估计值的性质及方差

通过 2.2.2 部分过程推导出的 OLS 估计值具有无偏性，即有：

$$E(\hat{\beta}) = \beta \qquad （公式 2-32）$$

和

$$E(\hat{\alpha}) = \alpha \qquad （公式 2-33）$$

接下来将展示 OLS 估计值无偏性的证明过程。

公式 2-25 已经展示了 OLS 的估计值结果，利用等式

$$\sum_{i=1}^{n}(x_i - \bar{x})(y_i - \bar{y}) = \sum_{i=1}^{n}(x_i - \bar{x})y_i \qquad （公式 2-34）$$

可将公式 2-25 改写成：

$$\hat{\beta} = \frac{\sum_{i=1}^{n}(x_i - \bar{x})y_i}{\sum_{i=1}^{n}(x_i - \bar{x})^2} \qquad （公式 2-35）$$

将公式 2-7 代入上式，并令 $SST_x = \sum_{i=1}^{n}(x_i - \bar{x})^2$，则上式：

$$
\begin{aligned}
\hat{\beta} &= \frac{\sum_{i=1}^{n}(x_i - \bar{x})y_i}{\sum_{i=1}^{n}(x_i - \bar{x})^2} \\
&= \frac{\sum_{i=1}^{n}(x_i - \bar{x})(\alpha + \beta x_i + \mu_i)}{SST_x} \\
&= \frac{\sum_{i=1}^{n}[(x_i - \bar{x})\alpha + \beta(x_i - \bar{x})x_i + (x_i - \bar{x})\mu_i]}{SST_x} \\
&= \frac{\alpha\sum_{i=1}^{n}(x_i - \bar{x}) + \beta\sum_{i=1}^{n}(x_i - \bar{x})x_i + \sum_{i=1}^{n}(x_i - \bar{x})\mu_i}{SST_x} \\
&= \frac{\alpha \cdot 0 + \beta\sum_{i=1}^{n}(x_i - \bar{x})(x_i - \bar{x}) + \sum_{i=1}^{n}(x_i - \bar{x})\mu_i}{SST_x} \\
&= \beta + \frac{\sum_{i=1}^{n}(x_i - \bar{x})\mu_i}{SST_x} \\
&= \beta + (1/SST_x)\sum_{i=1}^{n}d_i\mu_i
\end{aligned}
\qquad （公式 2-36）
$$

其中，$d_i = x_i - \bar{x}$。可见估计值 $\hat{\beta}$ 等于总体斜率 β 加上误差项的一个线性组合。以 x_i 为条件，$\hat{\beta}$ 的随机性完全来自样本中的误差。这些误差一般都不为零，正是 $\hat{\beta}$ 和 β 有差异的原因。以 x_i 为条件，$\hat{\beta}$ 的期望为：

$$
\begin{aligned}
E(\hat{\beta}) &= \beta + E[(1/SST_x)\sum_{i=1}^{n}d_i\mu_i] \\
&= \beta + (1/SST_x)\sum_{i=1}^{n}E(d_i\mu_i) \\
&= \beta + (1/SST_x)\sum_{i=1}^{n}d_iE(\mu_i) \\
&= \beta + (1/SST_x)\sum_{i=1}^{n}d_i \cdot 0 \\
&= \beta
\end{aligned}
$$

（公式 2-37）

对于 $\hat{\alpha}$ 无偏性的证明，首先将公式 2-7 对 i 取均值，可得到：

$$
\overline{y} = \alpha + \beta\overline{x} + \overline{\mu} \tag{公式 2-38}
$$

将其代入公式 2-18 关于 $\hat{\alpha}$ 的表达式中，则得到：

$$
\hat{\alpha} = \overline{y} - \hat{\beta}\overline{x} = \alpha + \beta\overline{x} + \overline{\mu} - \hat{\beta}\overline{x} = \alpha + \overline{x}(\beta - \hat{\beta}) + \overline{\mu} \tag{公式 2-39}
$$

故 $\hat{\alpha}$ 的期望值为：

$$
\begin{aligned}
E(\hat{\alpha}) &= \alpha + E[\overline{x}(\beta - \hat{\beta})] + E(\overline{\mu}) \\
&= \alpha + \overline{x}E(\beta - \hat{\beta}) \\
&= \alpha
\end{aligned}
$$

（公式 2-40）

值得注意的是，关于 $\hat{\alpha}$ 和 $\hat{\beta}$ 无偏性的证明过程，都利用了 2.2.1 部分中提到的四个基本假定，即线性于参数、随机抽样、解释变量样本波动和零条件均值假定。这四个假定中有一个不成立，则无偏性一般也不成立。所以在实际应用中，应用一般线性回归时，需要考虑每个假定的真实性。

无偏性是 $\hat{\alpha}$ 和 $\hat{\beta}$ 抽样分布性质，无法得知特定样本中得到的估计值的具体取值。如果研究设计过程缜密，所抽样本对总体具有极好的代表性，则估计值会"接近于"总体值。但实际上，很可能得到估计值远离总体值的样本，而且永远也不可能确知真实情况。

当 $\hat{\beta}$（及 $\hat{\alpha}$）为无偏估计量时，则 $\hat{\beta}$（及 $\hat{\alpha}$）的抽样分布是以 β（及 α）为中心的，但具体相差多少，则需通过度量 $\hat{\beta}$（及 $\hat{\alpha}$）分布的离散程度，常用的指标即为方差（或其平方根形式，即标准差）。

在满足 2.2.1 部分提到的四个基本假定情况下，OLS 估计值的方差可以计算出来，但过程较为复杂。为了简化方差计算过程，并使其具有某些良好的性质，OLS 中一般会加入一个传统假定，即以 x 为条件，无法观测变量 μ 的方差是一个常数。此假定称为同方差（homoscedasticity）假定，表示为：

$$
Var(\mu \mid x) = \sigma^2 \tag{公式 2-41}
$$

值得注意的是，同方差假定和前面强调的零条件均值假定是完全不同的概念。零条件均值假定针对的是 μ 的期望值，是证明 $\hat{\alpha}$ 和 $\hat{\beta}$ 无偏性的重要条件；而同方差假定针对的是 μ 的方差，它简化了 $\hat{\alpha}$ 和 $\hat{\beta}$ 的方差计算，使 OLS 具有某种有效性，但对于证明 $\hat{\alpha}$ 和 $\hat{\beta}$ 无偏性毫无作用。如果增加 μ 和 x 独立的假定，那在给定 x 下 μ 的分布就不依赖于 x，则 $E(\mu \mid x) =$

$E(\mu)=0$ 且 $Var(\mu\,|\,x)=\sigma^2$。但独立有时是一个过强的假定。

根据方差的计算公式，$Var(\mu\,|\,x)=E(\mu^2\,|\,x)-[E(\mu\,|\,x)]^2$，根据零条件均值假定 $E(\mu\,|\,x)=0$，故有 $\sigma^2=E(\mu^2\,|\,x)$，意味着 σ^2 是 μ^2 的无条件期望值。因此根据 $E(\mu)=0$，有 $\sigma^2=E(\mu^2)-[E(\mu)]^2=E(\mu^2)=Var(\mu)$。换言之，$\sigma^2$ 是 μ 的无条件方差，故 σ^2 被称为误差方差（error variance）。σ^2 的平方根 σ 为误差的标准差，其值越大，意味着影响 y 的无法观测因素的分布越分散。

零条件均值假定和同方差假定也可用 y 的条件期望和条件方差来表示，即：

$$E(y\,|\,x)=\alpha+\beta x \qquad\text{（公式 2-42）}$$

$$Var(y\,|\,x)=\sigma^2 \qquad\text{（公式 2-43）}$$

意味着在给定 x 下，y 的条件期望线性于 x，但给定 x 时 y 的方差为常数。当 $Var(\mu\,|\,x)$ 或 $Var(y\,|\,x)$ 取决于 x 时，则称误差项表现出异方差性（heteroscedasticity）。

根据同方差假定，便可计算 OLS 系数估计值的方差。根据公式 2-36 最终呈现的 $\hat\beta$ 表达式，则有：

$$
\begin{aligned}
Var(\hat\beta) &= Var[\beta+(1/SST_x)\sum\nolimits_{i=1}^{n}d_i\mu_i]\\
&= (1/SST_x)^2 Var(\sum\nolimits_{i=1}^{n}d_i\mu_i)\\
&= (1/SST_x)^2[\sum\nolimits_{i=1}^{n}d_i^2 Var(\mu_i)]\\
&= (1/SST_x)^2(\sum\nolimits_{i=1}^{n}d_i^2\sigma^2) \qquad\text{（公式 2-44）}\\
&= \sigma^2(1/SST_x)^2(\sum\nolimits_{i=1}^{n}d_i^2)\\
&= \sigma^2(1/SST_x)^2 SST_x\\
&= \sigma^2/SST_x
\end{aligned}
$$

同理，可以推导出截距项估计值 $\hat\alpha$ 的方差：

$$Var(\hat\alpha)=\sigma^2\sum\nolimits_{i=1}^{n}x_i^2\Big/(nSST_x) \qquad\text{（公式 2-45）}$$

从公式 2-44 和公式 2-45 可见，系数估计值的方差取决于误差方差和 x 的总波动。σ^2 越大，则 $Var(\hat\beta)$ 越大，这是因为影响 y 的不可观测因素波动越大，准确估计 β 就越难。另一方面，解释变量波动越大 $Var(\hat\beta)$ 越小，这是因为解释变量的样本分布越分散，就越容易找出 $E(y\,|\,x)$ 和 x 之间的关系，即越容易估计出 β；反之，如果样本 x_i 没波动，就难以查明 $E(y\,|\,x)$ 如何随 x 的变化而变化。当样本量增加时，x_i 的总体波动也会增加，因此，增大样本量也可降低 $Var(\hat\beta)$。

公式 2-44 和公式 2-45 虽然已经给出了 $\hat\alpha$ 和 $\hat\beta$ 方差的表达式，但除非 σ^2 已知，否则 $\hat\alpha$ 和 $\hat\beta$ 方差依然是未知的。而在绝大多数情况下，σ^2 都是未知的。此时，可用残差（residual）的方差作为误差方差的估计量来进行计算。在此之前，需要再次明确残差与误差的区别。如公式 2-7，利用随机样本观测把总体模型写成 $y_i=\alpha+\beta x_i+\mu_i$，则 μ_i 称为第 i 次观测的误差；而当将 y_i 用其拟合值表示出来时，写成 $y_i = \hat{\alpha} + \hat{\beta}x_i + \hat{\mu}_i$，则 $\hat{\mu}_i$ 称为第 i 次观测的残差。通过前面的介绍，已知有 $\sigma^2 = E(\mu^2)$，即 σ^2 的无偏"估计量"为 $n^{-1}\sum_{i=1}^{n}\mu_i^2$。但由于误差 μ_i 是未知的，这不算是一个真正的估计量。如果用 OLS 残差来代替误差，则可得到 $n^{-1}\sum_{i=1}^{n}\hat{\mu}_i^2 = SSR/n$。这虽然是一个真正的估计量，但可以证明它是有偏的。SSR/n 有偏，本质上是因为它没有考虑 OLS 残差所必须满足的两个约束条件。这些约束条件是由 OLS 的两个一阶条件给出的，即：

$$\sum_{i=1}^{n}\hat{\mu}_i^2 = 0, \sum_{i=1}^{n}x_i\hat{\mu}_i = 0 \qquad （公式 2-46）$$

也就是说，如果知道了残差中的（$n-2$）个值，就可通过公式 2-46 的约束条件得到另外两个残差。因此 OLS 残差只有（$n-2$）个自由度，与误差项的 n 个自由度相对照。故要得到 σ^2 的无偏估计量，则需要对自由度进行调整，得到：

$$\hat{\sigma}^2 = SSR/(n-2) \qquad （公式 2-47）$$

因此，将公式 2-47 的估计值代入公式 2-44 和公式 2-45 中，即可获得 $Var(\hat{\alpha})$ 和 $Var(\hat{\beta})$ 的无偏估计量。但在实际应用中，我们往往还需要获得 $\hat{\alpha}$ 和 $\hat{\beta}$ 标准差估计量，此时则需要估计 σ。σ 的一个自然估计量为：

$$\hat{\sigma} = \sqrt{\hat{\sigma}^2} \qquad （公式 2-48）$$

需要注意的是，$\hat{\sigma}$ 并不是 σ 的无偏估计量，但可以证明它是 σ 的一致估计量。故 $\hat{\sigma}$ 通常被称为估计量标准误（standard error of the regression，SER）。根据公式 2-44 可得到 $\hat{\beta}$ 的标准差为 $sd(\hat{\beta}) = \sigma/\sqrt{SST_x}$，所以 $\hat{\beta}$ 的一个自然估计量为：

$$se(\hat{\beta}) = \hat{\sigma}/\sqrt{SST_x} \qquad （公式 2-49）$$

$se(\hat{\beta})$ 称为 $\hat{\beta}$ 的标准误（standard error）。同理，$se(\hat{\alpha})$ 可通过将 $sd(\hat{\alpha})$ 中的 σ 置换为 $\hat{\sigma}$ 而得到。

2.3　结果解读

2.3.1　假设检验和置信区间

回到本研究的例子中，利用样本数据，得到的 OLS 回归线为：

$$wa\hat{g}e = -0.90 + 0.54educ \qquad （公式 2-50）$$

由于此回归线中呈现的只是截距和斜率的点估计值，通过 2.2 部分内容的讨论可知，点估计值是有样本波动的，因此还需要做一个很重要的判断，即回归系数与 0 相比差异是否有统计学意义。这一点可以通过 t 检验实现，以斜率为例，其统计量的构建如下：

$$t_\beta = \frac{\hat{\beta} - 0}{se(\hat{\beta})}, v = n - 2 \qquad （公式 2-51）$$

其中 $se(\hat{\beta})$ 计算参见公式 2-49，关于自由度 v 为什么为（$n-2$）也在前面讨论过。因此，通过统计量和自由度可查表得到相应检验水准下的 P 值。此外，通过点估计值还可得到总体回归系数 β 的区间估计，β 的置信区间计算公式为：

$$\hat{\beta} \pm t_\beta \cdot se(\hat{\beta}) \qquad （公式 2-52）$$

截距项的统计学检验及置信区间的计算方式与斜率的计算方式类似。

对于简单线性回归，除了通过公式 2-51 对斜率估计值进行统计推断之外，还可通过方差分析，构建 F 统计量对回归系数进行假设检验。F 统计量的构建依赖于回归平方和 $SSE = \sum_{i=1}^{n}(\hat{y}_i - \bar{y})^2$ 和残差平方和 $SSR = \sum_{i=1}^{n}\hat{\mu}_i^2$。由于 $SST = SSE + SSR$，而自由度也存在 $v_\text{总} = v_\text{回} + v_\text{残}$（其中 $v_\text{总} = n-1, v_\text{回} = 1, v_\text{残} = n-2$），可见当 β 接近于 0 时，更可能出现较小的 SSE 和较大的 SSR，极端情况下，若 $SSE = 0$，则 $SSR = SST$。故可认为不考虑回归时，随机误差是 y 的总变异 SST，而考虑回归之后，由于回归的贡献，使原来的随机误差减小为 SSR。如果两个变量间总体回归关系确实存在，回归的贡献应大于随机误差，至于大到何种程度可以认为具有统计学意义，可构建如下 F 统计量：

$$F = \frac{MS_\text{回}}{MS_\text{残}} = \frac{SSE/v_\text{回}}{SSR/v_\text{残}}, v_\text{回} = 1, v_\text{残} = n - 2 \qquad （公式 2-53）$$

其中，$MS_\text{回}$ 称为回归均方，$MS_\text{残}$ 为残差均方。在 $\beta = 0$ 的原假设下，统计量 F 服从自由度为 $v_\text{回}$、$v_\text{残}$ 的 F 分布。可以证明 $t_\beta = \sqrt{F}$，故对同一样本简单线性回归系数 β 是否为 0 的假设检验，方差分析和 t 检验是一致的。

2.3.2　拟合优度

在实践中，研究者通常会想知道解释变量或自变量 x 是否很好地解释了因变量 y，这可通过用样本波动除以总体波动来衡量，称为回归模型的 R^2，也被称为判定系数（coefficient of determination），其表达形式为：

$$R^2 = \sum_{i}^{n}(\hat{y}_i - \bar{y})^2 \Big/ \sum_{i}^{n}(y_i - \bar{y})^2 = 1 - \sum_{i}^{n}\hat{\mu}_i^2 \Big/ \sum_{i}^{n}(y_i - \bar{y})^2 \qquad （公式 2-54）$$

上式可以简写为：

$$R^2 = SSE/SST = 1 - SSR/SST \qquad （公式 2-55）$$

可见，R^2 是可解释波动与总波动之比，可理解为被解释变量或者因变量 y 的样本波动中被 x 解释的部分。由于 SSE 不可能大于 SST，所以 R^2 的值总是介于 0 和 1 之间，接近于 1，说明 OLS 的拟合效果很好，接近于 0，则说明 OLS 的拟合情况很差。

2.3.3 改变度量单位对 OLS 统计量的影响

当因变量和自变量的度量单位发生变化时，OLS 估计值的变化完全是可以预料的。例如本例中，工资的单位用百美元，而不是用美元表示，即使不重新进行回归，也应该知道估计方程会变成：

$$wa\hat{g}eh = -90 + 54educ \qquad （公式 2-56）$$

可见，自变量不变时，当因变量乘以一个常数 c 时，则 OLS 截距和斜率的估计值都扩大为原来的 c 倍。同理，也可得到因变量不变时，仅自变量乘以或除以一个非零常数 c 时，OLS 的斜率也会分别被乘以或除以 c，但截距项不会发生变化。这是因为截距的估计值是指自变量为 0 时，因变量的取值。无论自变量扩大或缩小多少倍，其等于 0 时，因变量的取值是一样的。

另外，自变量和因变量度量单位改变时，R^2 不会发生变化。这也很容易理解，因为 R^2 为 OLS 回归的拟合优度度量标准，而一个模型的拟合优度本就不应该依赖于变量的度量单位。

2.3.4 在一般线性回归中加入非线性因素

目前本章讨论的内容都是因变量和自变量的线性关系，但在实际应用中，往往会引入较多非线性变量，或需要对变量做非线性转换，使估计结果更贴合实际情况。最常进行的转换为对数转换，这在后面的应用中将经常出现。当对因变量和自变量作出对数转换时，其系数估计值也会相应发生改变。为方便大家记忆和掌握，本部分将因变量和自变量作出对数转换及相应斜率估计值的解释概括如表 2-1，大家可自行推导，加深印象和理解。

表 2-1 含对数的函数形式总览

模型	因变量	自变量	对 β 的解释
水平值 – 水平值	y	x	$\Delta y = \beta \Delta x$
水平值 – 对数	y	$\log(x)$	$\Delta y = (\beta / 100)\% \Delta x$
对数 – 水平值	$\log(y)$	x	$\% \Delta y = (100\beta) \Delta x$
对数 – 对数	$\log(y)$	$\log(x)$	$\% \Delta y = \beta \% \Delta x$

在经济学中，表 2-1 中的"对数 – 水平值"模型中，100β 有时也被称为 y 对 x 的半弹性（semi-elasticity）；而"对数 – 对数"模型中，β 称为 y 对 x 的弹性（elasticity）。

（江庆玲）

--- 参考文献 ---

[1] 伍德里奇. 计量经济学导论：现代观点［M］. 6 版. 北京：中国人民大学出版社，2018.

第**3**章 分类因变量回归模型

在前面章节中，我们学习了一般线性回归模型的方法原理和应用。一般线性模型在社会科学定量研究中得到了广泛应用，但在许多现实问题的研究场景中，此方法也颇为受限。一般线性模型要求因变量为连续变量，但对资料进行统计分析时常常会遇到一些因变量为分类变量（categorical variable），例如医学关注的某病患者结局是否痊愈、社会学中研究的个体受教育程度、人口学中讨论的个体职业选择等等，显然这类变量不满足正态分布的条件，此时的因变量分别为二分类变量（binary variable）、有序多分类变量（ordinal categorical variable）及无序多分类变量（unordered categorical variable）。那么，我们是否可以用类似于线性回归的模型对这种非连续性变量进行分析呢？答案是肯定的。可以采用 logistic 回归分析（logistic regression analysis）方法，logistic 回归属于概率型非线性回归，现已成为处理分类数据的常用统计学方法。本章将根据结果变量取值的个数以及结果之间的关系，详细介绍二分类因变量回归模型、有序多分类因变量回归模型以及无序多分类因变量回归模型。需要注意的是，一般线性回归模型是直接针对观测变量进行分析，而分类因变量回归模型中的因变量不再是直接分析观测变量，而是研究所观测到的某一事件发生的概率与多个影响因素之间的关系。

3.1 二分类因变量回归模型

3.1.1 研究问题

近年来，母乳喂养行为得到了妇幼保健领域学者的大力推广，引起了社会的广泛关注。关于是否实施母乳喂养以及坚持母乳喂养的时间也成为许多新生儿家庭十分关切和焦虑的问题，越来越多的证据表明母乳喂养对儿童和母亲双方的健康均有益处。最近一项研究结果显示，母乳喂养可能是降低 5 岁以下儿童死亡率的最佳干预措施之一 [1]。此外，母乳喂养对儿童肥胖、总胆固醇、非传染性疾病发病率和智力发育均具有积极的长期影响 [2]。对于母亲来说，母乳喂养可以改善生育间隔，降低患糖尿病、卵巢癌和乳腺癌的风险 [3]。尽管母乳喂养对健康的好处已经得到了充分的证实，但按照世界卫生组织（WHO）的建议，在大多数国家，实施母乳喂养和儿童两岁时继续母乳喂养的比率仍然很低。

来自美国的一项全国性调查报告显示，在 0～5 岁儿童的母亲中，26% 的母亲根本没有进行过母乳喂养 [4]。同样的，在英国，26.1% 的母亲没有过母乳喂养行为，只有三分之一的母亲在婴儿 6 月龄时继续母乳喂养 [5]。在挪威，虽然 98% 的母亲有开始进行母乳喂养，但只有 35% 的母亲可以坚持混合喂养一年及以上 [6]。可见发达国家的母乳喂养率尚未达到世卫组织建议的标准，我国作为人口总量和经济体量较大的发展中国家，母乳喂养率的发展随着经济的增长也呈现逐年向下的趋势。然而欠发达国家，例如朝鲜，母乳喂养率却一直稳定在高位小幅波动。这是否可以说明一个国家的经济发展水平与母乳喂养率呈负相关关系？还有其他哪些因素共同决定了一个国家的母乳喂养率？发达国家和发展中国家母乳喂养率的影响因素是否一致？虽然母乳喂养对母亲和儿童的健康都有积极的长远影响，却仍然有部分母亲不进行母乳喂养，到底是什么因素影响母亲是否进行母乳喂养以及持续母乳喂养的时间？在我国不同经济发展水平地区是否也存在母乳喂养率的差异？从微观角度来看，不同收入水平的家庭是否存在不同的母乳喂养率？带着这些问题，我们将运用相关数据，采用二分类因变量模型对是否实施母乳喂养及其影响因素进行实证分析。

3.1.2　方法原理

（1）二分类变量定义及其特点

二分类变量在社会科学和医学研究中比较常见，如发病与不发病、死亡与生存、有效与无效、复发与未复发等。此类问题的相同点非常直观，即因变量是分类变量，且只能在两个可能的数值中取值。此类只有两种可能结果的数据称为二分类数据（binary data），所对应的变量称为二分类变量（binary variable）。在研究问题中，二分类变量通常表示的两种可能结果被表述为成功和失败。一般来说，研究所关注的一类结果被定义为"成功"，取值为1；与之相反的一类结果被定义为"失败"，取值为0。

对于二分类因变量，研究者的目标是以一组自变量为条件来估计或预测某一事件成功或失败的概率。因此，在对二分类因变量进行统计分析时，观测的变量是某一事件是否发生，即 $y_i = 1$（事件发生）或 $y_i = 0$（事件未发生），但模型中的因变量是发生某一事件的概率，即 Probability（$y_i = 1$）。显然二分类因变量不满足正态分布，如果还是采用多元线性回归进行分析，就会得到线性概率模型（linear probability model）。尽管此时因变量表示的是发生某一观测事件的概率，但是在线性假定下，所得到的参数估计值将不再具有原本的统计性质，如模型误差项的异分布性及预测值超出合理范围的荒谬性。接下来将介绍二分类 logistic 回归模型，通过对数据进行转换，从而确保参数估计值的统计性质，并将预测值限定在［0，1］区间内。

（2）二分类 logistic 回归模型（binary logistic regression）

1）线性概率模型的问题：设有一个二分类因变量 Y，$Y_i = 1$（事件发生）或 $Y_i = 0$（事件未发生），取值以及其取值的概率表示如下。

$$Y = \begin{cases} 1, & \text{概率为} \quad P \\ 0, & \text{概率为} \quad 1-P \end{cases}$$

另有 k 个影响 Y 取值的自变量 $X_1, X_2, X_3, \cdots, X_k$，观察到 n 例样本数据，k 个自变量作用下事件发生的概率为 $P = P(Y = 1 | X_1, X_2, X_3, \cdots, X_k)$。如果按照线性回归的思路，为了估计事件发生的概率如何受到一组自变量的影响，可以建立以下模型：

$$P = \beta_0 + \beta_1 X_1 + \beta_2 X_2 + \cdots + \beta_k X_k \qquad （公式 3-1）$$

公式 3-1 也被称为线性概率模型。从此模型的表达式可以看出，并没有对每个自变量的取值范围加以限定，对回归系数也没有做具体限定，那么，随着自变量取值的增大或减小，预测值将超过概率的合理取值范围，这显然是有问题的。

2）发生比（odds）与优势比（odds ratio，OR）：在处理二分类因变量时，发生比被定义为出现某一结果的概率与出现另一结果的概率之比，即某一事件发生的概率除以事件未发生的概率。

$$odds = \frac{P}{1-P} \qquad （公式 3-2）$$

由此可得发生概率 P：

$$P = \frac{odds}{odds+1} \qquad （公式 3-3）$$

优势比（OR）是用来估计不同群体之间事件发生概率的相对比例。若不同群体同一事件的概率分别为 P_1 和 P_2，用发生比来表示优势比。

$$OR = \frac{P_1/(1-P_1)}{P_2(1-P_2)} \qquad （公式 3-4）$$

3）二分类因变量 logit 的变换：logit 变换可以理解为发生比（odds）的对数，发生概率 P 的 logit 变换可以表达为：

$$\text{logit}(P) = \ln\left(\frac{P}{1-P}\right) = \beta_0 + \beta_1 X_1 + \beta_2 X_2 + \cdots + \beta_k X_k \qquad （公式 3-5）$$

公式 3-5 中，$\ln\left(\dfrac{P}{1-P}\right)$ 称为 P 的 logit 变换，记为 $\text{logit}(P)$。由此可以看到，对于 X 和 β 的所有取值，logit 变换都确保了概率值的取值范围在 $0\sim1$ 之间。而且，当 P 趋近于 0 时，$\text{logit}(P)$ 将趋近于 $-\infty$；当 P 趋近于 1 时，$\text{logit}(P)$ 将趋近于 $+\infty$。通过 logit 变换，克服了概率取值超出 $[0，1]$ 区间的问题。

对公式 3-5 做变换，可以得到因变量 P 与自变量 $X_1, X_2, X_3, \cdots, X_k$ 的关系，如下所示。

$$P = \frac{1}{1+\exp[-(\beta_0 + \beta_1 X_1 + \beta_2 X_2 + \cdots + \beta_k X_k)]} \qquad （公式 3-6）$$

公式 3-6 也叫作 logistic 的概率密度函数。其中 β_0 称为常数项或截距，$\beta_1, \beta_2, \cdots, \beta_k$ 称为模型的回归系数。公式 3-5 和公式 3-6 可以相互转换，均称为 logistic 回归模型。logistic 回归模型是一种概率模型，其是研究某个事件发生的概率与多个影响因素之间的关系。若用 Z 表示各 k 自变量的线性组合，则：

$$Z = \beta_0 + \beta_1 X_1 + \beta_2 X_2 + \cdots + \beta_k X_k \qquad （公式 3-7）$$

Z 与发生概率 P 之间的关系如以下 logistic 曲线图所示（图 3-1）。

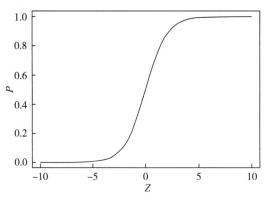

图 3-1　Logistic 函数曲线

从图 3-1 可以看出，当 Z 趋于 $+\infty$ 时，P 值渐近于 1；当 Z 趋于 $-\infty$ 时，P 值渐近于 0；P 值的变化在 0 ~ 1 之间，符合概率值的分布，并且随 Z 值的增加或减少呈现 S 形变化。虽然这里 P 和自变量之间属于非线性关系，但也并未违背线性回归中误差项同方差性的假定，这是由 logistic 分布与标准正态分布相类似的特性所决定的。

4）模型参数的意义：为了便于理解，如果把 logistic 模型中的 P 看作是某一暴露状态下发病的概率，通常情况下会将 logistic 函数转换成发生风险（odds）。

$$odds = \exp(\beta_0 + \beta_1 X_1 + \beta_2 X_2 + \cdots + \beta_k X_k) = e^{\beta_0} e^{\beta_1 X_1} \cdots e^{\beta_k X_k} \qquad （公式 3-8）$$

从公式 3-8 可以看出，β_0 表示所有暴露水平为 0 时发病与不发病概率之比的自然对数，反映了疾病的基准状态。回归系数 β_j（$j = 1, 2, \cdots, k$）表示当因素 X_j 每增加一个单位，增加前后的发生风险比率（OR_j）是 e^{β_j}。当 $\beta_j = 0$ 时，$OR_j = 1$，说明因素 X_j 的变换对疾病发生率没有影响；当 $\beta_j > 0$，$OR_j > 1$，说明 X_j 是一个危险因素；当 $\beta_j < 0$，$OR_j < 1$，说明 X_j 是一个保护因素。由此可见，logistic 回归模型的参数有明确的实际意义，即得到某一因素的 logistic 回归系数估计值后，可以得出这一因素在不同水平下的疾病发生风险比率。

（3）模型的估计方法

在 logistic 回归模型中，回归系数的估计通常用最大似然法（maximum likelihood estimation，MLE）。先建立一个样本的似然函数，求使似然函数达到最大值时参数的取值，即为参数的最大似然估计值。假设观测样本是相互独立的，由 n 例观测样本建立的似然函数 L 如下所示。

$$L = \Pr(Y_1, Y_2, \cdots, Y_n) = \prod_{i=1}^{n} P_i^{Y_i} (1 - P_i)^{1 - Y_i} \qquad （公式 3-9）$$

公式 3-9 中，Y_i 表示第 i 例观测样本是否发生了事件，事件发生了（$Y_i = 1$），事件未发生（$Y_i = 0$）。P_i 表示第 i 例观测样本发生事件的概率；符号 $\prod$ 表示连乘。将公式 3-9 两边分别取对数，则有：

$$\ln L = \sum_{i=1}^{n} [Y_i \ln P_i + (1 - Y_i) \ln(1 - P_i)] \qquad （公式 3-10）$$

公式 3-10 称为对数似然函数，对公式 3-10 进行最大似然估计的过程需要利用统计软件完成。对数似然函数达到极大值时，参数的取值 $\hat{\beta}_0, \hat{\beta}_1, \hat{\beta}_2, \cdots, \hat{\beta}_k$ 即为 $\beta_0, \beta_1, \beta_2, \cdots, \beta_k$ 的最大似然估计值。因为自变量的单位不同，不能用回归系数的估计值来判断哪一个自变量对因变量的影响最大，需要计算标准化回归系数。标准化回归系数为：

$$\hat{\beta}_j' = \hat{\beta}_j S_j / (\pi / \sqrt{3}) \qquad （公式 3-11）$$

其中，S_j 为变量 X_j 的标准差。标准 logistic 分布的均值为 0，方差为 $\mathrm{var}(\varepsilon^*) = \dfrac{\pi^2}{3}$。绝大值最大的标准化回归系数对应的自变量作用最大。

（4）拟合优度的度量

在 logistic 回归模型中，评价模型拟合优度的指标主要有 Pearson χ^2、偏差（deviance）、Hosmer-Lemeshow（HL）指标、赤池信息准则（Akaike information criterion，AIC）、施瓦兹信息准则（Schwarz Criterion，SC）指标等。Pearson χ^2、偏差（deviance）主要用于自变量不多且为分类变量的情况，当自变量增多且含有连续型变量时，用 HL 指标则更为恰当。Pearson χ^2、偏差（deviance）、HL 指标值均服从 χ^2 分布，χ^2 检验无统计学意义（$P > 0.05$）表示模型拟合较好，χ^2 检验有统计学意义（$P \leqslant 0.05$）则表示模型拟合较差。AIC 和 SC 指标还可用于比较模型的优劣，当拟合多个模型时，可以将不同模型按其 AIC 和 SC 指标值排序，AIC 和 SC 值较小者一般认为拟合更好。

3.1.3 分析思路

研究的主要问题是探索什么因素影响和决定了母亲是否实施母乳喂养，社会经济状况是否影响母乳喂养行为。先前的研究表明，社会经济地位（socioeconomic status，SES）是影响中国母乳喂养开始和持续时间的一个重要因素；还有一些研究表明，教育程度和职业地位较高的母亲不太可能母乳喂养 [7-12]，而部分研究则显示母亲的教育或职业与母乳喂养之间没有关系 [13]。同时，大多数研究探讨了母亲的 SES 与母乳喂养之间的关系，很少考虑父亲的 SES，这被认为是决定开始和停止母乳喂养的重要因素 [14,15]。是否实施母乳喂养是一个二分类变量，如果直接将其作为被解释变量，将研究者感兴趣的因素（如社会经济地位、父母亲受教育程度等）作为解释变量纳入模型进行 OLS 估计，由于其分布不属于正态分布，所得到的参数估计值将不再具有原本的统计性质，如模型误差项的异分布性及预测值超出合理范围问题。因此，需要根据前面讲的二分类 logistic 回归模型，将被解释变量进行 logit 转换，纳入模型进行回归分析，以解决因变量为分类变量的问题，以下是具体的分析思路。

（1）确定被解释变量与解释变量

本研究的被解释变量是母亲是否实施母乳喂养，根据被访者的回答被分为两组（非母乳喂养和母乳喂养），很显然这是一个二分类因变量，成功事件被定义为正在进行母乳喂养。我们需要确定一个研究分析框架，用以指导分析父母的社会经济地位与母亲决定是否母乳喂养之间的关系。研究的分析框架一方面是从既往文献或理论中来，另一方面是研究者自行提出的可能假设。根据相关文献[16-20]，SES 由人均家庭收入、父母教育状况和父母职业状况来表示。家庭人均收入呈正偏态，因此对收入变量进行对数变换。父母教育状况分为两组（中学及以下、高中及以上）。国际社会经济职业状况指数（international socio-economic index of occupational status，ISEI）量表用于衡量父母的职业状况，它在一个连续的范围内对职业进行 16 ~ 90 分的评分，数值越高表示职业地位越高。ISEI 量表的评分方程式将最大化职业作为教育与收入之间的中介变量[21-23]。我们为样本中的每个职业赋值了与原始量表相对应的 ISEI 分数。

母乳喂养行为不仅与 SES 有关，还与其他个人、家庭和社会因素有关。通过现有文献确定了潜在的混杂因素[24-26]，在回归模型中对以下因素进行了控制：①家庭特征：居住地（农村、城市）、居住区（华东、华中和西部）。②父母特征：年龄、母亲的婚姻状况（已婚、单身、离婚或丧偶）和经产情况（初产妇、经产妇）。③婴儿特征：性别、出生体重（低于 2 500g、正常、高于 4 000g）、胎龄（小于 37 周、37 ~ 42 周和超过 42 周）、分娩地点（卫生设施、其他）、民族（汉族、少数民族）和出生年份。本研究未区别不同分娩方式。

综上所述，我们构建了一个框架用于分析决定是否进行母乳喂养的影响因素，用公式可以表示为：

$$y_i = \begin{cases} 1, & \text{概率为} p_i \\ 0, & \text{概率为} 1 - p_i \end{cases}$$

$$p_i = \Pr(y_i = 1 | SES_i, X_i) \qquad \text{（公式 3-12）}$$

其中，$y_i = 1$ 表示进行母乳喂养，$y_i = 0$ 表示未进行母乳喂养，SES_i 指社会经济地位因素，X_i 指其他社会人口因素。

（2）数据准备

数据来自中国家庭追踪调查（China Family Panel Studies，CFPS），由北京大学中国社会科学调查中心于 2010 年启动。CFPS 是一项具有全国代表性的两年期纵向住户调查，通过访谈者管理的问卷调查收集个人、家庭和社区层面的经济活动、教育和健康信息。2010 年，CFPS 开展了首次调查，调查了中国 25 个省（直辖市）的 15 000 个家庭和近 30 000 个家庭中的代表性样本（表 3-1）。

表 3-1 变量与定义

	变量	代理变量
被解释变量	是否母乳喂养	母乳喂养概率
解释变量	SES 因素	人均家庭收入
		母亲受教育程度（中学及以下、高中及以上）
		父亲受教育程度（中学及以下、高中及以上）
		母亲 ISEI 得分
		父亲 ISEI 得分
混杂因素	家庭背景因素	居住地（城市、农村）
		居住区域（东、中、西部）
	父母背景因素	母亲婚姻状况（单身、已婚、离异）
		经产情况（初产、经产）
		母亲年龄
		父亲年龄
	婴儿特征因素	性别
		胎龄
		分娩地点
		民族
		出生体重
		出生年份

数据来源：CHEN C, CHENG G, PAN J. Socioeconomic status and breastfeeding in China: An analysis of data from a longitudinal nationwide household survey[J]. BMC Pediatrics, 2019(19): 167.

  本研究关注来自 CFPS 调查的一组儿童信息。由于中国社会和经济的快速发展，样本仅限于 2010—2014 年出生的儿童。2010 年 CFPS 初始样本包括 309 名婴儿，2012 年和 2014 年样本分别包括 1 526 名和 2 942 名婴儿。由于缺少母乳喂养信息，30 名儿童被排除在外。将排除的样本与分析中使用的样本进行比较，除父亲的职业和教育状况、母亲年龄和婴儿出生地点外，所有其他社会人口因素变量（人均家庭收入、居住地、居住地区、父亲年龄、母亲职业和教育状况、经产情况、婴儿性别、民族、出生体重、胎龄和出生年份）在两组之间均无统计学差异。最终样本包括 2 938 名儿童，其中 2 261 名停止母乳喂养（280 名婴儿从未母乳喂养），522 名继续母乳喂养，155 名在随访中丢失[27]（表 3-2）。

表 3-2 描述性统计结果

变量	人数	占比 /%
家庭人均年收入 / 元（mean, sd）	11 482（28 446）	
母乳喂养持续时间 / 月（mean, sd）	8.66（6.15）	
居住区域		
东部	1 172	39.9

续表

变量	人数	占比 /%
中部	852	29.0
西部	914	31.1
居住地		
城市	990	33.7
农村	1 948	66.3
母亲受教育程度		
中学及以下	2 058	70.1
高中及以上	738	25.1
缺失样本	142	4.8
父亲受教育程度		
中学及以下	1 951	66.4
高中及以上	800	27.2
缺失样本	187	6.4
母亲 ISEI 得分		
16～32/ 失业	2 079	70.8
33～43	480	16.3
44～58	256	8.7
59～90	123	4.2
父亲 ISEI 得分		
16～32/ 失业	2 011	68.5
33～43	564	19.2
44～58	218	7.4
59～90	145	4.9
母亲婚姻情况		
单身	44	1.5
已婚	2 864	97.5
离异 / 丧偶	22	0.7
丢失	8	0.3
母亲经产情况		
初产妇	1 653	56.3
经产妇	1 285	43.7
婴儿性别		
男	1 549	52.7
女	1 389	47.3
婴儿出生地方		
医疗卫生机构	2 767	94.2
其他	129	4.4
缺失样本	42	1.4

续表

变量	人数	占比 /%
婴儿民族		
汉族	2 590	88.2
少数民族	348	11.8
婴儿出生体重		
低于 2 500g	126	4.3
正常	2 495	84.9
高于 4 000g	245	8.3
缺失样本	72	2.5
胎龄		
低于 37 周	1 490	50.7
37～42 周	1 343	45.7
高于 42 周	52	1.8
缺失样本	53	1.8
出生年份		
2010 年	713	24.3
2011 年	692	23.6
2012 年	648	22
2013 年	549	18.7
2014 年	336	11.4

注：ISEI 指国际社会经济职业状况指数。

资料来源：CHEN C, CHENG G, PAN J. Socioeconomic status and breastfeeding in China: An analysis of data from a longitudinal nationwide household survey[J]. BMC Pediatrics, 2019(19): 167.

　　本研究包括 2 938 名儿童，其中 2 658 名（90.5%）为母乳喂养，高于中国第五次全国健康调查报告的百分比（84.6%）。如表 3-2 所示，母乳喂养的平均持续时间为 8.66 个月（$SD = 6.15$）。家庭人均年收入为 11 482 元（$SD = 28 446$）。此外，大多数父母的教育和职业地位较低，生活在农村地区，并且已婚。大多数儿童是汉族，出生在医疗卫生机构，出生体重正常。研究样本中儿童的性别和居住区域分布相似。

　　（3）模型设定与分析

　　模型的具体设定如下：

$$\text{logit}(p_i) = \alpha + \text{SES}_i\beta + X_i\gamma + \varepsilon_i \tag{公式 3-13}$$

　　公式 3-13 中，左边是 p_i 的 logit 变换，p_i 代表第 i 个访问者进行母乳喂养的概率。右边是可能的影响因素的线性组合。SES 是一个向量，包括人均家庭收入、父母教育状况和父母职业状况。X 是协变量向量，代表需要控制的混杂因素，包括：①家庭特征：居住地、居住区域；②父母特征：年龄、母亲的婚姻状况和经产情况；③婴儿特征：性别、出生体重、胎龄、分娩地点、民族和出生年份。ε 表示误差项。参数 β 是关键系数，用于测量 SES

对初始母乳喂养的影响。参数 γ 捕捉控制变量的变化对初始母乳喂养的影响，α 是常数项。

　　使用 Stata 版本 14.1 进行统计分析。在描述性分析之后，使用 logistic 回归模型分析 SES 对母乳喂养行为成功概率的边际影响。表 3-3 展示了二分类 logistic 回归模型的分析结果。

表 3-3　初始母乳喂养行为影响因素 logistic 回归结果

变量	AOR*	95%CI	P
人均家庭收入（元）（mean, sd）	0.93	0.82 ~ 1.04	0.210
母亲 ISEI 得分			
16 ~ 32/ 失业（Ref）	1.00		
33 ~ 43	0.92	0.60 ~ 1.40	0.690
44 ~ 58	0.93	0.55 ~ 1.57	0.785
59 ~ 90	1.09	0.52 ~ 2.30	0.816
父亲 ISEI 得分			
1 ~ 32/ 失业（Ref）	1.00		
33 ~ 43	0.96	0.66 ~ 1.39	0.836
44 ~ 58	1.22	0.70 ~ 2.11	0.480
59 ~ 90	0.61	0.34 ~ 1.10	0.103
母亲受教育程度			
中学及以下（Ref）	1.00		
高中及以上	1.10	0.77 ~ 1.55	0.608
父亲受教育程度			
中学及以下（Ref）	1.00		
高中及以上	1.18	0.86 ~ 1.62	0.289

注：AOR* 表示 logistic 回归的校正优势比。其他控制变量包括：家庭特征（居住地、居住区域）、父母特征（年龄、母亲的婚姻状况和胎次）和婴儿特征（性别、出生体重、胎龄、分娩地点、民族和出生年份）。ISEI 分数表示职业地位，数值越高表示职业地位越高。

资料来源：CHEN C, CHENG G, PAN J. Socioeconomic status and breastfeeding in China: An analysis of data from a longitudinal nationwide household survey[J]. BMC Pediatrics, 2019(19): 167.

3.1.4　结果解读

　　表 3-3 AOR* 列展示了二分类因变量 logistic 回归模型的估计结果，可以发现代表 SES 因素的变量人均家庭收入、父母亲 ISEI 得分以及父母亲受教育程度的估计参数检验 P 值均大于 0.05，可以认为，SES 不会显著影响女性是否开始母乳喂养的选择。以下解释可以帮助我们理解为什么 SES 与母亲开始母乳喂养没有显著关联的结果。首先，中国政府为城市和农村地区的妇女提供了一系列孕产保护计划，有可能缩小不同社会经济地位妇女之间母乳喂养意识的差距。例如，城市和农村地区的妇女都接受产前护理服务至少五次，产后护理服务至少两次，该计划丰富了处于不同社会经济地位女性关于母乳喂养等孕产方面的专业知识，减小了社会经济地位差异导致的孕产信息获取的不对称性进而影响是否母乳喂养的决定。其次，除了 SES 之外的其他因素，如早产、母乳不足和母亲疾病，都会影响母乳喂养的实施，阻碍 SES 的感知影响[28,29]。

本研究的局限性在于，根据现有数据，在分析中无法控制一些潜在的因素。未来的研究应考虑包括更多因素，例如分娩方式（剖宫产或阴道分娩）、母婴疾病以及祖母对母乳喂养的态度和以往经验。

3.1.5 总结

本小节利用纵向家庭调查（CFPS）中具有全国代表性的数据集，探讨社会经济地位 SES 与中国母亲母乳喂养开始与否之间的关系。介绍了二分类数据及其特点、二分类因变量回归模型的建立与估计策略，重点讨论了结果为二分类变量时，研究因变量与自变量关系的统计方法 logistic 回归分析。总结起来，二分类因变量模型的实际应用分为以下三点。

（1）应用前提条件

1）将要研究的结果变量必须是分类变量，而不是连续变量。如果结果是二分类变量则应使用二分类 logistic 回归分析。

2）观察样本之间相互独立，因此 logistic 回归不适用于传染病、遗传性疾病的发病因素研究。

3）残差和因变量都要服从二项分布。二项分布对应的是分类变量，所以不是正态分布，进而不用最小二乘法，而是最大似然法来解决方程估计和检验问题。

4）自变量与 logit(P) 呈线性关系，其中 P 为结果事件的发生概率。

（2）解释变量的选择

在卫生政策与管理领域的许多研究问题中，研究者对个体的性别、年龄、婚姻状况、受教育程度、职业状况、收入情况、家庭类型、居住地等因素是否以及如何影响患病和行为的发生感兴趣。对于这种结果为二值（"是"或"否"）并有多个潜在影响因素的统计学分析，logistic 回归分析方法具有独特的优势。logistic 回归分析可以帮助我们从众多影响因素中筛选出具有统计学意义的显著影响因素，确定各影响因素的强弱，并能对影响因素之间的交互作用进行比较和探讨。

（3）混杂因素的控制

在公共卫生领域的研究中，常常存在着多个可能对研究结果产生影响而非研究者感兴趣的因素，称为混杂因素。可以在设计阶段采取分层抽样或对病例 – 对照进行匹配使混杂因素得以均衡。除此之外，还可以通过统计学方法对混杂因素加以控制，其中最常见的方法就是 logistic 回归分析。将混杂因素代入 logistic 回归模型进行分析，可得到校正后的 *OR* 值（adjusted OR，*AOR*）及其置信区间。

3.2 有序多分类因变量回归模型

在实际问题的研究中，我们常常会遇到一些因变量是无序多分类变量，或有序分类变量，如流行病学中一些慢性病的观察结果为疾病的不同患病程度按照"无、轻、中、重"分类，临床试验的疗效结果按照"治愈、显效、好转、无效"分类，影像诊断结果按照"–、+、++、+++"不同等级分类等，这些分类变量的研究问题称为多分类因变量

（unordered polytomous variables 或 multinomial variables）。同样可以使用多分类 logistic 回归（multinomial logit model，MNL）分析进行研究，根据分类因变量的分类是否具有等级，可以选择无序多分类 logistic 回归模型，以及有序多分类 logistic 回归模型。本部分将对有序多分类 logistic 回归模型进行详细介绍。

3.2.1 研究问题

患者满意度是医疗服务交付的焦点问题，从一定程度上可以体现医疗服务的预期结果。近年来，中国医患之间的暴力冲突加剧，患者不满意已被视为中国医疗改革中的一个重要问题和紧迫问题。尽管中国政府已做出巨大努力，为居民提供更多的医疗福利，但医疗服务质量差和效率低下仍然受到广泛批评。患者与医疗服务提供者之间日益紧张的关系对中国当前的医疗实践提出了挑战，使患者满意度成为医疗系统的主要关注点之一以及评估医疗质量的一个关键指标，通常用于衡量医疗服务绩效[30]。

在广泛的文献中可以确定五种代表性理论：Fox 和 Storms 提出了差异和超越理论[31]，其中患者满意度是患者对优质医疗的看法和提供者对质量的看法之间相互作用的结果。Linder-Pelz 的期望值理论侧重于社会心理决定因素，并指出患者满意度由患者先前的期望、个人信念和医疗保健价值观介导[32]。同样，在决定因素和成分理论中，Ware 等认为[33]，患者满意度是患者个人偏好及对医疗保健的期望的函数。Fitzpatrick 和 Hopkins 提出了一个多模型理论[34]，强调期望是社会中介的，反映了患者的健康目标以及疾病和医疗服务在多大程度上侵犯了患者的个人自我意识。Donabedian 提出了医疗质量理论，指出满意度是医疗市场、医疗服务的提供过程和治疗结果三管齐下结构的组成部分[35]。基于这些研究，开发了患者满意度过程的综合模型，试图将对满意度的所有影响因素纳入其中，从而为探索影响患者评价的因素之间的相互作用提供一个整体框架（图 3-2）。

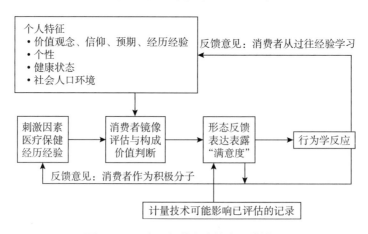

图 3-2　医疗服务满意度综合评价模型

资料来源[36-38]：STRASSER S, DAVIS R M. Measuring Patient Satisfaction for Improved Patient Services[M]. Chicago, IL: Health Administration Press, 1991.
CROW R, GAGE H, HAMPSON S, et al. The measurement of satisfaction with healthcare: implications for practice from a systematic review of the literature[J]. Health Technology Assessment, 2002, 6(32): 1–244.
PAN J, LIU D, ALI S. Patient dissatisfaction in China: What matters[J]. Social Science & Medicine, 2015, 143: 145–153.

以前许多研究提供了有用但有限的见解，不能推广到中国的不同人口群体。本研究中，理论目标是通过采用中国城市具有全国代表性的家庭调查数据，扩大对患者和医疗服务提供者相关特征对患者满意度的影响。本研究的主要目的是从患者、医院和医疗市场特征三个维度调查导致患者不满意的影响因素，并探讨在中国背景下的主要影响因素。本研究的主要关注变量是患者满意度 S_{ij}^*，满意度按以下五分制顺序进行排序：1 = "非常满意"、2 = "满意"、3 = "既满意也不满意"、4 = "不满意" 和 5 = "非常不满意"。由于 S_{ij}^* 是一个不可观测的变量，因此患者满意度是按顺序量表进行测量的，可以采用有序 probit 或 logit 模型进行回归分析。

3.2.2　方法原理

（1）累积 logistic 函数模型

研究中常常遇到的因变量为有序多分类（$k > 2$）数据，如医院的竞争力等级、患者就医的满意度等都可以划分为低、中、高。有序多分类因变量采用累积 logistic 模型，该模型利用有序这一特点，得到比基线类别解释起来更加简单的模型。

Y 的累积概率是指 Y 落在一个特定点的概率，对结果为类别 j 时，其累积概率为：

$$p(Y \leqslant j \mid x_i) = p_1 + p_2 + \cdots + p_j, \ j = 1, \cdots, k$$

$$p(Y \leqslant 1) \leqslant \cdots \leqslant p(Y \leqslant k) = 1$$

$$\mathrm{logit}(p_j) = \ln\left(\frac{p_j}{1 - p_j}\right) = \alpha_j + \beta_1 x_1 + \beta_2 x_2 + \cdots + \beta_n x_n \qquad （公式 3-14）$$

其中 $p_j = p(y \leqslant j \mid x)$ 表示 y 取前 j 个值的累积概率，$\dfrac{p_j}{1 - p_j}$ 称为比例比数。累积概率函数为：

$$p_j = p(y \leqslant j \mid x) = \begin{cases} \dfrac{\exp(\alpha_j + \beta x)}{1 + \exp(\alpha_j + \beta x)}, & 当 1 \leqslant j \leqslant k-1 \\ 1, & 当 j = k \end{cases} \qquad （公式 3-15）$$

将因变量等级数 k 分为两类：$\{1, \cdots, j\}$ 与 $\{j+1, \cdots, k\}$。在这两类基础上定义的 logit 表示：前 j 个等级的累积概率与后（$k-j$）个等级的累积概率之比的对数，故该模型称为累积优势模型（cumulative odds model）。

例如，当 $k = 3$ 时，y 的取值为 1，2，3，此时累积优势模型见表 3-4。

表 3-4　累积优势模型取值表达式

y 的取值	累积概率	累积概率 p_j 模型	独立概率	独立概率模型
1	$P1 = p(y=1 \mid x)$	$\dfrac{\exp(\alpha_1 + \beta x)}{1 + \exp(\alpha_1 + \beta x)}$	$P_1 = p(y=1)$	P1

y的取值	累积概率	累积概率P_j模型	独立概率	独立概率模型
2	$P2 = p(y \leqslant 2 \mid x)$	$\dfrac{\exp(\alpha_2 + \beta x)}{1 + \exp(\alpha_2 + \beta x)}$	$P_2 = p(y = 2)$	$P2 - P1$
3	$P3 = p(y \leqslant 3 \mid x)$	1	$P_3 = p(y = 3)$	$1 - P2$

第一个模型表示了y取第一个值的概率P1与x的关系；第二个模型表示了y取前两个值的累积概率P2与x的关系。这两个模型的常数项不同，回归系数完全相同。y取第一个值的概率$P_1 = $P1，$y$取第二个值的概率$P_2 = $P2$-$P1，$y$取第三个值的概率$P_3 = 1-$P2。它们的截距不同，斜率相同，所以是（$k-1$）条平行直线族。多值因变量logistic回归模型要求进行数据的平行性检验。

（2）平行性检验（只适用于位置模型/位置参数/斜率系数）

当因变量为多值变量时，模型包含多个回归方程。logistic回归分析要求多个回归方程中自变量的系数是相等的，意思就是回归系数不随着分割点的变化而变化。因此需要做平行性检验，也称为比例比数假设检验（test for the proportional odds assumption），使用的方法是计分检验法。当$P > \alpha$时，接受平行的原假设。否则，应将因变量的某些值进行合并，减少因变量的取值个数，使得多值变量logistic回归模型平行性成立。还可以尝试其他连接函数。如果各种连接函数都无法满足平行性假定，则需要考虑回归系数是否会随着分割点而发生改变。此时最好使用无序多分类logistic回归进行模型拟合，然后再根据系数估计值考虑如何进行处理。

由上述建立的模型可以看出，这种模型实际上是依次将因变量按不同的取值水平分割成两个等级，对这两个等级建立因变量为二分类的logistic回归模型。无论模型中因变量的分割点在什么位置，模型中各自变量的系数都保持不变，所改变的只是常数项。此时求出的OR值表示自变量每改变一个单位，因变量提高一个及一个以上等级的比数比。

3.2.3　分析思路

（1）研究设计

研究者近年来开展了进一步的实证研究，以确定与患者满意度关联的服务供给方和患者方相关因素。许多研究者认为，年龄、民族、性别、教育和健康状况等社会人口学特征影响患者满意度[39-41]，而有些学者则认为这些因素不重要。关于患者社会人口学特征与其满意度之间关系的研究结果不一致。例如，一些研究发现女性患者往往对医疗服务更满意[31]，而其他研究发现男性患者的满意度更高[42]。最近的实证研究还发现，患者对医疗服务的期望是决定患者满意度的重要独立预测因素，高期望与高水平不满意度紧密相关[43,44]。患者的社会人口学特征是复杂的，他们的期望、信任、对医疗顾问的依从性、感知的症状解决以及最终满意度是动态变化的。因此，需要在更广泛的社会结构、文化结构和医疗机构环境中考虑患者社会人口学特征的影响。换句话说，医疗服务供给系统中的医患互动的微观过程必须链接到更加宏观的社会层面上来[45]。因此，与供给方相关的因素，包括医疗机构所有权、医疗服务价格、可服务类型、基础设施的质量和整体医疗质量（实际或感知），均被认为是患者满意度的重要预测因素[46,47]。尽管有几项研究调查了发达国家患者满意度的决定因素，但发展中国家的证据仍然很少。到目前为止，只有少数研究来自中国，这些研究仅限于某些类型的治疗或健康状况，样本量相对较小。因此本研究采用2007—2010年城镇居民基本医疗保险调查数据，根据医疗服务利用情况共计筛选13 336名患者，分析主要基于OLS结果。为了对估计结果进行稳健性检验，还提供了有序多分类probit模型的估计结果。

（2）数据准备

本研究使用了我国国务院委托开展的2007—2010年期间四次城市居民基本医疗保险调查（URBMIS）的数据。抽样方法考虑了以下变量来选择具有代表性的城市：人均国内生产总值（GDP）、人口总数、人口结构、地理区域、医疗支出、平均病床数量、URBMIS的平均融资成本和平均医生人数。最后，确定调查所包括的城市为包头（内蒙古自治区）、吉林（吉林省）、绍兴（浙江省）、厦门（福建省）、淄博（山东省）、常德（湖南省）、成都（四川省）、西宁（青海省）和乌鲁木齐（新疆维吾尔自治区）。在每个城市内，调查采用按规模大小成比例的概率抽样（PPS）方法，对141个代表性社区（称为小区）进行了二次抽样。最后，随机选择11 674户家庭和32 989人作为最终抽样单位。使用OLS和probit回归分别对URBMIS数据集的全样本和子样本（患者满意度）进行归因分布测试，发现归因分布在变量中是随机的。

URBMIS的基线调查于2007年11月底进行，共有11 674户家庭和32 989名受访者参与了初始调查。2008年、2009年和2010年调查的随访率分别为79.25%、78.45%和87.04%。URBMIS收集了有关人口统计、当前健康状况、医疗服务利用率（即过去2周的最后一次门诊就诊和过去1年的最后一名住院患者）、医疗支出、医疗保险覆盖率、经济状况、接受医疗服务的满意度以及不满意的原因。

（3）变量设置

本研究的主要关注变量是患者满意度，通过在URBMIS中询问问题的记录，满意度按以下五分制顺序进行测量：1＝"非常满意"、2＝"满意"、3＝"中立"、4＝"不满意"和5＝"非常不满意"。如果患者报告了他们的不满，然后又提出了一个单一选择问题，以代表主要原因，"以下哪一项是您不满意的主要原因？"选项包括"沟通不畅""员工行为不善""医疗服务环境差""医疗服务太贵""难以获得护理"和"其他"。关于与患者相关的特征，调查遵循既往的经验研究，记录了受访者的年龄、性别、教育水平、家庭收入、民族、居住类型（农村或城市）、保险状况和疾病严重程度。在中国社会福利制度下，患者可以选择无保险和四种保险计划，即城镇职工基本医疗保险（UEBMI）、城镇居民基本医疗保险（URBMI）、新农合（NCMS）和政府保险（GIS）。医疗保险是衡量医疗服务可及性的一个重要因素，决定着患者可获得的医疗资源类型。因此，我们假设有保险的患者有更高的满意度。由于疾病的严重程度也可能影响患者满意度，模型中纳入了一组ICD-10指数作为哑变量。

关于医疗服务提供者相关因素，模型中包括了医院层面的特征和医疗卫生市场因素。医院层面的特征包括医疗机构的所有权类型（公共与私人）、服务维度（综合医院与专科医院）

和医院等级（初级、二级或三级）。私立医院通常很昂贵，但它们提供更多更好的服务，因此，假设私立医院与较高的满意度相关。此外，三级医院"在至少几个领域为患者提供高质量、专业医疗和其他卫生服务，同时也作为高水平教学医院并进行复杂的研究"，并被认为与较高的满意度相关。在中国医疗市场，总的来说公立医院占据了市场份额的主要部分，尤其是在城市地区。当竞争水平较低时，患者没有太多选择，他们的满意度往往不那么重要。

（4）模型设定

基于之前的理论研究，本研究中的被解释变量患者满意度被定义为个人期望与感知效果或结果之间的差异，可以在经济学效用理论框架下表达如下。

$$S_{ij}^* = U_2(PC_i, HC_j) - EU_1(HC_j)$$ （公式 3-16）

其中，S_{ij}^* 是一个潜在变量，表示患者 i 对医疗服务提供者 j 治疗的满意度。U_2 表示患者 i 在接受医疗服务后的感知效用。此效用主要由医疗服务供给方的特性（HC_j）和患者的社会人口学特征（PC_i）决定。EU_1 表示预期效用，该效用表示按比例从中国所有患相同疾病并接受治疗者中获得的平均效用值。根据之前的研究[42,48]，S_{ij}^* 可以转换为控制变量矩阵 X 的线性函数。

$$S_{ij}^* = X_{ij}\beta + \varepsilon_{ij}$$ （公式 3-17）

其中 X 是一组患者特征（PC）和医疗卫生服务提供者因素（HC）。下标表示患者满意度是个体 i 特征和提供者 j 特征的函数。β 是回归系数，ε 是误差项。由于患者的满意度 S_{ij}^* 是一个不可观察的变量，因此是按顺序量表 S 进行排序的。所以，可以采用有序 probit 或 logit 模型。然而，Ferrer-i-Carbonell 和 Frijters 指出[49]，在评估心理健康时，普通最小二乘法（OLS）提供了同样有效的估计，其边际效应相对容易解释。因此，分析主要基于 OLS 结果。为了对结果进行稳健性测试，同时提供了有序 probit 模型的估计。

3.2.4　结果解读

（1）描述性统计分析

根据抽样样本显示，过去两周内，共有 6 393 名患者至少进行了一次门诊就诊，过去一年内有 6 943 名患者至少进行了一次住院就诊。表 3-5 显示了样本中关键变量的汇总统计数据。

表 3-5　总样本各变量描述性统计分析结果

变量	门诊治疗			住院治疗		
	总样本	不满意组	满意组	总样本	不满意组	满意组
患者满意度						
1- 非常满意	0.13	—	0.14	0.17	—	0.18
2- 满意	0.52	—	0.55	0.53	—	0.57
3- 中立	0.29	—	0.30	0.24	—	0.25

续表

变量	门诊治疗			住院治疗		
	总样本	不满意组	满意组	总样本	不满意组	满意组
4- 不满意	0.05	0.77	—	0.05	0.70	—
5- 非常不满意	0.01	0.23	—	0.02	0.30	—
年龄	57.31	58.09	57.26	58.94	58.56	58.97
受教育程度						
小学及以下	0.33	0.31	0.33	0.35	0.37	0.35
中学	0.30	0.33	0.30	0.28	0.27	0.28
高中	0.24	0.24	0.24	0.23	0.22	0.24
大学	0.12	0.12	0.12	0.13	0.14	0.13
农村居民（"是" = 1）	0.05	0.05	0.05	0.05	0.06	0.05
本地居民（"是" = 1）	0.96	0.97	0.96	0.96	0.96	0.96
女性（"是" =1）	0.59	0.54*	0.60	0.53	0.51	0.54
少数民族（"是" = 1）	0.07	0.07	0.07	0.07	0.06	0.07
家庭人均月收入	2 732	2 488*	2 752	2 943	2 755	2 957
医疗保险类型						
无	0.12	0.14	0.12	0.09	0.12	0.09
UEBMI	0.58	0.64	0.58	0.63	0.63	0.63
NCMS	0.04	0.03	0.04	0.04	0.04	0.04
GIS	0.04	0.04	0.04	0.05	0.03*	0.05
URBMI	0.22	0.16*	0.22	0.20	0.18	0.20
公立医院（"是" = 1）	0.59	0.74*	0.58	0.82	0.83	0.81
专科医院（"是" = 1）	0.03	0.03*	0.03	0.05	0.04	0.06
定点医院级别						
基层医疗机构（"是" = 1）	0.02	0.04	0.02	0.04	0.02	0.04
二级医院（"是" = 1）	0.33	0.25	0.34	0.36	0.33	0.36
三级医院（"是" = 1）	0.65	0.71*	0.64	0.61	0.64*	0.60
赫芬达尔 – 赫希曼指数（HHI）	884	883	884	930	886	933
私立医院市场份额	0.16	0.15	0.16	0.11	0.11	0.11
样本量	6 393	379	6 014	6 943	462	6 481

注：报告的统计数据为样本均值。*表示满意组和不满意组之间的统计显著差异（5% 水平）。

资料来源：PAN J, LIU D, ALI S. Patient dissatisfaction in China: What matters[J]. Social Science & Medicine, 2015 (143): 145–153.

对各组进行统计分析后可以看出，分别有 6% 和 7% 的患者对门诊和住院治疗表示不满意，分别有 29% 和 24% 的患者对门诊和住院治疗持"中立（既满意也不满意）"的态度。样本的平均年龄为 57.3 岁，超过 90% 的患者为汉族城市居民。妇女在样本中所占比例最大（门诊样本和住院样本分别为 59% 和 53%），其中大多数患者都有医疗保险。就医疗机构规模而言，公立医院、综合医院和三级医院的市场份额最大。正如预期的那样，非公立医院提供的门诊和住院服务相对较少。表 3-6 还提供了不满意组和满意组患者之间的比较。门诊和住院治疗的满意组和不满意组在某些特征上显示出了具有统计学意义的显著差异。例如，男性和低收入患者似乎不太满意；患者普遍对公立医院和三级医院提供的服务更不满意。这并不奇怪，因为病情更严重的患者有更高的需求和与治疗相关的期望，如果得不到满足，可能会导致不满。

（2）回归结果分析

表 3-6 显示了 OLS 和有序 probit 回归结果。这些系数表示患者满意度与患者层面、医院层面和医疗市场层面各种特征的关联程度。

表 3-6 患者满意度的 OLS 和有序 probit 回归结果

变量	OLS 回归		有序 probit 回归	
	模型 1：门诊	模型 2：住院	模型 3：门诊	模型 4：住院
年龄	0.006 （0.004）	−0.007 （0.005）	0.008 （0.005）	−0.010 （0.006）
女性	−0.084*** （0.022）	−0.052** （0.023）	−0.116*** （0.030）	−0.066** （0.030）
受教育程度				
小学及以下（基准组）				
中学	0.078*** （0.029）	−0.030 （0.029）	0.111*** （0.039）	−0.034 （0.038）
高中	0.031 （0.032）	−0.053 （0.033）	0.051 （0.044）	−0.068 （0.042）
专科或大学以上	0.094*** （0.042）	−0.015 （0.042）	0.130** （0.056）	−0.017 （0.053）
本地居民	0.080 （0.052）	−0.064 （0.057）	0.108 （0.073）	−0.081 （0.072）
农村居民	0.075 （0.051）	−0.084 （0.054）	0.108 （0.072）	−0.113 （0.072）
少数民族	−0.078* （0.041）	−0.119*** （0.044）	−0.115** （0.057）	−0.164*** （0.058）
人均家庭月收入	−0.000* （0.000）	−0.000 （0.000）	−0.000* （0.000）	−0.000 （0.000）

续表

变量	OLS 回归		有序 probit 回归	
	模型 1：门诊	模型 2：住院	模型 3：门诊	模型 4：住院
参保类型				
无参保（基准组）				
UEBMI	−0.021 （0.036）	−0.090** （0.042）	−0.039 （0.050）	−0.109** （0.054）
NCMS	−0.062 （0.066）	0.013 （0.074）	−0.104 （0.093）	0.008 （0.095）
GIS	−0.153** （0.063）	−0.167*** （0.059）	−0.230*** （0.089）	−0.205*** （0.077）
URBMI	−0.073** （0.036）	−0.107*** （0.041）	−0.106** （0.050）	−0.136** （0.053）
公立医院	0.042 （0.037）	0.018 （0.039）	0.048 （0.051）	0.023 （0.051）
专科医院	−0.147*** （0.067）	−0.201 （0.134）	−0.223** （0.093）	−0.133** （0.063）
医院级别				
基层医疗机构（基准组）				
二级医院	−0.021 （0.192）	0.113** （0.051）	0.019 （0.251）	0.149** （0.065）
三级医院	0.013 （0.190）	0.198*** （0.040）	0.054 （0.248）	0.255*** （0.049）
样本量	6 393	6 943	6 393	6 943

注：被解释变量：患者满意度（1 = "非常满意"、2 = "满意"、3 = "中立"、4 = "不满意"和 5 = "非常不满意"）。

括号中数字表示标准误；***、**和*分别表示 1%、5% 和 10% 水平的统计显著性。

资料来源：PAN J, LIU D, ALI S. Patient dissatisfaction in China: What matters[J]. Social Science & Medicine, 2015(143): 145−153.

如回归结果显示，门诊和住院的结果都表明女性患者拥有更低的不满意度。在门诊患者中，中学和本科教育（与"小学及以下"相比）与更高程度的不满有关；然而，在住院患者中受教育程度不是显著预测因素。此外，在门诊患者中，收入越高，满意度越低，尽管系数非常小。与未参保人群相比，参保患者的不满意度更低，尤其是当患者是 GIS 或 URBMI 参保时。医院所有权（公立与私人）似乎不是一个重要的预测因素。专科医院的门诊服务患者不满意度较综合医院相比更低，但二级和三级医院的住院患者不满意度比基层医疗机构更高。为了测试结果的稳健性，本研究还使用了有序 probit 模型，并获得了类似的结果。系数如表 3−6 所示，有序 probit 模型由表中模型 3 和模型 4 展示。

3.2.5 总结

本部分的研究问题主要是从患者、医院和医疗市场特征三个维度解释患者不满意的相关因素。研究的主要关注变量是患者满意度 S_{ij}^*，满意度按以下五分制顺序进行排序：1 = "非常满意"、2 = "满意"、3 = "既满意也不满意"、4 = "不满意" 和 5 = "非常不满意"。由于 S_{ij}^* 是一个不可观测的变量，因此患者满意度是按顺序量表进行测量的。可以采用有序 probit 或 logit 模型进行回归分析。对有序多分类因变量回归模型的应用总结如下。

（1）对变量进行赋值。当定性因变量 y 取 k 个顺序类别时，记为 $1, 2, \cdots, k$，这里的数字 $1, 2, \cdots, k$ 仅表示顺序的大小。因变量 y 取值于每个类别的概率仍与一组自变量 $x_1, x_2, \cdots, x_m$ 有关，对于样本数据（$x_{i1}, x_{i2}, \cdots, x_{im}; y_i$），$i = 1, 2, \cdots, n$，列出因变量与自变量不同取值水平的边际频数分布。

（2）似然比检验。对模型中是否所有自变量偏回归系数全为 0 的假设进行似然比检验（判断规则：$P < \alpha$，拟合较好），结果 $P < \alpha$，说明至少有一个自变量的偏回归系数不为 0。即拟合包含 m 个自变量的模型其拟合优度好于仅包含常数项的模型。

（3）Pearson 和 Deviance 两种拟合优度检验结果。当自变量很多或者自变量中存在连续性变量时，这两个统计量不太适用。当自变量中存在连续性变量时，似然比卡方则要稳健得多。

（4）积累概率的连接函数的选择。当因变量各取值水平发生概率相近时，可以选择 logit 为转换函数；当潜变量服从正态分布时，选择 probit 为转换函数。

（5）平行检验。有序多分类因变量模型是一种位置结构（location component）模型，或者称为定位模型。其表达式可一般化为 $link(\gamma_{ij}) = \theta_j - (\beta_1 x_{i1} + \beta_2 x_{i2} + \cdots + \beta_m x_{im})$，其中 $link$ 是连接函数，$\gamma_{ij} = \pi_{i1} + \cdots + \pi_{ij}$ 是第 i 个样本小于等于 j 的累积概率，$\gamma_{ik} = 1, j = 1, 2, \cdots, k - 1$。$\theta$ 是类别界限值（threshold）。平行检验的原假设是斜率系数（位置参数）在各响应类别中都是相等的。如果平行性检验的 P 值非常小，说明连接函数选择不准确，或者系数的确随着分割点发生变化。可以考虑其他连接函数或者使用无序多分类模型。

3.3 无序多分类因变量回归模型

3.3.1 研究问题

抑郁症是一种常见的精神疾病。随着全球老龄化进程不断加快，抑郁症在全球中老年人群体中的发病率逐步上升。由于抑郁症与躯体疾病、躯体功能及死亡风险密切相关[50]，中老年人群的抑郁症问题受到了国内外学者的广泛关注。中国最近的《中国心理健康调查》（China Mental Health Survey）显示，50~64 岁人群抑郁症的患病率为 7.8%，65 岁及以上人群患病率为 7.3%[51]。随着中国老年人口数量的不断增长（预计在 2050 年超过 4 亿）[52,53]，中老年人的精神健康问题不容忽视，特别是抑郁症。为了制定有效的干预措施，识别出潜在且可控的导致中老年人抑郁症的风险因素至关重要。

躯体功能障碍被定义为独立完成日常生活的能力减弱或完全丧失[54]。既往流行病学研究证据表明躯体功能障碍与中老年人群抑郁症的发生风险存在关联性[55-57]。其中可能的机制包括，躯体功能障碍可以被看作一种压力性事件，这种压力反应会推动抑郁症的发生和进展。由于抑郁症在整个生命历程中都是动态、可变的，而且个体抑郁症的发展轨迹差异较大[58]，因此识别出躯体功能障碍对于抑郁症发展轨迹的影响具有重要意义，但是现有基于社区一般人群和患者群体的研究大多只关注单个时点的抑郁症[59-62]，而不是描述抑郁症状的轨迹。

很少有纵向研究探讨功能障碍对中国老年人抑郁症状变化的潜在作用，且结果相当不一致 [63-66]。一些证据表明，功能障碍与加重抑郁症状的风险增加相关，而其他研究则报告了零关联。此外，大多数纵向研究使用一般线性模型或线性混合模型来检查功能残疾与抑郁症状变化之间的联系。虽然线性混合模型允许不同个体的基线抑郁症状和时间趋势不同，但这种策略不能识别特定群体个体的不同发展轨迹。基于群体的轨迹模型允许同时估计多个轨迹的概率，而不是模拟研究人群的平均值，这在确定抑郁症状的长期轨迹方面特别有用 [67]。然而，我国功能障碍与抑郁症状轨迹的相关性研究很少。因此，本研究基于中国健康与养老追踪调查的数据，使用基于组的轨迹模型确定了抑郁症状的轨迹，并使用无序多分类 logistic 回归分析了功能障碍和抑郁症状轨迹之间的关联。

3.3.2　方法原理

（1）多分类 logistic 回归模型与二分类 logistic 回归模型

多分类 logistic 回归模型（multinomial logistic regression，MLR）事实上是对二分类 logistic 回归（binary logistic regression）模型的扩展，是对多分类因变量进行分析的一种回归模型。它在参数估计、假设检验、模型比较及回归系数解读上都与二分类 logistic 回归模型类似，具体特点如下。

1）一种可以处理 J 种分类因变量的 logistic 模型。

2）一种把二分类 logistic 模型一般化（generalized）的统计模型。

3）在对 J 种分类因变量研究分析时，多分类模型建立（$J-1$）个彼此独立的 logistic 模型，再由这（$J-1$）个模型的运算结果计算出回归系数。多分类 logistic 模型的回归系数是由（$J-1$）个二分类 logistic 模型计算得来的。

4）将多分类 logistic 模型中任意两种分类单独挑出来都是一个二分类 logistic 模型。这是由假设而来，即假定任意两种结果之间彼此是独立的，即第 m 类结果与第 n 类结果的发生比（odds）及其他可能的结果之间彼此独立。这个假设称为"选择结果独立不相关性"（independence of irrelevant alternative，IIA）。

（2）模型原理

假设因变量有 J 个类别：

$$\Pr(y_i = m \mid x_i) = \frac{\exp(x_i \beta_m)}{\sum_{j=1}^{J} \exp(x_i \beta_j)} \qquad （公式 3-18）$$

$$\Pr(y_i = m \mid x_i) = \frac{\exp(x_i \beta_m)}{1 + \sum_{j=2}^{J} \exp(x_i \beta_j)}, \, m > 1 \qquad （公式 3-19）$$

因此，可供个体的选择为 $Y = 1, 2, \cdots, J$ 种（J 为正整数，即一共有 J 种相互排斥的选择；若 $J = 2$，即此变量为二分类）。

当因变量有 3 个类别时，

$$\Pr(y_i = 1 \mid x_i) = \frac{1}{1 + \exp(x_i\beta_2) + \exp(x_i\beta_3)}$$

$$\Pr(y_i = 2 \mid x_i) = \frac{\exp(x_i\beta_2)}{1 + \exp(x_i\beta_2) + \exp(x_i\beta_3)}$$

$$\Pr(y_i = 3 \mid x_i) = \frac{\exp(x_i\beta_3)}{1 + \exp(x_i\beta_2) + \exp(x_i\beta_3)}$$

$$\Pr(y_i = 1 \mid x_i) + \Pr(y_i = 2 \mid x_i) + \Pr(y_i = 3 \mid x_i) = 1$$

如果用 odds 来表示，则有：

$$\Omega_{m \mid n}(x_i) = \frac{\Pr(y_i = m \mid x_i)}{\Pr(y_i = n \mid x_i)} = \exp(x_i[\beta_m - \beta_n]) \qquad （公式 3-20）$$

3.3.3 分析思路

（1）研究设计

本研究共纳入了四轮调查数据，包括基线调查（2011—2012 年）和三次随访（2013—2014 年、2015—2016 年、2017—2018 年）。研究对象是在基线调查时患有躯体功能障碍的中老年人群。为了保证躯体功能障碍与抑郁症状的时间先后顺序，本研究剔除了在基线调查时已经出现抑郁症状的人群[68]。

本研究采用一个轨迹模型来识别不同类别的抑郁症状发展轨迹。该方法能够同时估计出个体属于多个发展轨迹的概率，并且根据最大概率将个体划分为某个具有特定发展轨迹的群体。在识别获得抑郁症状不同的发展轨迹后，采用多分类 logistic 回归模型来探讨躯体功能障碍与抑郁症状发展轨迹的关联性。其中，因变量是抑郁症状发展轨迹（多分类变量），主要关注的自变量是躯体功能障碍（三分类变量：0，1~2，≥3），其他控制变量包括性别、年龄、受教育程度、婚姻状况、居住地、吸烟和饮酒状况、身体质量指数和共病情况。由于躯体功能障碍可以进一步细分为日常生活能力发生障碍和日常生活使用工具发生障碍，本研究的结果将根据这两类功能障碍进一步划分。

（2）数据准备

中国健康与养老追踪调查（China Health and Retirement Longitudinal Study，CHARLS）是对中国 45 岁及以上居民进行的具有全国代表性的纵向调查。2011 年 6 月—2012 年 3 月（第 1 次），采用按规模大小成比例的概率抽样方法，从中国 28 个省份的 150 个县共招募了 16 339 名年龄 45 岁及以上的参与者。所有参与者使用标准化问卷进行面对面访谈，收集社会人口、生活方式因素和健康相关信息。所有参与者每两年进行一次随访，并于 2013—2014 年（第 2 次）、2015—2016 年（第 3 次）和 2017—2018 年（第 4 次）进行了 3 次随访。CHARLS 已获得北京市生物医学伦理审查委员会的批准。16 339 名基线期参与者中，排除了有显著抑郁症状的参与者［定义为流行病学研究中心抑郁量表（Center for Epidemiological Survey，Depression

Scale，CES-D）评分 ≥ 12 分，$n = 4\,184$]，以缓解反向因果关系（即显著抑郁症状之后可能会出现功能障碍）[69]。研究者进一步排除了抑郁症状数据缺失（$n = 1\,392$）、日常生活活动能力（Activity of Daily Living，ADL）数据缺失[70]、工具性日常生活活动能力（Instrumental Activity of Daily Living，IADL）数据缺失[71]和人口统计数据缺失（$n = 1\,723$）的参与者。

（3）变量设置

1）解释变量的设定

功能障碍通过进行 ADL 和 IADL 的身体限制次数来衡量[72]。训练有素的调查者询问参与者是否在六种日常生活障碍（穿衣、洗澡、吃饭、上下床、上厕所、控制排尿和排便）或五种日常生活障碍（做家务、准备热饭、购物、处理财务和服药）中有任何困难。答案分为四类：①无难度；②有一定难度但仍有可能；③有需要帮助的困难；④不能执行。根据以往的研究[73]，每个 ADL 或 IADL 项目被分为 0 表示没有困难，1 表示有一些困难或不能执行。用 ADL（范围 0 ~ 6）和 IADL（范围 0 ~ 5）两种指标来衡量功能障碍，范围为 0 ~ 11。本研究中，功能残疾、ADL 残疾和 IADL 残疾被进一步分为 3 组：0（无残疾）、1 ~ 2（轻度残疾）和 ≥ 3（重度残疾）。

2）被解释变量的设定

抑郁症状均由流行病学研究中心抑郁量表（CES-D 10）的 10 项简写形式测量。该量表由 10 个项目组成，评估过去一周发生情绪和行为症状的频率：①被小事困扰；②难以集中注意力；③感到抑郁；④一切都是努力的；⑤感到希望；⑥感到恐惧；⑦睡眠不安；⑧感到快乐；⑨感到孤独；⑩无法前进。每项测量分别为 0 [很少或没有时间（ <1 天 ）]、1 [部分或少量时间（1 ~ 2 天 ）]、2 [偶尔或适量时间（3 ~ 4 天 ）]、3 [大部分或全部时间（5 ~ 7 天 ）]。CES-D 总分从 0 分到 30 分不等（两项阳性词汇被反向编码），得分越高，抑郁症状越严重。

3）协变量的设定

在本研究问题中，社会人口特征（年龄、性别、教育程度、婚姻状况和居住地）、健康行为（吸烟和饮酒）、人体测量（体重指数）和医生诊断的共病作为协变量。

3.3.4　结果解读

（1）描述性统计分析

基线检查时纳入的 8 415 名参与者中，4 329 名（51.44%）为男性，平均年龄为 58.45 岁。大多数参与者已婚（90.72%），至少完成小学教育（76.40%），居住在农村地区（60.58%）。共有 1 554 名（18.47%）参与者报告至少一种功能性残疾，785 名（9.33%）参与者至少有一种 ADL 残疾，1 100 名（13.07%）受访者至少有一种 IADL 残疾。随访期间发现，至少有一种功能性残疾、ADL 残疾或 IADL 残疾的参与者比例越来越高，IADL 残疾是最常见的类型。从一条到六条轨迹进行测试，发现四条轨迹模型的 BIC 和 AIC 最低，所有轨迹组的平均后验概率均大于 0.70。本研究共识别出 4 类抑郁症状发展轨迹。第一类是在整个随访过程中抑郁症状较轻或无抑郁样症状（占比 41.39%）；第二类是长期具有中等程度的抑郁症状（占比 45.36%）；第三类是在随访初期抑郁症状较轻，但随着时间发展不断加重，并且在最后一次随访抑郁症状严重程度达到最大（占比 8.18%）；第四类是从基线开始抑郁症状就迅速进展加重并在整个随访过程中都处于较严重的抑郁状态（占比 5.07%）。

（2）回归结果分析

本研究基于多分类 logistic 回归模型进一步探讨了躯体功能障碍与抑郁症状发展轨迹的关联性。研究结果表明，与躯体功能正常且抑郁症状较轻或无症状的人群相比，轻度躯体功能障碍处于中度抑郁症状、抑郁症状不断加重、持续重度抑郁症状发展轨迹的风险分别增大至 1.44 倍、1.48 倍和 1.86 倍。重度躯体功能障碍的人群处于对应抑郁症状发展轨迹的风险分别增大到 2.27 倍、2.31 倍和 4.74 倍。将躯体功能障碍进一步划分为日常生活能力出现障碍和日常生活使用工具出现障碍，其研究结果与躯体功能障碍整体结果一致。

3.3.5 总结

在这项以人群为基础的研究中，7 年的随访期间确定了四种不同的抑郁症状特征，即中老年人群的低、中度、增加和高抑郁症状。在整个随访过程中，功能性残疾患者抑郁症状恶化轨迹的可能性增加，特别是高抑郁症状轨迹。对于严重躯体功能残疾的参与者来说，这种关联更为明显。

（刘育言）

参考文献

[1] VICTORA C G, BAHL R, BARROS A J D, et al. Breastfeeding in the 21st century: epidemiology, mechanisms, and lifelong effect[J]. Lancet, 2016, 387(10017): 475–490.

[2] HORTA B L, LORET DE MOLA C, VICTORA C G. Long-term consequences of breastfeeding on cholesterol, obesity, systolic blood pressure and type 2 diabetes: a systematic review and meta-analysis[J]. Acta Paediatrica, 2015, 104(467): 30–37.

[3] CHOWDHURY R, SINHA B, SANKAR M J, et al. Breastfeeding and maternal health outcomes: a systematic review and meta-analysis[J]. Acta Paediatrica, 2015, 104(467): 96–113.

[4] WIENER R C, WIENER M A. Breastfeeding prevalence and distribution in the USA and Appalachia by rural and urban setting[J]. Rural and Remote Health, 2011, 11(2): 1713.

[5] SCOTT S, PRITCHARD C, SZATKOWSKI L. The impact of breastfeeding peer support for mothers aged under 25: a time series analysis[J]. Maternal & Child Nutrition, 2017, 13(1): e12241.

[6] BAERUG A, LANGSRUD Ø, LØLAND B F, et al. Effectiveness of Baby-friendly community health services on exclusive breastfeeding and maternal satisfaction: a pragmatic trial: Effectiveness of BFI in community health services[J]. Maternal & Child Nutrition, 2016, 12(3): 428–439.

[7] LIU J, SHI Z, SPATZ D, et al. Social and demographic determinants for breastfeeding in a rural, suburban and city area of South East China[J]. Contemporary Nurse, 2013, 45(2): 234–243.

[8]　QIU L, ZHAO Y, BINNS C W, et al. Initiation of breastfeeding and prevalence of exclusive breastfeeding at hospital discharge in urban, suburban and rural areas of Zhejiang China[J]. International Breastfeeding Journal, 2009(4): 1.

[9]　ZHAO J, ZHAO Y, DU M, et al. Maternal education and breastfeeding practices in China: A systematic review and meta-analysis[J]. Midwifery, 2017(50): 62–71.

[10]　NWARU B I, KLEMETTI R, KUN H, et al. Maternal socio-economic indices for prenatal care research in rural China[J]. European Journal of Public Health, 2012, 22(6): 776–781.

[11]　QIN H, ZHANG L, ZHANG L, et al. Prevalence of Breastfeeding: Findings from the First Health Service Household Interview in Hunan Province, China[J]. International Journal of Environmental Research and Public Health, 2017, 14(2): 150.

[12]　TANG L, BINNS C W, LEE A H, et al. Low prevalence of breastfeeding initiation within the first hour of life in a rural area of Sichuan Province, China[J]. Birth, 2013, 40(2): 134–142.

[13]　GUO S, FU X, SCHERPBIER R W, et al. Breastfeeding rates in central and western China in 2010: implications for child and population health[J]. Bulletin of the World Health Organization, 2013, 91(5): 322–331.

[14]　MAYCOCK B, BINNS C W, DHALIWAL S, et al. Education and support for fathers improves breastfeeding rates: a randomized controlled trial: A randomized controlled trial[J]. Journal of Human Lactation, 2013, 29(4): 484–490.

[15]　FLACKING R, DYKES F, EWALD U. The influence of fathers' socioeconomic status and paternity leave on breastfeeding duration: a population-based cohort study[J]. Scandinavian Journal of Public Health, 2010, 38(4): 337–343.

[16]　DAHLUI M, AZAHAR N, OCHE O M, et al. Risk factors for low birth weight in Nigeria: evidence from the 2013 Nigeria Demographic and Health Survey[J]. Global Health Action, 2016, 9(1): 28822.

[17]　OAKES J M, ROSSI P H. The measurement of SES in health research: current practice and steps toward a new approach[J]. Social Science & Medicine, 2003, 56(4): 769–784.

[18]　HECK K E, BRAVEMAN P, CUBBIN C, et al. Socioeconomic status and breastfeeding initiation among California mothers[J]. Public Health Reports, 2006, 121(1): 51–59.

[19]　VOLKERS A C, WESTERT G P, SCHELLEVIS F G. Health disparities by occupation, modified by education: a cross-sectional population study[J]. BMC Public Health, 2007, 7(1): 196.

[20]　STRINGHINI S, CARMELI C, JOKELA M, et al. Socioeconomic status and the 25×25 risk factors as determinants of premature mortality: a multicohort study and meta-analysis of 1.7 million men and women[J]. Lancet, 2017, 389(10075): 1229–1237.

[21]　GANZEBOOM H B G, DE GRAAF P M, TREIMAN D J. A standard international socio-economic index of occupational status[J]. Social Science Research, 1992, 21(1): 1–56.

[22]　GANZEBOOM H B G, TREIMAN D J. Internationally comparable measures of occupational status for the 1988 international standard classification of occupations[J]. Social Science Research, 1996, 25(3): 201–239.

[23] GANZEBOOM H B G, TREIMAN D J. Three internationally standardised measures for comparative research on occupational status[M]//Advances in Cross-National Comparison. Boston, MA: Springer US, 2003: 159–193.

[24] SCOTT J A, AITKIN I, BINNS C W, et al. Factors associated with the duration of breastfeeding amongst women in Perth, Australia[J]. Acta Paediatrica, 1999, 88(4): 416–421.

[25] THU H N, ERIKSSON B, KHANH T T, et al. Breastfeeding practices in urban and rural Vietnam[J]. BMC Public Health, 2012(12): 964.

[26] MAASTRUP R, HANSEN B M, KRONBORG H, et al. Breastfeeding progression in preterm infants is influenced by factors in infants, mothers and clinical practice: the results of a national cohort study with high breastfeeding initiation rates[J]. PloS One, 2014, 9(9): e108208.

[27] CHEN C, CHENG G, PAN J. Socioeconomic status and breastfeeding in China: An analysis of data from a longitudinal nationwide household survey[J]. BMC Pediatrics, 2019(19): 167.

[28] WU B, ZHENG J, ZHOU M, et al. Improvement of expressed breast milk in mothers of preterm infants by recording breast milk pumping diaries in a neonatal center in China[J]. PloS One, 2015, 10(12): e0144123.

[29] DOHERTY T, SANDERS D, JACKSON D, et al. Early cessation of breastfeeding amongst women in South Africa: an area needing urgent attention to improve child health[J]. BMC Pediatrics, 2012(12): 105.

[30] GILL L, WHITE L. A critical review of patient satisfaction[J]. Leadership in Health Services, 2009, 22(1): 8–19.

[31] FOX J G, STORMS D M. A different approach to sociodemographic predictors of satisfaction with health care[J]. Social Science & Medicine. Part A, Medical Sociology, 1981, 15(5): 557–564.

[32] LINDER-PELZ S U. Toward a theory of patient satisfaction[J]. Social Science & Medicine, 1982, 16(5): 577–582.

[33] WARE J E, SNYDER M K, WRIGHT W R, et al. Defining and measuring patient satisfaction with medical care[J]. Evaluation and Program Planning, 1983, 6(3/4): 247–263.

[34] FITZPATRICK R, HOPKINS A. Problems in the conceptual framework of patient satisfaction research: an empirical exploration[J]. Sociology of Health & Illness, 1983, 5(3): 297–311.

[35] DONABEDIAN A. Explorations in Quality Assessment and Monitoring: The definition of quality and approaches to its assessment[M]. Chicago, IL: Health Administration Press, 1980.

[36] STRASSER S, DAVIS R M. Measuring Patient Satisfaction for Improved Patient Services[M]. Chicago, IL: Health Administration Press, 1991.

[37] CROW R, GAGE H, HAMPSON S, et al. The measurement of satisfaction with healthcare: implications for practice from a systematic review of the literature[J]. Health Technology Assessment, 2002, 6(32): 1–244.

[38] PAN J, LIU D, ALI S. Patient dissatisfaction in China: What matters[J]. Social Science & Medicine, 2015(143): 145–153.

[39] YOUNG G J, METERKO M, DESAI K R. Patient satisfaction with hospital care: effects of demographic and institutional characteristics[J]. Medical Care, 2000, 38(3): 325–334.

[40] MALAT J R. Racial differences in satisfaction with health care providers: An evaluation of three explanations[D]. Ann Arbor: University of Michigan, 2000.

[41] HENDERSON J T, WEISMAN C S. Women's patterns of provider use across the lifespan and satisfaction with primary care coordination and comprehensiveness[J]. Medical Care, 2005, 43(8): 826–833.

[42] QUINTANA J M, GONZÁLEZ N, BILBAO A, et al. Predictors of patient satisfaction with hospital health care[J]. BMC Health Services Research, 2006(6): 102.

[43] BJERTNAES O A, SJETNE I S, IVERSEN H H. Overall patient satisfaction with hospitals: effects of patient-reported experiences and fulfilment of expectations[J]. BMJ Quality & Safety, 2012, 21(1): 39–46.

[44] MCGREGOR A H, DORÉ C J, MORRIS T P. An exploration of patients' expectation of and satisfaction with surgical outcome[J]. European Spine Journal, 2013, 22(12): 2836–2844.

[45] CARR-HILL R A. The measurement of patient satisfaction[J]. Journal of Public Health Medicine, 1992, 14(3): 236–249.

[46] GERON S M, SMITH K, TENNSTEDT S, et al. The home care satisfaction measure: a client-centered approach to assessing the satisfaction of frail older adults with home care services[J]. The Journals of Gerontology, 2000, 55(5): S259–S270.

[47] WALSH T, LORD B. Client satisfaction and empowerment through social work intervention[J]. Social Work in Health Care, 2004, 38(4): 37–56.

[48] SCHOENFELDER T, KLEWER J, KUGLER J. Determinants of patient satisfaction: a study among 39 hospitals in an in-patient setting in Germany[J]. International Journal for Quality in Health Care, 2011, 23(5): 503–509.

[49] FERRER-I-CARBONELL A, FRIJTERS P. How important is methodology for the estimates of the determinants of happiness?[J]. Economic Journal, 2004, 114(497): 641–659.

[50] ALEXOPOULOS G S. Depression in the elderly[J]. Lancet, 2005, 365(9475): 1961–1970.

[51] LU J, XU X, HUANG Y, et al. Prevalence of depressive disorders and treatment in China: a cross-sectional epidemiological study[J]. Lancet Psychiatry, 2021, 8(11): 981–990.

[52] ZENG Y. Towards deeper research and better policy for Healthy Aging --using the unique data of Chinese Longitudinal Healthy Longevity Survey[J]. China Economic Journal, 2012, 5(2/3): 131–149.

[53] ZENG Y, GEORGE L K. Population ageing and old-age insurance in China[M]//DANNEFER D, PHILLIPSON C. The SAGE Handbook of Social Gerontology. London: SAGE Publications Ltd, 2010.

[54] YANG Y, GEORGE L K. Functional disability, disability transitions, and depressive symptoms in late life[J]. Journal of Aging and Health, 2005, 17(3): 263–292.

[55] BARRY L C, SOULOS P R, MURPHY T E, et al. Association between indicators of disability burden and subsequent depression among older persons[J]. The Journals of Gerontology, 2013, 68(3): 286–292.

[56] HE M, MA J, REN Z, et al. Association between activities of daily living disability and depression symptoms of middle-aged and older Chinese adults and their spouses: A community based study[J]. Journal of Affective Disorders, 2019(242): 135–142.

[57] SCHOEVERS R A, BEEKMAN A T, DEEG D J, et al. Risk factors for depression in later life; results of a prospective community based study (AMSTEL)[J]. Journal of Affective Disorders, 2000, 59(2): 127–137.

[58] BOGNER H R, MORALES K H, REYNOLDS C F 3rd, et al. Course of depression and mortality among older primary care patients[J]. The American Journal of Geriatric Psychiatry, 2012, 20(10): 895–903.

[59] CHOU K L, CHI I. Prevalence and correlates of depression in Chinese oldest-old[J]. International Journal of Geriatric Psychiatry, 2005, 20(1): 41–50.

[60] FENG Z, LI Q, ZHOU L, et al. The relationship between depressive symptoms and activity of daily living disability among the elderly: results from the China Health and Retirement Longitudinal Study (CHARLS)[J]. Public Health, 2021(198): 75–81.

[61] WANG X, LI F, ZHANG T, et al. Mild to severe depressive symptoms in elderly stroke survivors and its associated factors: Evidence from a cross-sectional study in Zhejiang Province, China[J]. Frontiers in Psychiatry, 2020(11): 551621.

[62] XIE X, CHEN Y, CHEN H, et al. Predictors of quality of life and depression in older people living in temporary houses 13 months after the Wenchuan earthquake in western China: A cross-sectional study: Quality of life and depression[J]. Nursing & Health Sciences, 2017, 19(2): 170–175.

[63] CHOU K L, CHI I. Stressful events and depressive symptoms among old women and men: a longitudinal study[J]. International Journal of Aging & Human Development, 2000, 51(4): 275–293.

[64] HSU H C. Physical function trajectories, depressive symptoms, and life satisfaction among the elderly in Taiwan[J]. Aging & Mental Health, 2009, 13(2): 202–212.

[65] HSU H C. Group-based trajectories of depressive symptoms and the predictors in the older population: Group-based trajectories of depressive symptoms[J]. International Journal of Geriatric Psychiatry, 2012, 27(8): 854–862.

[66] HUANG J F, WONG R H, CHEN C C, et al. Trajectory of depression symptoms and related factors in later life--a population based study[J]. Journal of Affective Disorders, 2011, 133(3): 499–508.

[67] NAGIN D S, ODGERS C L. Group-based trajectory modeling in clinical research[J]. Annual Review of Clinical Psychology, 2010, 6(1): 109–138.

[68] TIAN F, YANG H, PAN J. Association between functional disability and long-term trajectories of depressive symptoms: Evidence from the China Health and Retirement Longitudinal Study[J]. Journal of Affective Disorders, 2022(310): 10–16.

[69] CHEN H, MUI A C. Factorial validity of the Center for Epidemiologic Studies Depression Scale short form in older population in China[J]. International Psychogeriatrics, 2014, 26(1): 49–57.

[70] KATZ S, FORD A B, MOSKOWITZ R W, et al. Studies of illness in the aged. The index of adl: A standardized measure of biological and psychosocial function[J]. JAMA, 1963, 185(12): 914–919.

[71] LAWTON M P, BRODY E M. Assessment of older people: Self-maintaining and instrumental activities of daily living[J]. The Gerontologist, 1969, 9(Part 1): 179–186.

[72] MENDES DE LEON C F, GLASS T A, BECKETT L A, et al. Social networks and disability transitions across eight intervals of yearly data in the New Haven EPESE[J]. Series B, Psychological Sciences and Social Sciences, 1999, 54(3): S162–S172.

[73] LYU J, KIM H Y. Gender-specific incidence and predictors of cognitive impairment among older Koreans: Findings from a 6-year prospective cohort study[J]. Psychiatry Investigation, 2016, 13(5): 473–479.

第4章 计数因变量回归模型

在经济学、社会科学和流行病学研究中，计数数据是常见的数据类型之一。计数数据指记录单位时间或单位空间内某个感兴趣事件发生次数的数据，比如交通事故发生数、卫生服务利用次数、恶性肿瘤的复发次数、脑卒中次数、药物临床试验中发生不良反应的次数等。与连续型变量、分类变量不同的是，计数数据为非负整数且大多呈现右偏态分布，其方差会随着均数的增大而增大。正是由于计数数据取值和分布的特殊性，当以计数数据作为因变量时，前面章节中针对连续型因变量或分类因变量建立的回归模型不再适用，而应该选择针对计数因变量的回归模型。最常见计数因变量回归模型有 Poisson 回归模型、负二项回归模型及零膨胀模型。

Poisson 回归模型和负二项回归模型都属于广义线性模型，两者都适用于描述和分析单位时间或单位空间内罕见事件数的发生情况及其影响因素。两者的区别在于 Poisson 回归要求研究结局事件发生数量的均数与方差相等，但实际数据往往是条件方差大于条件均数，当这一条件不满足的情况下，则应该选择负二项回归模型进行建模。此外，在实际的数据分析过程中，经常会遇到计数数据中存在过多零值的情况，这些零值的比例太大会造成一般经典模型拟合能力不足的问题，对于这类计数数据宜采用零膨胀模型进行拟合。

4.1 Poisson 回归模型

4.1.1 研究问题

孕产妇死亡率是衡量一个国家经济、文化和卫生系统发展程度的重要指标。在过去的30多年里，我国孕产妇死亡率出现了明显的下降，已经实现了联合国发布的千年发展目标中的第五项（即从 1990 年至 2015 年孕产妇死亡率降低 75%）。尽管我国在降低孕产妇死亡率方面取得了明显进展，但是地区间（东部、中部和西部）孕产妇死亡率的差异长期存在，特别是西部地区在全国范围内长期处于落后位置。西部地区少数民族多、人口数量大，中国约有 71% 的少数民族（包含 46 个民族）居住在西部地区。其中，四川省可以看作全国各民族地域分布的一个缩影。与非少数民族地区相比，少数民族地区在经济和社会发展状况、卫生条件、文化等方面都存在着一定的差异。相应的，在健康水平方面，少数民族与非少数民族地区同样存在明显差异，特别是孕产妇死亡率等重要健康指标。为了进一步降低少数民族和非少数民族地区孕产妇死亡率的差异，识别发现造成这种健康结局差异的影响因素至关重要。故本部分以四川省为例，旨在分析影响少数民族和非少数民族地区之间孕产妇死亡率差异的相关因素。

本例利用四川省 2002 年、2006 年、2010 年和 2014 年妇幼健康的监测数据。该数据一共覆盖了四川省 67 个少数民族县和 116 个非少数民族县。根据美国国际开发署（United States Agency for International Development，USAID）发布的关于促进妇幼健康的卫生体系发展框架，本例纳入社会经济发展、卫生资源、孕产妇服务利用等可能影响孕产妇死亡率的重要因素。本例是在县域层面展开分析，因变量为各县域孕产妇死亡事件发生例数，自变量为可能影响孕产妇死亡的相关因素。

4.1.2　方法原理

本例中孕产妇死亡事件的发生概率较低（均低于千分之一），可以采用 Poisson 回归模型展开分析。在计数因变量回归模型的研究中，最常用的模型是 Poisson 回归模型。这类模型假定计数数据服从 Poisson 分布，通过纳入其他协变量来研究其对于计数因变量的影响。Poisson 分布由法国著名数学家 Siméon Denis Poisson 于 1838 年推导得出，它作为二项分布的一种极限情况，常用来描述小概率事件的发生规律。Poisson 分布可以用来分析医学上某些先天性遗传性疾病、癌症等发病率很低的非传染性疾病的发病或患病人数的分布，也可以用于研究单位时间或单位空间内某罕见事件发生次数的分布，如单位时间内某个路口发生交通事故的次数、单位时间内放射性物质放射次数的分布等。假定随机变量 Y 服从 Poisson 分布，则在足够多的 n 次独立试验中，Y 取值为 $0,1,2,\cdots$ 的相应概率为：

$$P(Y) = \frac{e^{-\lambda}\lambda^y}{y!} \quad Y = 0,1,2,\cdots \qquad （公式 4-1）$$

公式 4-1 中，参数 λ 即为总体均数，表示单位时间或空间内时间发生次数的期望值；e 为自然常数，且有 $\sum P(Y)=1$。若 Y 服从以 λ 为参数的 Poisson 分布，则可记为 $Y \sim P(\lambda)$。

在经典的 Poisson 回归模型中，通常假定因变量 Y 服从参数为 λ 的 Poisson 分布，影响 λ 取值的 m 个因素为 $X_1, X_2, \cdots, X_m$。根据广义线性模型的理论，对于服从 Poisson 分布的因变量，连接函数一般取为自然对数，即：

$$\log(\lambda) = \beta_0 + \beta_1 X_1 + \beta_2 X_2 + \cdots + \beta_m X_m \qquad （公式 4-2）$$

或
$$\lambda = \exp^{(\beta_0+\beta_1 X_1+\beta_2 X_2+\cdots+\beta_m X_m)} \qquad （公式 4-3）$$

在模型中假设各因素对事件数的影响是指数相乘的，因此该模型被称为 Poisson 乘法模型。回归系数 β_j 可以解释为：当控制其他自变量不变时，自变量 X_i 每改变一个单位，平均事件数的对数相应改变 β_j 个单位。将回归系数 β_j 转化为相对危险度或发病率比值（incident rate ratio，IRR）的估计值，其结果解释更加直观，即：

$$\widehat{RR} = \widehat{IRR} = \exp(b_j) = \frac{\lambda_{j1}}{\lambda_{j0}} \qquad （公式 4-4）$$

对于总观察单位数（n_i）不同的数据资料，其相应的发生数估计值 $\hat{y}_i$ 为：

$$\log(\hat{y}_i) = \log(n_i) + \beta_0 + \beta_1 X_{i1} + \beta_2 X_{i2} + \cdots + \beta_m X_{im} \qquad （公式 4-5）$$

或 $$\hat{y}_i = n_i \times \exp^{(\beta_0 + \beta_1 X_{i1} + \beta_2 X_{i2} + \cdots + \beta_m X_{im})} \qquad （公式 4-6）$$

其中，$\log(n_i)$ 称为偏移量，i 可以表示个体或者群组，即该模型可用于分析个体层面或群体层面的集合数据。

在公式 4-2 和公式 4-3 中，Poisson 回归模型的连接函数为自然对数，若连接函数取线性恒等式，则模型形式转化为：

$$\lambda = \beta_0 + \beta_1 X_1 + \beta_2 X_2 + \cdots + \beta_m X_m \qquad （公式 4-7）$$

该模型假定各因素对事件数的影响是叠加的，因此被称为 Poisson 加法模型。回归系数 β_j 可以解释为当控制其他自变量不变时，自变量 X_i 每改变一个单位，平均事件数改变 β_j 个单位。

Poisson 乘法模型的模型形式将自变量的线性预测区间从（$-\infty, +\infty$）变换到（$0, +\infty$），保证了平均事件数的估计值为正值；而 Poisson 加法模型的自变量线性预测区间为（$-\infty, +\infty$），因此可能会估计出负值。故在实际应用中多采用 Poisson 乘法模型。

对于 Poisson 乘法模型，通常采用 Newton-Raphson 迭代法求参数的极大似然估计值。其似然函数的形式如下：

$$L = \frac{\prod_{i=1}^{n} (\exp(\sum_{j=0}^{m} \beta_j x_{ij}))^{y_i} \times \exp(-\exp(\sum_{j=0}^{m} \beta_j x_{ij}))}{\prod_{i=1}^{n} y_i} \qquad （公式 4-8）$$

其中，y_i 为第 i 个观察单位的目标事件发生数。在公式 4-8 等式两边取自然数 e 为底数的对数，并基于 $\ln L$ 对 $\beta_1, \beta_2, \cdots, \beta_m$ 求偏导数，令其等于 0 得到（$m+1$）个方程，采用迭代法求解次方程组，即可得到参数估计值 $b_1, b_2, \cdots, b_m$。对于参数的假设检验常用似然比检验或 Wald 检验，与 logistic 回归等广义线性模型的参数检验方法类似。

在检验模型的拟合优度方面，考虑到数据离散程度对模型拟合情况的影响，通常采用 χ^2 统计量或残差偏移量对模型进行拟合优度检验。

$$\text{Pearson } \chi^2 = \sum_{1}^{i} \frac{w_i(y_i - \hat{y}_i)}{V(\hat{y}_i)} \qquad （公式 4-9）$$

$$\text{Scaled Pearson } \chi^2 = \frac{\chi^2}{\phi}, \phi = \frac{\chi^2}{n-g} \qquad （公式 4-10）$$

$$\text{Deviance }(D) = 2\sum_{1}^{i} w_i \left[y_i \log\left(\frac{y_i}{\hat{y}_i}\right) - (y_i - \hat{y}_i) \right] \qquad （公式 4-11）$$

$$\text{Scaled Deviance} = \frac{D}{\phi}, \phi = \frac{D}{n-g} \qquad （公式 4-12）$$

其中，w_i 为相同数据重复的个数（即权重），$V(\hat{y}_i)$ 为模型预测值的方差，n 为样本量，g 为模型中拟合参数的个数。$P > 0.05$ 表示基于观测数据拟合得到的 Poisson 回归模型是合适的；如果 $P \leqslant 0.05$，则该数据资料不适合选用 Poisson 回归模型进行分析。

4.1.3 分析思路

本例在县域层面展开分析，每个县域均收集了 2002 年、2006 年、2010 年和 2014 年婴儿活产总数和孕产妇死亡例数，以及社会经济、卫生资源、孕产妇服务利用等多个维度的指标。其中，因变量为区县当年孕产妇死亡事件的发生例数，自变量包括是否为少数民族县、住院分娩率、产前检查率、每千人每平方公里执业（助理）医师数量、每千人医疗卫生机构数量、人均国内生产总值和距离最近医疗机构的平均就医距离。考虑到孕产妇死亡事件发生概率较低，本例采用 Poisson 回归模型展开分析，同时由于每个县域都有 4 年的重复观测数据，整体数据呈现出两水平的层次结构，即 1 水平为年份，2 水平为县域。如果忽略了数据本身存在的层次结构可能会对回归系数估计产生偏误，因此本例采用两水平 Poisson 回归模型来识别可能影响四川省少数民族地区和非少数民族地区孕产妇死亡率差异的相关因素。关于多水平回归模型的详细介绍，可以参考第 11 章相关内容。

本例共建立了 8 个模型来分析不同情况下卫生体系因素对于少数民族地区和非少数民族地区孕产妇死亡率差异的影响。首先，模型 1 只纳入了是否为少数民族县这个变量，模型 2～模型 8 在模型 1 的基础上逐步纳入上述卫生体系相关因素。通过比较模型 1～模型 8 是否为少数民族县这个自变量的回归系数变量，可以识别得到卫生体系相关因素对于少数民族地区与非少数民族地区孕产妇死亡率差异的贡献。

4.1.4 结果解读

图 4-1 展示了四川省少数民族地区和非少数民族地区孕产妇死亡率变化趋势的差异。少数民族地区和非少数民族地区孕产妇死亡率在 2002—2014 年间均呈现明显的下降趋势，但是少数民族地区的孕产妇死亡率整体都高于非少数民族地区，并且在下降速度上少数民族地区（7.8%）低于非少数民族地区（11.0%）。

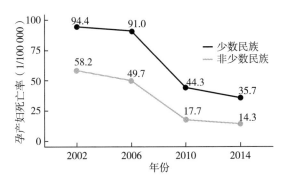

图 4-1 四川省少数民族地区和非少数民族地区孕产妇死亡率变化趋势的差异（2002—2014 年）

资料来源[1]: REN Y, QIAN P, DUAN Z, et al. Disparities in health system input between minority and non-minority counties and their effects on maternal mortality in Sichuan province of western China[J]. BMC Public Health 2017(17): 750.

表 4-1 展示了两水平 Poisson 回归模型系数估计结果。首先，年份变量的回归系数在模型 1~模型 8 中均为负值，表示四川省各县域的孕产妇死亡率整体上都呈现下降趋势，这与图 4-1 的结果一致。在模型 1 中，少数民族地区变量的回归系数为 0.78，$P < 0.05$，表明少数民族地区比非少数民族地区孕产妇死亡事件平均发生次数的对数高 0.78 个单位。模型 2~模型 8 进一步依次纳入与卫生体系相关的影响因素，回归系数结果显示：提高住院分娩率、提高产前检查率、增加每千人每平方公里执业（助理）医师数量、降低每千人医疗卫生机构数量、提高人均国内生产总值、减少就医距离能够显著降低孕产妇死亡率。从卫生体系因素对少数民族地区和非少数民族地区孕产妇死亡率差异的贡献比例来看，住院分娩率和产前检查率对该差异的解释比例最大，分别为 74.5% 和 44.7%。这个结果与既往研究发现也是一致的，由于健康素养、文化习俗、就医习惯等多方面的影响，少数民族与汉族人群相比更不愿意利用产前检查、住院分娩等一系列能够显著降低孕产妇死亡率的医疗服务。模型 8 同时纳入了所有的卫生体系相关因素，结果显示少数民族地区这个变量的回归系数由模型 1 的 0.78 下降到了 0.19，表明少数民族地区和非少数民族地区孕产妇死亡率的差异几乎全部能够被这些卫生体系因素所解释，解释比例高达 97.6%。研究结果为进一步缩小少数民族与非少数民族地区孕产妇死亡率的差异提供了政策依据。

表 4-1　两水平 Poisson 回归模型系数估计结果

变量	模型 1 $\beta(SE)$	模型 2 $\beta(SE)$	模型 3 $\beta(SE)$	模型 4 $\beta(SE)$	模型 5 $\beta(SE)$	模型 6 $\beta(SE)$	模型 7 $\beta(SE)$	模型 8 $\beta(SE)$
年份	-0.112** (0.008)	-0.062** (0.010)	-0.101** (0.008)	-0.109** (0.008)	-0.112** (0.007)	-0.036* (0.014)	-0.112* (0.001)	-0.045** (0.015)
少数民族地区 (1=是，0=否)	0.78** (0.103)	0.199 (0.118)	0.431** (0.114)	0.665** (0.103)	0.582** (0.108)	0.614** (0.097)	0.592 (0.119)	0.019 (0.121)
住院分娩率		-0.017** (0.002)						-0.008* (0.003)
产前检查率			-0.014** (0.002)					-0.007* (0.003)
每千人每平方公里执业（助理）医师数				-0.096** (0.028)				-0.050* (0.025)
每千人医疗卫生机构数量					0.417** (0.098)			0.315** (0.097)
人均国内生产总值						-0.486** (0.079)		-0.227* (0.091)
距离最近医疗机构的平均就医距离							0.056** (0.002)	0.001 (0.002)

续表

变量	模型 1 $\beta(SE)$	模型 2 $\beta(SE)$	模型 3 $\beta(SE)$	模型 4 $\beta(SE)$	模型 5 $\beta(SE)$	模型 6 $\beta(SE)$	模型 7 $\beta(SE)$	模型 8 $\beta(SE)$
卫生体系因素对少数民族地区与非少数民族地区孕产妇死亡率差异的解释贡献程度	74.5%	44.7%	14.7%	25.4%	21.3%	24.1%		97.6%

注：β，回归系数；SE，标准误；$^*P < 0.05$，$^{**}P < 0.001$。

资料来源[1]：REN Y, QIAN P, DUAN Z, et al. Disparities in health system input between minority and non-minority counties and their effects on maternal mortality in Sichuan province of western China[J]. BMC Public Health 2017(17): 750.

4.1.5　总结与扩展

对于稀有事件等计数资料的影响因素分析，通常会采用 Poisson 回归或负二项回归模型进行分析。如果忽略了计数资料的特殊性，采用其他分析方法则会产生诸多问题。例如，如果使用多重线性回归分析，估计平均事件数可能会出现负值，结果难以解释；如果采用 logistic 回归分析，则会忽略不同观察单位对计数值的影响，研究结果产生偏误。使用 Poisson 回归模型分析这类计数资料可以很好地避免上述问题，而且可以计算出人群发病密度比值等指标。

需要注意的是，在使用 Poisson 回归模型之前，应该首先对计数资料的离散情况进行判断或检验分析。一般可以先从专业方面判断是否可能存在过离散的情况（即数据资料的方差大于均值），然后利用统计学方法（例如 Lagrange 乘子统计量）检验资料是否存在过离散现象。如果资料存在过离散情况，则可以选用负二项回归模型。若数据资料无过离散情况，则可以选用 Poisson 回归模型。

感兴趣的读者可以参考其他教材资料 [2-4] 进一步学习。

4.2　负二项回归模型

4.2.1　研究问题

自 2003 年开始，中国逐步建立起覆盖全民的医疗保障体系。中国的医疗保障体系主要包括城镇职工基本医疗保险、城镇居民基本医疗保险和新型农村合作医疗保险。随着 2009 年新一轮医药卫生体制改革的推动，全面健康覆盖的进程不断加快。基本医疗保险的覆盖率由 2003 年的 29.7% 增加到 2011 年的 95% 以上，极大地改善了人们看病就医的财务可及性。然而，三类医疗保险项目在服务人群、管理、筹资、报销水平等多方面都存在差异，这种制度差异将影响不同参保人群对于医疗服务利用的程度，进而可能影响其健康水平，造成人群健康状况的不公平性。既往研究已经表明，对于不同疾病的患者或某个特定群体，卫生服务利用及健康水平的差异确实与医疗保险项目的差异密切相关，但是这种关联性对于更一般的群体或者其他疾病是否成立，目前尚不清楚。同时，既往大多数研究忽略了观测对象可能存在的聚集效应（研究对象之间互相不独立），其研究估计结果可能存在偏误，研究结论有待进一步证实。

因此，本例将基于山西省病案首页数据，探讨三种医疗保障人群（城镇职工基本医疗保险、城镇居民基本医疗保险和新型农村合作医疗保险）及自费群体在健康结局方面可能存在的差异。本例选取住院死亡率和住院天数两个指标衡量人群健康结局。研究纳入对象为患有急性心肌梗死、心力衰竭和肺炎三个病种的住院患者，选取原因是这三个病种在中国非常常见，并且研究结果可以与既往研究进行进一步比较。由于城镇居民基本医疗保险和新型农村合作医疗保险在保障水平上要低于城镇职工基本医疗保险，因此本例假设与城镇职工医疗保险相比，城镇居民基本医疗保险和新型农村合作医疗保险的参保患者住院死亡率更高，住院天数更长。

4.2.2　方法原理

上一部分讨论的 Poisson 回归模型应用条件之一是计数资料需要服从 Poisson 分布，即满足计数值的均值等于方差。但在实际分析过程中，许多事件的发生是非独立的（例如传染病、遗传疾病、地方病等在发病时会出现一定的聚集现象），这些疾病的计数资料往往会出现方差大于均值的情况，即存在过离散现象。若继续使用 Poisson 回归模型分析这些事件的影响因素，则会导致模型估计值的标准误偏小，参数检验的假阳性概率增大。此时应选用负二项回归模型来分析这类计数资料。

负二项回归模型假定计数资料服从负二项分布。负二项分布是计数资料中常见的一种离散型概率分布，常用于描述生物的群聚性，例如钉螺在土壤中的分布、昆虫的空间分布等。医学上可用于描述传染性疾病的分布和致病生物的分布。

在二项分布中，独立重复试验的次数 n 是固定的。但是当 n 不固定时，记 $n = X + k$，这里 X 取值为 $0,1,2,\cdots,k$ 为大于 0 的常数，若要求在（$X+k$）次试验中，出现"阳性"或"成功"的次数恰好为 X 次的概率分布即是负二项分布。其概率就是负二项式 $\left[\dfrac{1}{\pi} + \left(1 - \dfrac{1}{\pi}\right)\right]^{-k}$ 展开式中的一项，计算公式用递推式表示为：

$$\begin{cases} P(0) = \pi^k & X = 0 \\ P(X) = \dfrac{k + X - 1}{X}(1 - \pi)P(X-1) & X \geq 1 \end{cases}$$ （公式 4-13）

其中 $k > 0$，$0 < \pi < 1$，且有 $\sum P(X) = 1$。

假定负二项分布的均数为 μ，方差为 σ^2，则有：

$$\mu = \frac{k(1-\pi)}{\pi}$$ （公式 4-14）

$$\sigma^2 = \frac{k(1-\pi)}{\pi^2} = \frac{\mu}{\pi}$$ （公式 4-15）

若令
$$p=\frac{\mu}{k},q=1+p$$
（公式 4-16）

则公式 4-13 可换算为：

$$\begin{cases} P(0)=q^{-k} & X=0 \\ P(X)=\dfrac{(k+X-1)p}{Xq}P(X-1) & X\geq 1 \end{cases}$$
（公式 4-17）

同时，公式 4-14 和公式 4-15 则变为：

$$\mu=kp$$
（公式 4-18）

$$\sigma^2=\mu+\frac{\mu^2}{k}$$
（公式 4-19）

负二项分布有两个参数，即 μ 和 k。由公式 4-19 可知，k 值越大，分布的方差与均数的比值就越接近 1；而 k 值越小，分布的方差与均数的比值就越大。因此，可以使用 k 值的大小来衡量分布的离散程度即聚集趋向的程度，常称 k 为聚集指数。负二项分布的参数 μ 一般可以用样本均数 $\overline{X}$ 作为其估计值，但参数 k 的估计比较复杂，常用估计方法有矩法、零频数法和最大似然法等。

负二项回归模型与 Poisson 回归模型类似，其基本形式如下：

$$\log(\hat{y})=\log(n_i)+\beta_0+\beta_1 X_{i1}+\beta_2 X_{i2}+\cdots+\beta_m X_{im}+\log k_i$$
（公式 4-20）

其中，k 为非负值，表示计数资料的离散程度；n_i 为总观察单位数；$\log(n_i)$ 被称为偏移量；X_{im} 表示自变量。负二项回归模型与 Poisson 回归模型的均数是相同的，区别在于 Poisson 回归模型中方差等于 λ，而负二项回归模型中方差等于 $\lambda(1+k\lambda)$。负二项回归模型比 Poisson 回归模型多了一个参数 k。当 $k\to 0$ 时，负二项回归退化为 Poisson 回归。$k>0$，表示资料存在过离散现象。其可能的原因包括：事件的发生不是随机的，而是有聚集性的，即资料服从负二项分布；或者有重要的解释变量没有纳入模型；或者资料存在异常值等。在实际分析时可以采用 Lagrange 乘子统计量来检验资料是否存在过离散，其服从自由度为 1 的 χ^2 分布。如果 $P\leq 0.05$，则拒绝资料不存在过离散的原假设，应选用负二项回归模型等方法校正过离散情况。因此，过离散是理解负二项回归模型的关键，负二项回归的每一个应用都与 Poisson 回归分析中发生过离散现象有关。负二项回归模型的参数估计、假设检验及拟合优度检验都与 Poisson 回归模型相同或类似。

4.2.3　分析思路

本例共纳入山西省 31 家三级医院，获取所有医院从 2014 年 1 月 1 日至 2015 年 12 月 31 日住院患者的病案首页数据。基于病案首页中的 ICD-10 编码，本例共识别出 22 392 例心肌梗死患者、8 056 例心力衰竭患者和 17 161 例肺炎患者。住院死亡率和住院天数为本例关注的两个健康结局指标。住院死亡率定义为患者在住院期间发生的任何死亡事件。住院天数是指从入院开始到出院患者实际住院的天数。本例的主要自变量为支付类型（多分类变量），包括城镇职工基本医疗保险、城镇居民基本医疗保险和新型农村合作医疗保险，以及自费。同时考虑了患者和医院两个层面的特征作为控制变量。其中，个体层面的控制变量包括性别、年龄、入院类型、入院情况和共病情况。医院层面的控制变量包括医院就诊总量、医院床位数、每 100 张床位配套的护士和医生数量及医院所处地区。

考虑到同一家医院的患者健康结局可能存在聚集性，本例采用多水平模型来估计不同类型的医疗保险项目对于研究人群住院死亡率及住院天数的影响。对于住院死亡这一结局，本例采用多水平 logistic 回归模型展开分析；而对于住院天数，由于数据本身存在的过离散问题以及患者在同一家医疗机构中的聚集效应，本例采用多水平负二项回归模型展开分析。

4.2.4　结果解读

表 4-2 展示了不同医疗保险项目的患者其健康结局的基本情况（未校正其他控制变量）。急性心肌梗死、心力衰竭和肺炎患者的住院死亡率分别为 4.0%、3.4% 和 7.7%。在所有医疗保险项目中，新型农村合作医疗保险的参保患者的住院死亡率最高（急性心肌梗死、心力衰竭和肺炎患者的住院死亡率分别为 4.7%、4.4% 和 11.1%），而城镇职工基本医疗保险的参保患者具有更低的住院死亡率（急性心肌梗死、心力衰竭和肺炎患者的住院死亡率分别为 3.1%、2.4% 和 5.7%）。在住院天数方面，急性心肌梗死、心力衰竭和肺炎患者的平均住院天数分别为（11.7±6.6）天、（10.5±6.2）天和（13.0±9.4）天。其中，城镇职工基本医疗保险参保患者平均住院天数最长，其次是城镇居民基本医疗保险参保患者。

表 4-2　不同医疗保险项目的参保患者其健康结局（未校正）的基本情况

健康结局指标	城镇职工基本医疗保险	城镇居民基本医疗保险	新型农村合作医疗保险	自费	P 值
心肌梗死					
住院死亡率 /%	3.1	4.4	4.7	4.2	< 0.001
住院天数 / 天	12.5 ± 7.8	12.1 ± 6.1	11.2 ± 5.6	10.6 ± 6.0	< 0.001
心力衰竭					
住院死亡率 /%	2.4	2.8	4.4	3.9	< 0.001
住院天数 / 天	11.6 ± 6.3	10.3 ± 5.5	9.6 ± 6.1	10.0 ± 6.3	< 0.001
肺炎					
住院死亡率 /%	5.7	9.1	11.1	5.7	< 0.001
住院天数 / 天	13.9 ± 9.9	13.1 ± 9.5	11.9 ± 8.0	11.9 ± 10.5	< 0.001

资料来源 [5]: QIN X, PAN J, LIU G G. Does participating in health insurance benefit the migrant workers in China? An empirical investigation[J]. China Economic Review, 2014(30): 263–278.

表 4-3 展示了当控制个体层面和医院层面的特征后，不同医疗保险项目对于参保患者健康结局的影响。结果表明，心肌梗死患者中，参与新型农村合作医疗保险的患者和自费患者的住院死亡风险要显著高于参与城镇职工基本医疗保险的患者 [风险比及其 95% 置信区间

分别为 1.39（1.17～1.66）和 1.69（1.31～2.20）]。在心力衰竭患者中，参与新型农村合作医疗保险的患者住院死亡风险显著增加［风险比及其 95% 置信区间分别为 1.93（1.37～2.74）]。在肺炎患者中，参与城镇居民基本医疗保险、新型农村合作医疗保险及自费的患者住院死亡风险显著增大。

此外，对于住院天数，多水平负二项回归模型的结果显示，参与城镇居民基本医疗保险、新型农村合作医疗保险及自费的患者平均住院天数要显著少于参与城镇职工医疗保险的患者。例如，心肌梗死患者中，参与新型农村合作医疗保险的患者平均住院天数为参与城镇职工保险患者的 90%。

表 4-3　不同医疗保险项目对于参保患者健康结局的影响

健康结局指标	城镇职工基本医疗保险	城镇居民基本医疗保险	新型农村合作医疗保险	自费	AUC
心肌梗死					
住院死亡率 /%	1	1.22（0.91～1.63）	1.39（1.17～1.66）	1.69（1.31～2.20）	0.80
住院天数 / 天	1	0.96（0.93～0.98）	0.90（0.89～0.92）	0.85（0.83～0.87）	—
心力衰竭					
住院死亡率 /%	1	1.31（0.76～2.27）	1.93（1.37～2.74）	1.38（0.84～2.27）	0.82
住院天数 / 天	1	0.90（0.87～0.94）	0.85（0.82～0.87）	0.87（0.84～0.91）	—
肺炎					
住院死亡率 /%	1	1.64（1.29～2.10）	1.97（1.69～2.30）	1.48（1.17～1.87）	0.83
住院天数 / 天	1	0.95（0.92～0.99）	0.87（0.85～0.89）	0.88（0.85～0.90）	—

注：住院死亡率的估计结果为校正后的风险比值（odds ratio，OR）及其 95% 置信区间；住院天数的结果为校正后的发病率比值。医疗保障类别的参照组为城镇职工医疗保险。AUC 表示曲线下面积。
资料来源[6]：LIN X, CAI M, TAO H, et al. Insurance status, inhospital mortality and length of stay in hospitalised patients in Shanxi, China: a cross-sectional study[J]. BMJ Open, 2017, 7(7): e015884.

4.2.5　总结与扩展

负二项分布是计数资料中更常见的一种概率分布形式。该分布允许数据存在过离散现象，即计数资料的方差大于均值。在实际研究过程中，过离散现象非常普遍。如果一个变量存在过离散现象，使用 Poisson 回归模型进行估计可能低估回归系数的标准误。当过离散现象确实存在时，常见做法就是假定数据服从负二项分布。通过拟合负二项回归模型可以获得与 Poisson 回归模型相应的回归系数，但系数估计的标准误将更大。在结果解释上，负二项回归模型完全等价于 Poisson 回归模型。

感兴趣的读者可以参考其他教材资料[2-4]进一步学习。

4.3　零膨胀模型

4.3.1　研究问题

医疗保险是国家社会保障体系的重要组成部分，也被视为保证医疗卫生资源公平可及、促进人群健康的必要手段。中国医药卫生体制改革的一个核心目标就是要建立起覆盖城乡的全民医疗保障体系。自 1980 年开始，中国在城市和农村地区逐步建立起一个基本医疗保障体系。主要包括城镇职工基本医疗保险（针对城镇所有用人单位职工）、城镇居民基本医疗保险（针对除城镇职工基本医疗保险覆盖范围以外的城镇居民）和新型农村合作医疗保险（针对农村居民）。由于这三类医疗保险由不同的政府机构所管理，新型农村合作医疗保险与其他两类医疗保险在筹资、报销水平等方面存在明显差异。因此，中国的医疗保障体系呈现城乡二元结构。在城市化进程不断加快的背景下，大量人口由农村前往城市地区务工，这部分进城务工的特殊人群的健康状况及医疗卫生服务利用情况备受关注。既往研究表明，这些务工人群医疗保险的参保率较低，医疗卫生服务利用情况较差，健康水平较低。在 2003 年以后，随着新的国家医疗保障制度的建立，绝大多数进城务工人群能够参与一个或多个医疗保险，包括城镇职工基本医疗保险、新型农村合作医疗保险、城镇居民基本医疗保险、商业保险及其他保险。但是，目前关于医疗保险项目是否有效改善了进城务工人群的健康状况尚缺乏实证支持。

因此，本例基于 2007—2010 年全国城镇居民基本医疗保险住户调查数据，旨在评价参与医疗保险项目是否能够促进务工人群利用医疗卫生服务，减少其医疗卫生支出，提高个体健康水平。

4.3.2　方法原理

在实际分析过程中，研究者经常遇到计数资料包含大量零值的情况，零值比例超过 50% 或更高。对于这类计数资料，如果采用传统的计数模型来拟合数据的分布规律通常拟合效果较差。鉴于传统计数模型的局限性，零膨胀模型在处理这类计数数据时具有一定的优势。零膨胀模型是将结局事件发生数视为两个可能的发生过程：第一个过程是对应零值事件的发生，假定其服从伯努利分布，个体取值只可能为 0，且这个过程产生的零值解释了数据中可能包含过多零值的原因；第二个过程是对应事件数的发生过程，假定其服从 Poisson 或负二项分布，在这个过程中个体的取值可以为零或正整数。零膨胀模型将计数资料中的零看成"过多的零"和"真实的零"，并从零开始分段，对零计数和非零计数建立混合概率分布，对零部分和非零部分分别建立 logit 回归模型和一般计数模型（Poisson 或负二项回归），从而处理资料中过多零值问题。logit 模型部分主要回答自变量影响事件发生与否的问题，Poisson 或负二项模型部分主要解释自变量影响事件发生数量的问题。具体而言，当常规的计数分布为 Poisson 分布时，零膨胀模型又被称为零膨胀 Poisson 回归模型；当常规的计数分布为负二项分布时，该模型被称为零膨胀负二项回归模型。

零膨胀模型的形式为：

$$f(y;\phi) = P(Y = y;\phi) = \begin{cases} \phi + (1-\phi)g(y), & y = 0 \\ (1-\phi)g(y), & y \neq 0 \end{cases} \qquad \text{（公式 4-21）}$$

其中，ϕ 表示非计数分布产生的 0 占全体零值的比例。当 $0 < \phi < 1$ 时，若数据中存在过多的 0，则 ϕ 值越大。若 $\phi = 0$，则模型退化为标准的计数模型分布。通常可以通过检验 ϕ

是否为 0 来判断数据中是否零值太多。$g(y)$ 是常规的计数分布，当 $g(y)$ 为 Poisson 分布时，模型则转化为零膨胀 Poisson 回归模型。

$$P(Y = y; \phi, \lambda) = \begin{cases} \phi + (1-\phi)\exp(-\lambda), y = 0 \\ (1-\phi)\dfrac{\lambda^y}{y!}\exp(-\lambda), y \neq 0 \end{cases} \quad （公式 4-22）$$

在经典的零膨胀 Poisson 回归模型中，通常的做法是对模型中的参数 ϕ 和 λ 分别选择连接函数 log 和 logit，得到如下回归模型。

$$\begin{cases} \log(\lambda) = X^T\beta \\ \mathrm{logit}(\phi) = Z^T\gamma \end{cases} \quad （公式 4-23）$$

其中，X 和 Z 分别是 $p \times 1$ 和 $q \times 1$ 协变量向量，β 和 γ 是相应的回归系数向量。因此可以求得零膨胀 Poisson 回归模型的对数似然函数，即：

$$l(\beta, \gamma) = \sum_{y_i}\ln(\exp(z_i^T\gamma) + \exp(-\exp(x_i^T\beta)))$$
$$+ \sum_{y_i}y_i x_i^T\beta - \exp(x_i^T\beta) - \ln(y_i!) - \sum_{i=1}^n\ln(1 + \exp(z_i^T\gamma)) \quad （公式 4-24）$$

当 $g(y)$ 为负二项分布时，公式 4-21 则转化为零膨胀负二项模型：

$$P(Y = y; \phi, \alpha) = \begin{cases} \phi + (1-\phi)(1+\alpha\mu)^{-\alpha^{-1}}, y = 0 \\ (1-\phi)\dfrac{\Gamma(y_i + \alpha^{-1})}{\Gamma(y_i + 1)\Gamma(\alpha^{-1})}(\dfrac{\alpha\mu}{1+\alpha\mu})^{y_i}(1+\alpha\mu)^{-\alpha^{-1}}, y \neq 0 \end{cases} \quad （公式 4-25）$$

其对数似然函数是：

$$l(\alpha, \beta, \gamma) = \sum_{y_i = 0}\ln(\exp(z_i^T\gamma) + \alpha(\ln\alpha - \ln(\exp(x_i^T\beta) + \alpha)))$$
$$+ \sum_{y_i > 0}\ln(\Gamma(\alpha + y_i)/\Gamma(\alpha) + \alpha(\ln\alpha - \ln(\exp(x_i^T\beta) + \alpha))) \quad （公式 4-26）$$
$$+ y_i(x_i^T\beta - \ln(\exp(x_i^T\beta) + \alpha)) - \sum_{i=1}^n\ln(1 + \exp(z_i^T\gamma))$$

在模型参数的估计上，通常采用极大似然估计或贝叶斯估计方法。

4.3.3 分析思路

本例使用的数据来自 2007—2010 年全国城镇居民基本医疗保险住户调查数据。该数据采用多阶段分层随机抽样方法选取了全国具有代表性的城镇家庭住户。本研究关注的研究对象为进城务工人员，由于这部分群体流动性较大，居住状态经常发生变化，造成不同年份数据缺失较大，难以开展纵向数据分析。因此本例将 2007—2010 年的所有数据汇总成混合截面数据。本例定义进城务工人员的标准包括三项：第一，个体居住在城市但是户籍在农村；第二，男性年龄在 18～60 岁之间，女性年龄在 18～55 岁之间；第三，有工作和稳定收入。根据以上标准，本例共纳入 3 971 例由农村迁移到城市的务工人员。

本例基于卫生经济学领域中传统的"3A"（可及性、可负担程度、适用性）框架来评价医疗保险项目对于进城务工人群医疗负担、医疗服务利用和健康状况的影响。具体而言，本例需要验证这些医疗保险项目是否有效降低了进城务工人群的医疗负担，是否改善了进城务工人群就医的可及性，以及是否提高了进城务工人群的健康状况。本例选择医疗费用自付比例来衡量个体的医疗负担，使用过去一年体检次数来衡量预防保健服务的利用情况，通过评价进城务工人员在过去两周生病后是否就医来评价医疗服务的可及性，最后采用自评健康状况来衡量个体的健康水平。本例关注的因变量较多，变量类型包括连续型变量、等级变量、二分类变量及离散的计数资料，分析方法涵盖了多重线性回归、logistic 回归、零膨胀负二项模型等。本例主要介绍零膨胀负二项模型部分的内容。

本例采用零膨胀负二项模型评价医疗保险项目对于预防保健服务利用（过去一年体检次数）的影响。因此，因变量为过去一年体检次数，主要关注的自变量为医疗保险项目（包括城镇职工基本医疗保险、城镇居民基本医疗保险、新型农村合作医疗保险、商业保险及其他保险 5 类）。其他控制变量包括个体性别、年龄、文化程度、民族、收入、婚姻状况，并且纳入年份和城市哑变量来控制未观测到的时间和空间层面的固定效应（例如经济发展状况、文化等差异）。因为本例关注的因变量属于计数资料，可以考虑使用经典的 Poisson 回归模型或负二项回归模型。但是既往研究发现，进城务工群体与其他群体相比更不可能去利用预防保健服务，因此绝大多数个体过去一年的体检次数为 0（本例中零值比例约为 60%）。考虑到数据存在过离散问题，本例采用了零膨胀负二项模型来展开分析。模型形式如下：

$$g(h_i) = \begin{cases} p_i + (1-p_i)(1+\dfrac{\xi_i}{\tau})^{-\tau}, h_i = 0 \\ (1-p_i)\dfrac{\Gamma(\tau+h_i)}{\Gamma(h_i+1)\Gamma(\tau)}(1+\dfrac{\xi_i}{\tau})^{-\tau}(\dfrac{\xi_i}{\xi_i+\tau})^{h_i}, h_i \geq 1 \end{cases} \quad （公式 4-27）$$

$$\xi_i = \exp(\sum_{j=1}^{m} I_{ij}\theta_j + X_i\beta + Z_i\gamma) \quad p_i = \frac{\exp(Z_i\sigma)}{1+\exp(Z_i\sigma)}$$

其中，h_i 表示体检次数，$g(\cdot)$ 表示概率质量函数，ξ 表示体检的期望次数，其对数与解释变量 I、X 和 Z 存在线性关系，p_i 表示参与至少一次体检（基于 logistic 分布）的概率，$\dfrac{\Gamma(\tau+h_i)}{\Gamma(h_i+1)\Gamma(\tau)}(1+\dfrac{\xi_i}{\tau})^{-\tau}(\dfrac{\xi_i}{\xi_i+\tau})^{h_i}$ 为负二项分布的概率密度函数，其中 $\Gamma(\cdot)$ 为 gamma 函数。因为负二项分布本质上可以看作是 Poisson 分布和 Gamma 分布的组合，因此参数 τ 可以被视为衡量 Gamma 分布离散程度的参数。上述模型将体检的观测次数划分为两个决策过程：进城务工人员首先决定是否去体检；如果决定去参与体检，那么他/她需要决定在给定的一年内去多少次。模型参数通过极大似然估计方法进行求解。

4.3.4 结果解读

表 4-4 展示了研究纳入对象的基本特征。在医疗保险项目参保方面，进城务工群体医疗保险的参保率要低于城市或农村居民。具体而言，32.5% 的研究对象参与了新型农村合作医疗保险，而只有 26.6% 和 16.7% 的研究对象参与了城镇职工和城镇居民基本医疗保险。城镇职工和城镇居民医疗保险的参保率逐年上升，体现出政府在推动医疗保险全面覆盖方面发挥的重要作用，同时也表明在城镇化背景下，大量农村人口进入城市，参与城镇职工和城镇居民医疗保险的潜在人口数量快速上涨。

在健康状况和卫生服务利用方面。研究对象自评健康状况得分的均值接近 4，表明研究人群整体健康状况较好。但从卫生服务利用指标来看，进城务工群体在卫生服务利用方面明显较低。具体来说，仅不足一半的研究对象在过去一年中进行过健康体检，并且在这些体检过的人群中体检次数在逐年下降；只有 40.8% 的研究对象生病后去医院看病，换言之，有超过 59% 的研究对象选择自我服药治疗。

表 4-4　研究对象基本特征

变量	变量定义	所有样本	2007 年	2008 年	2009 年	2010 年
健康水平	自评健康状况（1=最差，5=最好）	3.995（0.799）	3.892（0.839）	4.015（0.826）	3.985（0.790）	4.101（0.721）
体检次数	过去一年的体检次数	0.442（0.608）	0.439（0.637）	0.488（0.657）	0.464（0.590）	0.386（0.544）
卫生服务利用	过去两周是否看过医生（1=是，0=否）	0.408（0.492）	0.342（0.476）	0.296（0.461）	0.542（0.502）	0.532（0.504）
门诊自付比例	最近一次门诊医疗费用自付比例	0.151（0.242）	0.189（0.265）	—	0.094（0.132）	0.201（0.348）
住院自付比例	最近一次住院医疗费用自付比例	0.436（0.277）	0.408（0.280）	0.486（0.314）	0.499（0.256）	0.365（0.264）
健康相关知识	是否经常主动去获得健康相关知识	0.533（0.499）	0.417（0.493）	0.538（0.499）	0.570（0.495）	0.622（0.485）
新型农村合作医疗保险	1=是，0=否	0.325（0.469）	0.433（0.496）	0.316（0.465）	0.305（0.461）	0.235（0.424）
城镇职工基本医疗保险	1=是，0=否	0.266（0.442）	0.193（0.395）	0.245（0.431）	0.287（0.453）	0.345（0.476）
城镇居民基本医疗保险	1=是，0=否	0.167（0.373）	0.009（0.094）	0.178（0.382）	0.234（0.423）	0.272（0.445）
商业保险	1=是，0=否	0.063（0.243）	0.070（0.256）	0.062（0.242）	0.064（0.245）	0.055（0.229）
其他保险	1=是，0=否	0.053（0.225）	0.041（0.198）	0.057（0.231）	0.049（0.217）	0.068（0.252）
男性	性别指数变量（1=男性，0=女性）	0.559（0.497）	0.564（0.496）	0.554（0.497）	0.557（0.497）	0.559（0.497）
年龄		36.821（9.516）	35.755（9.887）	36.929（9.291）	37.083（9.434）	37.654（9.275）

变量	变量定义	所有样本	2007 年	2008 年	2009 年	2010 年
受教育时间	接受教育的年份	9.891 （3.230）	9.261 （3.398）	10.238 （3.005）	10.103 （3.273）	10.090 （3.094）
婚姻状况	已婚（1= 是，0= 否）	0.851 （0.356）	0.822 （0.383）	0.865 （0.342）	0.861 （0.346）	0.863 （0.344）
民族	是否为少数民族 （1= 是，0= 否）	0.063 （0.242）	0.056 （0.230）	0.062 （0.242）	0.057 （0.232）	0.076 （0.265）
收入	每月家庭收入（千元）	3.494 （4.663）	3.170 （6.740）	3.095 （3.059）	3.419 （2.647）	4.259 （4.372）
观测数量	样本数量	3.971	1.123	884	933	1.031

注：数据呈现为样本均值，括号内为标准差。
资料来源 [5]：QIN X, PAN J, LIU G G. Does participating in health insurance benefit the migrant workers in China? An empirical investigation[J]. China Economic Review, 2014(30): 263–278.

表 4-5 展示了回归模型估计结果。根据本例的分析框架，模型 1 ~ 模型 6 针对的结局变量分别为门诊医疗费用自付比例、住院医疗费用自付比例、生病后是否去医院看病、过去一年体检次数、是否经常获取健康知识和自评健康状况得分。从模型 1 和模型 2 可以发现，不同的医疗保险项目均没有显著降低研究对象在门诊和住院服务方面的医疗负担。模型 3 和模型 4 评价了卫生服务利用的情况。模型 3 的回归系数结果表明，参与不同医疗保险项目并没有促使进城务工群体在生病后寻求医疗卫生服务。但是几乎所有的医疗保险项目都显著提高了研究对象进行健康体检的次数。具体而言，城镇职工基本医疗保险和商业保险的平均体检次数比未参保人群高 0.64 次和 0.75 次，参与其他类型的保险项目同样与更多的体检次数密切相关。这一研究结果与既往研究证据一致。值得注意的是，只有商业保险能够报销常规健康体检的费用，其他政府资助的保险项目并没有涵盖健康体检服务，那为什么这些政府资助型保险项目仍然对体检存在正向的促进作用？本例认为可能是医疗保险项目提高了进城务工群体的健康意识。现有研究也表明，参与医疗保险能够促使参保人群提高自我健康状况并鼓励参保人群去获得健康相关的知识。在中国，这些政府资助型医疗保险项目会定期对参保人群进行健康相关知识的宣讲，通过提高这些人群的健康素养，他们能够意识到健康体检是预防重大疾病的重要手段。因此政府资助型医疗保险项目同样能够提高进城务工群体的健康体检次数。这一研究假设与模型 5 的估计结果也是一致的。在模型 5 中，参与城镇职工基本医疗保险和商业保险能够提高研究对象主动获取健康相关知识的概率。进城务工群体健康素养的提高，能够促使他们更加关注自身健康状况，进而间接地促进他们利用预防保健服务。最后，模型 6 的研究结果表明，绝大多数的医疗保险项目对研究对象的健康水平存在着潜在的正向影响，但只有城镇职工基本医疗保险对于健康水平的影响具有统计学意义。具体而言，与未参保对象相比，参与城镇职工基本医疗保险的研究对象报告"健康状况非常好"的概率提高了 35.6%，而报告"健康状况一般、较差、非常差"的概率分别降低了 27.6%、5.4% 和 1.0%。

表 4-5　回归模型估计结果

	模型 1（门诊自付比例）	模型 2（住院自付比例）	模型 3（医疗卫生服务利用）	模型 4（体检次数）	模型 5（获取健康相关知识）	模型 6（自评健康状况）
新型农村合作医疗保险	0.394（0.850）	1.269（1.733）	0.898（0.803）	0.531***（0.156）	0.261（0.205）	0.186（0.203）
城镇职工基本医疗保险	−0.026（1.627）	−0.093（1.097）	−0.347（1.828）	1.505***（0.223）	1.155***（0.444）	1.104***（0.340）
城镇居民基本医疗保险	0.059（1.479）	0.045（0.726）	−0.797（1.104）	0.318*（0.172）	0.342（0.324）	0.111（0.248）
商业保险	−0.511（2.236）	−0.758（0.703）	−0.054（1.704）	1.757***（0.504）	1.368*（0.787）	−0.172（0.716）
其他保险	−0.526（0.669）	−0.071（1.447）	−1.35（1.334）	0.426*（0.230）	0.364（0.429）	0.155（0.307）

注：表中的数据，括号前为回归系数，括号内为标准误。控制变量包括性别、年龄、受教育年限、民族、收入、婚姻状况、年份和城市哑变量。

* 表示 $P < 0.1$，** 表示 $P < 0.05$，*** 表示 $P < 0.001$。

资料来源 [5]：QIN X, PAN J, LIU G G. Does participating in health insurance benefit the migrant workers in China? An empirical investigation[J]. China Economic Review, 2014(30): 263–278.

4.3.5　总结

在医学、经济学、社会学等学科领域关于计数资料的研究中，观测结局事件数经常会包含大量零值，这些零值出现的概率太大导致在相同条件下的标准计数模型（如 Poisson 回归模型和负二项回归模型）无法拟合数据的真实分布情况。目前处理这类计数资料常用的统计模型为零膨胀模型。零膨胀模型的基本思想是将事件发生数视为两个发生过程：第一个是对应零值事件的发生过程，第二个是对应事件数量的发生过程。通过对零计数和非零计数分别建立 logit 模型和 Poisson 或负二项回归模型，零膨胀模型能够很好地处理计数资料存在的零值过多问题。根据计数模型的不同，零膨胀模型可以分为零膨胀 Poisson 回归模型和零膨胀负二项回归模型。零膨胀 Poisson 回归模型和零膨胀负二项回归模型应用的区别在于后者更适用于处理计数数据存在的过离散问题。因此，在选择零膨胀模型之前，需要首先判断数据是否存在零值过多的问题（通过描述性统计），其次分析或检验数据是否存在过离散现象。除了本章介绍的零膨胀模型，Hurdle 模型同样也被广泛应用于处理这类零值过多的计数资料。具体介绍详见第 5 章相关内容。

感兴趣的读者可以参考其他教材资料 [2,3] 进一步学习。

（田帆　陈婷）

参考文献

[1] REN Y, QIAN P, DUAN Z, et al. Disparities in health system input between minority and non-minority counties and their effects on maternal mortality in Sichuan province of western China[J]. BMC Public Health 2017(17): 750.

[2] TANG W, HE H, TU X M. Applied categorical and count data analysis[M]. Boca Raton, FL: CRC Press, 2012.

[3] BEAUJEAN A A, GRANT M B. Tutorial on using regression models with count outcomes using R[J]. Practical Assessment, Research, and Evaluation 2016, 21(1):1–19.

[4] ROBACK P, LEGLER J. Beyond multiple linear regression: applied generalized linear models and multilevel models in R[M]. Boca Raton, FL: CRC Press, 2021.

[5] QIN X, PAN J, LIU G G. Does participating in health insurance benefit the migrant workers in China? An empirical investigation[J]. China Economic Review, 2014(30): 263–278.

[6] LIN X, CAI M, TAO H, et al. Insurance status, in hospital mortality and length of stay in hospitalised patients in Shanxi, China: a cross-sectional study[J]. BMJ Open, 2017, 7(7): e015884.

第5章 限值因变量回归模型

在某些情况下，因变量（被解释变量）的取值范围可能受到限制，称为"限值因变量"（limited dependent variable）。本章考虑的受限情况分为三类：断尾数据（truncated data）对应断尾回归（truncated regression）模型、样本选择数据（sample selection data）对应 Heckman 两阶段（Heckman two-step estimation）模型；归并数据（censored data）对应 Tobit 模型（Tobit model）和两部分模型（two-part model）。

5.1 断尾回归模型

5.1.1 研究问题

由于现实局限性，有些变量在大于或小于某限值时，无法观测到其样本，若该变量为研究问题的因变量，则为断尾因变量。例如，y 的总体为某地区医疗机构设备的价格，而卫生部门只收集了万元以上设备的价格数据，因此，因变量在 10 000 元处就存在"左断尾"（left truncation）。若不考虑因变量的断尾情况，仍当作正常情况进行回归，则回归结果很可能出现偏误，如图 5–1 所示，样本在 $y_i = c$ 处存在左断尾，总体回归线为 $\alpha + \beta x_i$，样本局部回归为 $\hat{\alpha} + \hat{\beta} x_i$。

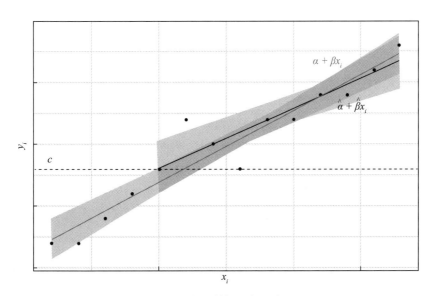

图 5–1 断尾数据回归示意图

【例 5-1】本例来源于蔡苗等[1] 的研究。党的十八届三中全会首次提出，市场在资源配置中起到决定性作用。近年来，医疗卫生领域一系列公文和通告的出台，加强了市场机制在决定医疗资源配置中的作用。系列对于非政府办医院的鼓励措施的背后，是相关部门看到了市场机制在配置医疗资源方面的优势，希望能够通过促进不同主体开设医院，从而增强我国医院市场内部的竞争，达到优化资源配置、提高效率的目的。然而，由于医疗市场存在信息不对称、高度差异化的服务以及政府管制等因素，使得医院市场存在大量市场失灵，市场竞争对于效率和质量并不一定产生促进作用。一系列实证研究也表明，在不同的国家和背景下，市场竞争对于医院效率的影响是不确定的。因此，本例利用河南省和江苏省医院层面的数据，探讨市场竞争对于医院技术效率的影响。

本例选取国家卫生统计信息报告系统中河南省和江苏省 2012 年医院数据，包括医院床位数、医生数、注册护士数、门急诊人次、出院人次、床位占用率、平均住院日、医院性质、医院等级和所在地区的行政区划代码等指标。根据原卫生部发布的综合医院建设标准，将样本医院的选入标准定为：①医院床位数大于 20 张；②医生数大于 4 人；③护士数大于 3 人；④综合医院。经过筛选，本例共选入样本医院 1 449 家。医院技术效率是本例的因变量，市场竞争是主要关注的解释变量。

5.1.2 方法原理

以左断尾数据为例，记 y 原来的概率密度为 $f(y)$，则断尾后的条件密度函数为：

$$f(y\,|\,y>c)\begin{cases} \dfrac{f(y)}{\mathrm{P}(y>c)} & (y>c) \\ 0 & (y\leqslant c) \end{cases} \qquad （公式 5\text{-}1）$$

对于回归模型 $y_i = x_i'\beta + \varepsilon_i$，若 $\varepsilon_i\,|\,x_i \sim N(0,\sigma^2)$，则 $y_i\,|\,x_i \sim N(x_i'\beta,\sigma^2)$。因此，

$$\begin{aligned} \mathrm{E}(y_i\,|\,y_i>c,x_i) &= \mathrm{E}(x_i'\beta+\varepsilon_i\,|\,x_i'\beta+\varepsilon_i>c,x_i) \\ &= \mathrm{E}(x_i'\beta\,|\,x_i'\beta+\varepsilon_i>c,x_i)+\mathrm{E}(\varepsilon_i\,|\,x_i'\beta+\varepsilon_i>c,x_i) \\ &= \mathrm{E}(x_i'\beta\,|\,x_i)+\mathrm{E}(\varepsilon_i\,|\,\varepsilon_i>c-x_i'\beta,x_i) \\ &= x_i'\beta+\sigma\lambda[(c-x_i'\beta)/\sigma] \end{aligned} \qquad （公式 5\text{-}2）$$

其中，$\lambda(\cdot)$ 为逆米尔斯比率函数，也称反米尔斯比率（inverse Mill's ratio，IMR）函数，表示分布的概率密度函数（probability density function）与互补累计概率密度函数（complementary cumulative distribution function）的比值。若 $y \sim N(0,1)$，对于常量 c，则可证明 $\lambda(c)=\mathrm{E}(y\,|\,y>c)=\phi(c)/[1-\Phi(c)]$，$\phi(c)$ 为标准正态分布的概率密度函数，$\Phi(c)$ 是标准正态分布的累积分布函数。若给定 x_i，则可认为 $x_i'\beta$ 为常量，因此第三个等式的第一项可忽略 $x_i'\beta+\varepsilon_i>c$ 条件。因为 $\dfrac{\varepsilon_i}{\sigma}\,|\,x_i \sim N(0,1)$，所以等式的第二项可用 IMR 函数表示，则其可表示为与 x_i 相关的非线性函数。若用最小二乘法（ordinary least squares，OLS）估计

$y_i = x_i'\beta + \varepsilon_i$，如图 5-1 中 $\hat{\alpha} + \hat{\beta}x_i$ 所示，公式 5-2 中的第二项则被因遗漏而被纳入扰动项中，进而使扰动项与 x_i 相关，产生内生性，导致估计结果有偏、不一致。另外，OLS 估计还有一个缺点，即无法避免出现预测值 $\hat{y}_i \leqslant c$ 的"异常"情形。

可以证明，断尾数据采用最大似然估计（maximum likelihood estimation，MLE）可以得到一致估计。总体 y_i 的概率密度函数为：

$$f(y_i) = \frac{1}{\sqrt{2\pi}\sigma}\exp\left\{-\frac{1}{2}\left(\frac{y_i - x_i'\beta}{\sigma}\right)^2\right\} = \frac{1}{\sigma}\phi\left(\frac{y_i - x_i'\beta}{\sigma}\right) \qquad （公式 5-3）$$

样本被观测到的概率为：

$$\begin{aligned}
P(y_i > c \mid x_i) &= 1 - P(y_i \leqslant c \mid x_i) \\
&= 1 - P\left(\frac{y_i - x_i'\beta}{\sigma} \leqslant \frac{c - x_i'\beta}{\sigma} \mid x_i\right) \\
&= 1 - P\left(\frac{\varepsilon_i}{\sigma} \leqslant \frac{c - x_i'\beta}{\sigma} \mid x_i\right) \\
&= 1 - \Phi\left(\frac{c - x_i'\beta}{\sigma}\right)
\end{aligned} \qquad （公式 5-4）$$

其中，ϕ 是标准正态分布的概率密度，Φ 是标准正态分布的累积分布函数，因为 $\varepsilon_i \mid x_i \sim N(0, \sigma^2)$，则函数 $\frac{\varepsilon_i}{\sigma}$ 服从标准正态分布 $\frac{\varepsilon_i}{\sigma} \mid x_i \sim N(0,1)$，故左断尾的条件概率密度为：

$$f(y_i \mid y_i > c, x_i) = \frac{f(y_i \mid x_i)}{P(y_i > c \mid x_i)} = \frac{\dfrac{1}{\sigma}\phi\left(\dfrac{y_i - x_i'\beta}{\sigma}\right)}{1 - \Phi\left(\dfrac{c - x_i'\beta}{\sigma}\right)} \qquad （公式 5-5）$$

由此可计算出整个样本的似然函数，采用 MLE 进行估计。同时，对于离散数据，也可能出现断尾的情形，特别是零断尾（zero-truncated）情形，如在医院发放问卷，研究患者就诊的次数，就诊"0"次的个案就不会包含在调查样本中，和上述原理类似，根据 y 服从的分布，可采用"零断尾泊松分布回归"（zero-truncated Poisson regression）或"零断尾负二项分布回归"（zero-truncated negative binomial regression），利用 MLE 得到一致估计。

5.1.3　分析思路

本例通过两阶段的自助法纠偏数据包络分析（自助法 DEA）和断尾回归来测算市场竞争对于医院技术效率的影响。根据赫芬达尔 – 赫希曼指数（Herfindahl-Hirschman index，HHI）来衡量地区的市场竞争强度，其既考虑医院数量又可以反映医院市场占有率，是衡量竞争的常用指标。HHI 的数值越高，代表该地区的医院床位数的集中程度越高，市场竞争程度越弱，反之竞争程度越高。

因为传统的 DEA 方法难以回避样本敏感性和极端值影响的问题。如果仅根据传统的点估计判断单元的有效性会导致严重的偏误，将大量无效单元判为有效[2]。针对传统 DEA 方法的不足，采用自助法 DEA 方法对其进行修正[3]。因此本例第一阶段用自助法纠偏的 DEA 来测算每个样本医院的技术效率，投入指标分别为医生数、注册护士数、医院床位数；产出指标分别为门急诊人次数和出院人次数。自助法 DEA 的抽样次数设置为 2 000 次。DEA 自助法纠偏的技术效率值落在 0 ~ 1 之间，数值越高代表技术效率越好，本例同时计算了传统 DEA 的极值区间为 [0.131, 1.000]，自助法 DEA 的极值区间为 [0.125, 0.996]。因此不同于传统 DEA 的归并数据，本例使用自助法 DEA 得到的效率值属于断尾数据，采用断尾回归分析市场竞争对技术效率的影响。

第二阶段利用断尾回归衡量市场竞争对于医院技术效率的影响，选入的控制变量为地区人均生产总值、HHI、医院床位占用率、医院平均住院天数、地区人口密度、是否为中医医院、是否为营利性医院、是否为公立医院，以及所在地区为河南还是江苏。

5.1.4　结果解读

表 5-1 给出了以样本医院自助法纠偏的技术效率值作为被解释变量，HHI 及一系列医院因素和环境因素为控制变量构建的回归模型拟合结果。可以看出，HHI 在 1% 的显著性水平上仍然具有统计学意义。在其他因素控制不变的情况下，HHI 每增加 1 000 个单位，医院的技术效率降低 0.069 个单位。由于 HHI 代表了市场集中程度，HHI 数值越高，代表该地区的医院床位数的集中程度越高，市场竞争越小。因此本例的实证结果显示：在其他因素相同的情况下，医院面临的市场竞争越高，医院的技术效率也越高。

表 5-1　断尾回归结果

解释变量	β	自助法标准误	z	P	95%CI
地区人均生产总值（元/人）	−0.009	0.003	−2.49	0.013*	（−0.015, −0.002）
HHI（1 000）	−0.069	0.018	−3.76	< 0.010**	（−0.014, −0.033）
是否为江苏	0.057	0.023	2.47	0.013*	（0.012, 0.102）
地区人口密度（百人/km²）	0.001	0.002	0.44	0.656	（−0.003, 0.004）
医院平均住院天数（天）	−0.011	0.002	−5.62	< 0.010**	（−0.015, −0.007）
医院床位占用率	−0.013	0.022	−0.60	0.550	（−0.056, 0.030）
非中医医院	0.060	0.012	4.92	< 0.010*	（0.036, 0.084）
营利性医院	−0.059	0.019	−3.20	0.010**	（−0.096, −0.023）
公立医院	−0.127	0.020	−6.51	< 0.010**	（−0.165, −0.089）
常数项	0.748	0.034	21.80	< 0.001**	（0.681, 0.816）

对数似然值 = 332.054 36

续表

解释变量	β	自助法标准误	z	P	95%CI
Wald chi2(3)=365.50					
Prob > chi2 = 0.000 0					
Prob > chi2 = 0.000 1					

注：*表示 $P < 0.05$，**表示 $P < 0.01$。

资料来源：蔡苗，陶红兵，ECHU LIU，等. 市场竞争对医院技术效率的影响：基于河南省和江苏省的实证研究［J］. 中国医院管理，2017，37（06）：22-24.

5.2 Heckman 两阶段模型

5.2.1 研究问题

样本选择（sample selection）又称偶然断尾（incidental truncation），即因变量 y_i 的断尾与某变量 z_i 相关，样本本身被选择就是由于某些其他因素的存在，不同于普通的"断尾"，y_i 只有大于或小于某限值时才被观测，样本选择情形对于因变量 y_i 来说是"偶然的"，"断尾"可能出现在 y_i 值阈的任何地方。例如，研究医疗费用时，当医疗费用被观测到，说明必然有购买医疗服务的行为发生，但患者是否就诊受诸多现实因素影响，例如患者的就医意愿、消费水平等，将筛选就医行为的发生，造成样本自选择问题。

5.2.2 方法原理

Heckman 两阶段模型是 Heckman 在 1979 年提出的"两步估计法（two-step estimation）"，也称"Heckit"，Heckman 也因此在 2000 年获得诺贝尔经济学奖[4]。Heckman 两阶段模型适用于解决由样本选择偏差（sample selection bias）造成的内生性问题，核心思想是通过使用工具变量逆米尔斯比（IMR）来修正自选择带来的误差。

设有二维随机向量 $W = (y, z)$，$W \sim N(\mu_y, \mu_z, \sigma_y, \sigma_z, \rho)$，假设决定是否进入样本的自选择机制为 z，当 $z > c$ 时，个案进入样本；当 $z \leq c$ 时，个案不被观测。定义 $v \equiv \dfrac{y - \mu}{\sigma} \sim N(0,1)$，则 $y = \mu_y + \sigma_y v_y$，$z = \mu_z + \sigma_z v_z$。

那么，样本选择后的 y 的条件期望，可以证明为：

$$
\begin{aligned}
E(y \mid z > c) &= E(\mu_y + \sigma_y v_y \mid \mu_z + \sigma_z v_z > c) \\
&= \mu_y + \sigma_y E(v_y \mid \mu_z + \sigma_z v_z > c) \\
&= \mu_y + \sigma_y E[v_y \mid v_z > (c - \mu_z)/\sigma_z] \\
&= \mu_y + \rho \sigma_y \lambda[(c - \mu_z)/\sigma_z]
\end{aligned}
\qquad (公式5-6)
$$

其中 $\lambda(\cdot)$ 为逆米尔斯比率（IMR）函数，若 $\rho = 0$，则 z 独立于 y，z 的选择样本对 y 的估计不产生影响。

假设效应回归模型为 $y_i = x_i'\beta + \varepsilon_i$，假设因变量 y_i 是否被观测取决于哑变量 z_i，若 $z_i = 1$，因变量可被观测；$z_i = 0$，因变量不被观测。决定 z_i 的概率回归模型是 $z_i^* = w_i'\gamma + u_i$，因为 z_i^* 属于不可观测的潜变量，若 $z_i^* > 0$，则 $z_i = 1$；$z_i^* \leqslant 0$，则 $z_i = 0$。当 u_i 服从正态分布，则 z_i 为 Probit 模型，$\mathrm{P}(z_i = 1 \mid w_i) = \Phi(w_i'\gamma)$，其中 w_i 表示影响选择变量的解释变量向量，代入公式 5-6，则可观测样本的条件期望为：

$$
\begin{aligned}
\mathrm{E}(y_i \mid z_i^* > 0) &= \mathrm{E}(x_i'\beta + \varepsilon_i \mid w_i'\gamma + u_i > 0) \\
&= x_i'\beta + \mathrm{E}(\varepsilon_i \mid u_i > -w_i'\gamma) \\
&= x_i'\beta + \rho\sigma_y\lambda(-w_i'\gamma)
\end{aligned}
\qquad (\text{公式 5-7})
$$

其中，$\varepsilon_i \sim N(0, \sigma_\varepsilon)$，$u_i \sim N(0, \sigma_u)$，并将 Probit 扰动项标准差 σ_u 标准化为 1。和"5.1 断尾回归模型"部分一样，若用 OLS 估计效果，将遗漏 $\rho\sigma_y\lambda(-w_i'\gamma)$ 项，除非 y_i 与 z_i 不相关，即 $\rho = 0$，或者 x_i 与 w_i 不相关，否则 OLS 会得到不一致的估计，公式 5-7 等式右边第一项可以代表样本的效应，第二项可表示由于调整了样本选择概率而矫正的效应。Heckman 的思路是，若知道 γ，就知道了 $\lambda(-w_i'\gamma)$，从而可以将其作为解释变量纳入效应回归模型中。

因此，样本选择模型的估计思路是：第一步，用 Probit 估计方程 $\mathrm{P}(z_i = 1 \mid w_i) = \Phi(w_i'\gamma)$ 中的估计值 $\hat{\gamma}$，计算全部样本的 IMR 即 $\hat{\lambda}(-w_i'\hat{\gamma})$；第二步，将遗漏变量 IMR 代入原回归方程中，用 OLS 进行回归，得到 $\hat{\beta}$、$\hat{\rho}$ 和 $\hat{\sigma}_\varepsilon$。如果 IMR 显著，说明原回归中存在样本选择偏差，需要使用样本选择模型进行调整，而其余变量的回归系数则是调整样本选择偏差后更为稳健的结果；如果 IMR 不显著，说明原回归存在的样本选择偏差问题不是很严重，可以不使用样本选择模型，但使用了也无碍，或者也可与原回归估计比较，作为一种稳健性检验。

但是，由于两步估计法中第二步回归代入的是第一步回归的结果，因此第一步回归的估计误差也会被代入第二步，造成效率损失，最终导致第二步估计系数的标准误存在偏差，从而影响系数显著性。因此，另一种更有效率的方法即使用 MLE，直接对两阶段回归进行整体估计。这种方法在实际应用中使用较多，但如果样本量太大，计算会非常耗时。因此，考虑到操作的简便性、理解的直观性，以及对分布的假设更为宽松（即使不假设二维正态也可以成立），目前使用较多的还是两步估计法。

值得注意的是，样本选择模型需注意排他性约束问题。在大多数情况下，向量 x_i 与 w_i 中有许多共同的变量。使用选择模型时，为了从"数量决策"（y_i 的效应方程）中识别"参与决策"（z_i 是否为 1），必须要求存在至少一个变量包含于 w_i 但不包含于 x_i 中，即称为排他性约束变量。若找不到这样的约束变量，该识别过程的效应则只来源于 y_i 的效应方程中出现的额外项（即逆米尔斯比率，IMR）的非线性。同时，在很大的自变量范围内，IMR 经常是近似线性的函数，和估计变量极有可能存在共线性问题，因此样本选择模型中的估计可能是不稳健的。

5.2.3 分析思路

【例 5-2】本例利用 R 软件包"sampleSelection"中美国妇女劳动参与率数据："Mroz87"

数据库进行分析。"Mroz87"数据库包含了 753 名已婚妇女的数据，这些数据是在"收入动态面板研究（PSID）"中收集的。在 753 项观察中，前 428 项针对 1975 年工作时间正常的女性，而剩下的 325 项观察是针对 1975 年没有工作报酬的女性。对数据的更完整的讨论详见 Mroz 等研究文献 [5] 的附录 1。

本例拟考察已婚妇女的工资情况，但已婚妇女是否参加工作受到年龄、是否有小孩及家庭收入等因素的影响，导致部分可以参与工作的已婚妇女选择不参加工作，也就无法观测到其工资，造成样本选择问题。

因此选择 Heckman 两阶段模型进行估计，首先对于是否参与工作（*lfp*，劳动力参与的哑变量）的"选择机制"进行确定：*age* 表示年龄，*familyincome* 表示家庭收入，*kid* 表示是否有 18 岁以下小孩的哑变量，*education* 表示受教育程度，以年份表示，本例认为这些变量可能影响已婚妇女是否参与工作。

选择方程：

$$lfp_i = \gamma_0 + \gamma_1 age_i + \gamma_2 age_i^2 + \gamma_3 familyincome_i + \gamma_4 kid_i + \gamma_5 education_i + u_i$$

效应方程：

$$\log(wage_i) = \beta_0 + \beta_1 exper_i + \beta_2 exper_i^2 + \beta_3 education_i + \beta_4 city_i + \varepsilon_i$$

效应方程估计了工作经验（*exper*，表示已婚妇女在劳动力市场的实际工作年限）和受教育程度对已婚妇女工资（*wage*，工资的分布往往是右偏态的，因此以工资的对数形式纳入方程）的影响，*city* 为控制变量，为是否居住在大城市的哑变量，大城市往往意味着更多可选择的工作机会和普遍更高的工资。

5.2.4　结果解读

首先，采用两步估计法，第一步用 Probit 估计选择方程，得到估计值 $\hat{\gamma}$，计算 $\hat{\lambda}(-w_i'\hat{\gamma})$。第二步，用 OLS 回归 $\log(wage_i) \xrightarrow{OLS} x_i, \hat{\lambda}_i$，得到效应方程估计值。

表 5-2 为两步估计法 /Heckit 估计结果，可以看出样本选择模型中，年龄、是否有 18 岁以下小孩，以及受教育程度对已婚妇女是否参加工作均有显著影响，而调整样本选择后，受教育程度和工作经验对工资有正向的影响。

表 5-2　两步估计法估计结果

变量	β	标准误	t	P
Probit 估计方程				
年龄	0.185	0.066	2.810	0.005**
年龄的平方	−0.002	0.001	−3.136	0.002**
家庭收入	0.000	0.000	1.089	0.277
有 18 岁以下小孩	−0.449	0.131	−3.430	0.001***

续表

变量	β	标准误	t	P
受教育程度	0.098	0.023	4.272	< 0.001***
结果方程				
工作年限	0.037	0.013	2.784	0.006**
工作年限的平方	−0.001	0.000	−1.649	0.100
受教育程度	0.084	0.022	3.799	< 0.001***
居住在大城市	0.052	0.068	0.774	0.439
$R^2 = 0.162$, Adjusted $R^2 = 0.152$				
IMR	−0.375	0.278	−1.348	0.178
$s = 0.720$				
$r = -0.521$				

注：*表示 $P < 0.05$，**表示 $P < 0.01$，***表示 $P < 0.001$。

为了检验是否存在样本选择偏差（sample selection bias），可以使用似然比检验"$H_0 : \rho = 0$"，如果使用两步估计法，则无法进行此检验。进一步采用最大似然估计样本选择模型，如表 5-3 所示，对比表 5-2 和表 5-3 可知，MLE 与两步估计法的结果很接近，最后一行 ρ 的显著性检验提示，可拒绝原假设"$H_0 : \rho = 0$"，说明模型应使用 Heckman 样本选择模型进行估计，表 5-4 为效应方程的普通 OLS 估计，估计结果与样本选择模型的结果相差较大。

表 5-3　MLE 估计结果

变量	β	标准误	t	P
Probit 估计方程				
年龄	0.121	0.057	2.128	0.034*
年龄的平方	−0.002	0.001	−2.383	0.017*
家庭收入	0.000	0.000	3.232	0.001**
有 18 岁以下小孩	−0.285	0.110	−2.592	0.010**
受教育程度	0.076	0.022	3.520	< 0.001***
结果方程				
工作年限	0.023	0.013	1.797	0.073
工作年限的平方	0.000	0.000	−0.867	0.386
受教育程度	0.065	0.017	3.873	< 0.001***
居住在大城市	0.056	0.065	0.861	0.390
Log-Likelihood = −911.667				
s	0.834	0.043	19.360	< 0.001***
r	−0.823	0.041	−20.110	< 0.001***

注：*表示 $P < 0.05$，**表示 $P < 0.01$，***表示 $P < 0.001$。

表 5-4　普通 OLS 估计结果

变量	β	标准误	t	P
工作年限	0.041	0.013	3.111	0.002**
工作年限的平方	−0.001	0.000	−2.025	0.044*
受教育程度	0.106	0.014	7.378	< 0.001***
居住在大城市	0.054	0.068	0.796	0.426

注：*表示 $P < 0.05$，**表示 $P < 0.01$，***表示 $P < 0.001$。

5.3　Tobit 回归模型

5.3.1　研究问题

本部分讨论的限值因变量的第三种情形是"归并数据"（censored data），当变量在大于或小于某限值时样本虽能被观测，但因变量 y_i 被归并到一个点值上，如线性模型 $y_i = x_i'\beta + \varepsilon_i$，当 $y_i \leqslant c$ 时，所有 y_i 都被归并到 c。例如，在问卷调查中，常出现"到达最近的医疗机构步行小于 15 分钟""驾车 2 小时以上"等选项，对于这样的情况，只知道 $y_i \leqslant 15$ 或 $y_i \geqslant 120$，并不知道 y_i 在这个区间内具体的值。若不考虑因变量的归并情况，仍当作正常情况进行回归，则回归结果很可能出现偏误，如图 5-2 所示，样本在 $y_i \leqslant c$ 时，取值都为 c，总体回归线为 $\alpha + \beta x_i$，归并数据样本回归为 $\hat{\alpha} + \hat{\beta} x_i$。

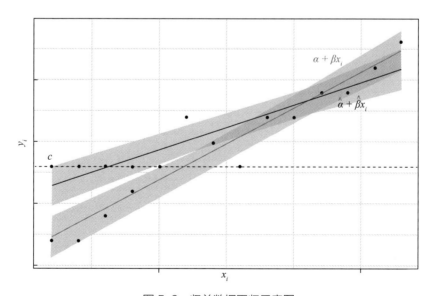

图 5-2　归并数据回归示意图

【例 5-3】本例来源于 Lan 等[6] 的研究，医院的基础设施作为提供医疗服务的前提，对医疗质量有着重要的影响。在过去的十年中，我国提出了一系列的医院基础设施投资计划，以促进欠发达地区的医疗卫生发展。本例以"医院基建"代表"医院基础设施"作为研究对象，考察不同经济发展水平区域，政府对医院基建的投资效率的变化。

本例收集了 2009—2018 年中国四川省 330 个政府投资医院建设项目的相关数据。采用主成分分析和数据包络分析相结合方法计算投资效率，并利用 Tobit 模型探讨区域经济发展与投资效率之间的关系。

5.3.2 方法原理

归并数据与断尾数据的区别是，归并数据有全部的观测数据，只是对于部分观测数据，因变量 y_i 被压缩到一个点值上，y_i 的总体分布变成了一个离散点和一个连续分布组合的混合分布（mixed distribution）。假设潜变量 $y_i^* = x_i'\beta + \varepsilon_i$，$\varepsilon_i \mid x_i \sim N(0,\sigma^2)$，$y_i^* \leqslant c$ 时，归并为 c，

即 $y_i = \begin{cases} y_i^*, & y_i^* > c \\ c, & y_i^* \leqslant c \end{cases}$。

若只使用正常观测的部分数据进行回归，即求 $\mathrm{E}(y_i \mid y_i > c, x_i)$，则等同于断尾回归。

$$
\begin{aligned}
\mathrm{E}(y_i \mid y_i > c, x_i) &= \mathrm{E}(y_i^* \mid y^* > c, x_i) \\
&= \mathrm{E}(x_i'\beta + \varepsilon_i \mid x_i'\beta + \varepsilon_i > c, x_i) \\
&= \mathrm{E}(x_i'\beta \mid x_i'\beta + \varepsilon_i > c, x_i) + \mathrm{E}(\varepsilon_i \mid x_i'\beta + \varepsilon_i > c, x_i) \quad （公式 5\text{-}8） \\
&= \mathrm{E}(x_i'\beta \mid x_i) + \mathrm{E}(\varepsilon_i \mid \varepsilon_i > c - x_i'\beta, x_i) \\
&= x_i'\beta + \sigma\lambda[(c - x_i'\beta)/\sigma]
\end{aligned}
$$

因此，仅使用这部分样本进行 OLS 回归，会忽略 x_i 的非线性项 $\sigma\lambda[(c - x_i'\beta)/\sigma]$，导致其被纳入扰动项，造成模型的内生性，得到有偏且不一致的估计。

若直接使用归并数据进行回归，即求 $\mathrm{E}(y_i \mid x_i)$：

$$
\begin{aligned}
\mathrm{E}(y_i \mid x_i) &= c.\mathrm{P}(y_i = c \mid x_i) + \mathrm{E}(y_i \mid y_i > c, x_i).\mathrm{P}(y_i > c \mid x_i) \\
&= c.[1 - \mathrm{P}(y_i > c \mid x_i)] + \mathrm{E}(y_i \mid y_i > c, x_i).\mathrm{P}(y_i > c \mid x_i)
\end{aligned}
\quad （公式 5\text{-}9）
$$

其中，$\mathrm{P}(y_i > c \mid x_i)$ 可表示为：

$$
\begin{aligned}
\mathrm{P}(y_i > c \mid x_i) &= \mathrm{P}(y_i^* > c \mid x_i) = \mathrm{P}(x_i'\beta + \varepsilon_i > c \mid x_i) \\
&= \mathrm{P}[\varepsilon_i/\sigma > (c - x_i'\beta)/\sigma \mid x_i] \quad （公式 5\text{-}10） \\
&= 1 - \Phi[(c - x_i'\beta)/\sigma]
\end{aligned}
$$

将公式 5-8 和公式 5-10 代入公式 5-9，可得：

$$
\begin{aligned}
\mathrm{E}(y_i \mid x_i) &= c.\Phi[(c - x_i'\beta)/\sigma] \\
&+ \left\{ x_i'\beta + \sigma\lambda[(c - x_i'\beta)/\sigma] \right\}.\left\{ 1 - \Phi[(c - x_i'\beta)/\sigma] \right\}
\end{aligned}
\quad （公式 5\text{-}11）
$$

可以看出，$E(y_i | x_i)$ 为 x_i 的非线性函数，因此用 OLS 对归并数据直接进行线性回归，将得到不一致的估计。

Tobin [7] 首次提出的 Tobit 模型适用于在正值上大致呈连续分布但包含一部分概率取值为零的结果变量。比如，在入户问卷调查时，部分家庭的年度医疗费用支出为零，使得医疗费用的总体分布虽然在一个很大的极值区间内，但在"0"处十分集中。若 c=0，则：

$$
\begin{aligned}
P(y_i = 0 | x_i) &= P(y_i^* \leqslant 0 | x_i) = 1 - P(y_i > 0 | x_i) \\
&= 1 - \left\{ 1 - \Phi[(-x_i'\beta) / \sigma] \right\} \\
&= 1 - \Phi[(x_i'\beta) / \sigma]
\end{aligned}
\tag{公式 5-12}
$$

在给定 x_i 下 y_i 的条件概率密度为：

$$
f(y_i | x_i) = \begin{cases}
\dfrac{1}{\sigma} \phi[(y_i - x_i'\beta) / \sigma], & y_i > 0 \\
1 - \Phi[(x_i'\beta) / \sigma], & y_i = 0
\end{cases}
\tag{公式 5-13}
$$

其中，ϕ 为标准正态分布密度函数。对于每个观测点 i 的对数似然函数为：

$$
\begin{aligned}
l_i(\beta, \sigma) &= 1(y_i = 0) \ln \left\{ 1 - \Phi[(x_i'\beta) / \sigma] \right\} \\
&\quad + 1(y_i > 0) \ln \left\{ \dfrac{1}{\sigma} \phi[(y_i - x_i'\beta) / \sigma] \right\}
\end{aligned}
\tag{公式 5-14}
$$

整个样本的对数似然函数为：

$$
\begin{aligned}
l &= \sum_{y_i | y_i = 0} \ln \left\{ 1 - \Phi[(x_i'\beta) / \sigma] \right\} \\
&\quad + \sum_{y_i | y_i > 0} \ln \left\{ \dfrac{1}{\sigma} \phi[(y_i - x_i'\beta) / \sigma] \right\}
\end{aligned}
\tag{公式 5-15}
$$

Tobit 提出用 MLE 估计该模型，该方法被称为"Tobit"或"归并回归"（censored regression）或"Type I Tobit"，模型中参数估计值都有标准误，用于求标准误的矩阵表达式很复杂。然而，Tobit 模型的 MLE 估计依赖于其潜变量 y_i^* 的正态性和方差齐性，若不满足经典线性模型的条件均值正态分布和同方差的条件，则会导致 β 和 σ 的估计不一致。因此，在使用 Tobit 模型之前，应验证其正态性和方差齐性。通常，条件矩限制（conditional moment restrictions，CMR）被用来进行模型设定检验，验证模型的正态性，称为"条件矩检验"（conditional moment test）。其验证思路为：正态分布的三阶矩为 0，四阶矩为 $3\sigma^4$，即 $E[(y_i^* - x_i'\beta)^3] = 0$ 和 $E[(y_i^* - x_i'\beta)^4 - 3\sigma^4] = 0$，可利用针对 MLE 模型的条件矩统计量进行验证 [8]。为验证方差齐性假设，可构造 LM 验证假设 [9] $\sigma_i^2 = \exp(z_i'\alpha)$ 中 $\alpha = 0$。

如果扰动项不满足正态性或方差齐性检验，则可考虑采用半参数估计，顾名思义，半参

数估计是参数和非参数估计的混合，比相应的参数模型更能得到一致的估计参数，比相应的非参数模型更能得到精确的估计。半参数模型虽然限制更低，需注意的是，若数据满足假设，参数模型可被正确设定，MLE 估计的参数模型被认为是更有效的。但半参数仍有一定限制，例如"对称修剪最小二乘"法（symmetrically censored least squares，SCLS）的估计条件是潜变量模型中干扰项对称分布，但归并使得因变量分布不对称，该方法基于对称修剪的思想，对称修剪因变量为以 $x_i'\beta$ 为中心的对称分布，使得 OLS 估计可达到一致性 [10]。SCLS 方法有一个较友好的特征，即只要误差项的真实分布是单峰且对称的，那么，存在异方差性时它也总是稳健的，并且计算相对简便。但如果数据量比较少，该方法可能会损失一定的效率。另外一种半参数方法是"最小绝对离差估计"法（censored least absolute deviations，CLAD），该方法的估计条件为潜变量的扰动项分布的中位数为 0，该模型的估计思想是：对于经典的线性回归，最小绝对离差（least absolute deviations，LAD）估计通过最小化扰动项的绝对值之和估计效应值，但在 Tobit 回归中由于因变量受到限值，需对 LAD 进行改进，对于随机变量 A，通过选择合适的 a 使其作为 A 的中位数，最小化函数 $E(|A-a|-|A|)$，Tobit 模型的 CLAD 法目标函数为 $\min_{\beta} \sum_{i=1}^{n} |y_i - \max(0, x_i'\beta)|$，如果 y_i 的中位数是 x_i 和 β 的函数，那么 y_i 的条件中位数可通过调整 $\hat{\beta}$ 来获得，使得目标函数最小化。而对于归并数据而言，若干扰项的中位数为 0，则 y_i 条件中位数 $med(y_i | x_i) = \max(0, x_i'\beta)$。CLAD 估计方法具有一致性，并且估计量具有渐进的正态分布性质，该方法对干扰项的分布要求更小，且异方差也相对稳健，但对于小样本情况，CLAD 可能会得到过大的标准差，小样本数据使用该方法时应慎重。

5.3.3　分析思路

本例首先进行了数据包络分析和主成分分析（PCA-DEA 模型），以计算基建投资的效率。然后利用 Tobit 模型探讨区域经济发展与投资效率之间的关系。

本例的输出变量数量过多，因此使用了主成分分析（PCA）提前减少产出变量的数量。在 PCA 和 DEA 的集成方法（PCA-DEA 模型）中，利用主成分分析（PCA）将原始的数量较多的产出变量替换为一组数据较少的主成分。使用这些主成分代替原始数据并不影响DEA 模型的属性。根据 Morrison [11] 提出的成分选择标准如下：首先，成分的特征值应大于1；其次，选择的成分应该解释总方差的 80% 以上。

效率的估计范围限值为［0，1］，因此通常使用 Tobit 回归估计其效应。数据包络分析（DEA）是一种非参数的效率度量方法 [12]，数值越大表示效率越高。DEA 允许同时考虑多个输入和输出，适用于测量研究所需的复杂系统的效率，本例使用 BCC 模型（DEA 模型的一种）来估计投资效率。为了方便计算，本例将技术效率分数转化为低效率分数，低效率得分的值越高，表明效率越低。

$$Inefficiency\ score = \left(\frac{1}{Technical\ effieiency\ score}\right) - 1$$

进一步构造 Tobit 模型：

$$Inefficiency_{i,t} = \beta_0 + \beta \log(GDP\,per\,capita_{i,t}) \\ + \gamma' H_{i,t} + \zeta' county_{i,t} + \varepsilon_{i,t}$$

（公式 5-16）

其中，$H_{i,t}$ 表示医院特征变量，包括医院等级（一级、二级、三级和未分级）、是否为综合医院、医院建筑面积、省中央财政投入金额、医院床位总数、万元以上设备、医务人员数量、高级职称人员比例；$county_{i,t}$ 表示区域特征变量，包括人口和城镇化率；$\varepsilon_{i,t}$ 为误差项。考虑到医院在投资前的基本情况可能影响投资的效率，投资当年的 $H_{i,t}$ 和 $county_{i,t}$ 被纳入 Tobit 模型中。

5.3.4 结果解读

表 5-5 显示了 DEA 模型中投入和产出变量的描述性统计。2009—2016 年规划建筑面积的中位数呈倒 U 型曲线，表明在医改初期基建投入受到重视，随着医改的推进，医疗投入逐渐转移了重点，而近年来医院建筑建设规模又重新受到关注。除医师每日承担病床数和县域内就诊率外，投入和产出在多数年份均为正。

表 5-5 投入和产出变量的描述性分析

变量	2009 年	2010 年	2011 年	2012 年	2013 年	2014 年	2015 年	2016 年
投入								
规划建筑面积	12 787（5 250）	10 545（6 716）	9 100（4 139）	9 500（12 720）	9 000（5 717）	8 710（14 228）	12 000（16 050）	13 500（7 559）
床位数	49.50（86）	40（95）	53（94）	48（192）	52（118）	31（73）	70（184）	32.5（79）
万元以上设备总值	340（642）	327（719）	175（999）	2 765（4 980）	764（3 040）	1 697.50（4 247）	1 015（3 035）	121.50（753）
医务人员数量	42.50（67）	21（60）	34（71）	83（157）	74（78）	79（143）	51（125）	38（56）
医务人员高级职称比例	−24.25（54）	−40.38（82）	−78.70（48）	19.89（44）	55.86（75）	41.24（121）	41.40（93）	56.94（95）
产出								
每万人门诊收入	87.61（94）	136.86（148）	91.73（327）	547.01（875）	189.32（352）	294.74（367）	247.78（600）	151.87（234）
每万人住院收入	235.24（230）	322.51（364）	428.79（772）	966.45（1 698）	360.28（662）	619.84（848）	733.89（1 033）	329.04（342）
每万人门急诊病人量	214.60（479）	514.65（821）	466.17（1 384）	910.70（1 733）	725.16（1 102）	1 053.72（1 399）	546.20（1 365）	667.70（987）
每万人住院人次	29.27（54）	50.48（65）	49.09（114）	74.40（123）	28.28（52）	50.66（79）	53.03（88）	32.64（53）
每万人手术人次	4.10（11）	5.45（13）	1.90（21）	25.41（52）	10.34（22）	15.73（26）	19.41（36）	5.46（26）

续表

变量	2009 年	2010 年	2011 年	2012 年	2013 年	2014 年	2015 年	2016 年
医师每日承担病床数	−0.09 （0.43）	−0.20 （0.46）	−0.42 （0.77）	−0.37 （0.56）	−0.42 （0.51）	−0.40 （0.51）	−0.35 （0.45）	−0.51 （0.37）
病床周转率	−2.72 （14.04）	−0.01 （11.12）	1.01 （4.77）	1.36 （4.85）	−0.20 （8.12）	0.96 （7.10）	0.87 （6.47）	0.46 （7.56）
医师每日承担就诊量	0.00 （0.96）	0.56 （1.41）	0.19 （0.85）	0.10 （1.03）	−0.23 （1.32）	−0.13 （0.92）	−0.03 （1.17）	0.03 （1.12）
县域内就诊率	0.81 （12.23）	−1.74 （12.96）	−0.31 （4.68）	−0.74 （5.91）	−1.02 （8.98）	−3.43 （8.06）	1.67 （6.88）	−2.55 （3.77）
N	56	56	51	33	27	30	37	28

注：1. 表格中的数据以中位数（四分位数间距）的形式展示。
2. 设备价值单位为万元，收入单位为千元；规划建筑面积单位为平方米。
3. 除规划建筑面积外，投入和产出的数值均以项目开始年度与两年后的数值之差的形式表示。
资料来源：LAN T, CHEN T, HU Y, et al. Governmental investments in hospital infrastructure among regions and its efficiency in China: an assessment of building construction[J]. Frontiers in Public Health, 2021(9): 719839.

在采用 DEA 之前，本例进行了主成分分析（PCA）以减少产出变量的数量。首先使用 KMO 检验和 Bartlett Spherical Detection 检测表 5-5 中列出的输出是否适合 PCA。KMO 检验的统计量为 0.952，Bartlett 球形检测的 P 值小于 0.01，验证了这些变量的主成分分析的基本原理。表 5-6 显示了 PCA 的主成分。选取特征值 > 1 的 5 个主成分，共解释总方差的 82.6%。DEA 模型采用主成分代替原始产出变量。

表 5-6　主成分分析结果

主成分	特征值	产出变量
PC 1	3.20	每万人门诊收入，每万人住院收入，每万人门急诊病人量
PC 2	2.56	每万人住院人次，每万人手术人次
PC 3	2.07	医师每日承担病床数，医师每日承担就诊量
PC 4	1.55	病床周转率
PC 5	1.07	县域内就诊率

资料来源：LAN T, CHEN T, HU Y, et al. Governmental investments in hospital infrastructure among regions and its efficiency in China: an assessment of building construction[J]. Frontiers in Public Health, 2021(9): 719839.

在 DEA 的基础上，本例进一步采用 Tobit 模型探讨区域经济发展与基建投资效率的关系。值得注意的是，表 5-7 中报告了效率得分，大多数年份的效率中位数达到 1（归并点），这也反映了 Tobit 模型的必要性。2009—2016 年人均国内生产总值中位数范围为 14 756～27 490 元，四分位数范围为 7 301～13 818 元。公立医院以二级医院居多（67.9%），其次为一级医院（25.5%）、非定级医院（4.1%）和三级医院（2.5%）。其中，综合医院占分析样本的 63.5%。省级和中央政府投资金额的中位数为 2 437 万～3 920 万元。

表 5-7　投资效率情况描述

变量	2009 年	2010 年	2011 年	2012 年	2013 年	2014 年	2015 年	2016 年
效率得分中位数	1（0.04）	0.99（0.07）	0.97（0.09）	1（0.01）	1（0.00）	1（0.00）	1（0.05）	0.99（0.05）

资料来源：LAN T, CHEN T, HU Y, et al. Governmental investments in hospital infrastructure among regions and its efficiency in China: an assessment of building construction[J]. Frontiers in Public Health, 2021(9): 719839.

表 5-8 显示了回归结果。人均 GDP 越高的区县，低效率得分越高，Tobit 模型回归系数为 0.044，且在 5% 的水平上显著。结果表明，较高的人均 GDP 地区意味着较低的投资效率。本例还报告了 OLS 回归结果，OLS 回归利用未转换的效率得分进行回归，结果也表明，人均 GDP 与投资效率呈负相关（$\beta = -0.016$，$P < 0.05$）。

表 5-8　Tobit 回归和 OLS 回归结果

变量	OLS 模型	Tobit 模型
人均 GDP	-0.016^*（0.008）	0.044^*（0.018）
人口数	-0.001（0.001）	0.004^*（0.000）
城镇化率	0.000（0.000）	-0.000（0.000）
医院等级（参照：初级）		
二级	-0.034^{***}（0.007）	0.077^{**}（0.026）
三级	-0.033^{**}（0.013）	0.072^*（0.036）
未定级	-0.015（0.011）	0.042（0.032）
是否综合医院（参照：否）		
是	0.009（0.007）	-0.015（0.015）
医院建筑面积	0.000（0.000）	0.000（0.000）
省级和中央政府投资金额	-0.000^{**}（0.000）	0.000^{***}（0.000）
医院病床总数	0.000（0.000）	-0.000（0.000）
万元以上设备总价值	0.000（0.000）	-0.000（0.000）
医务人员数量	-0.000（0.000）	0.000（0.000）
医务人员高级职称人员比例	0.001（0.002）	-0.001（0.004）
年份哑变量	控制	控制
N	318	318

注：1. GDP 为调整通货膨胀率后的 2016 年人民币。2. 在回归分析中，人均 GDP 为自然对数转换。3. 人口数单位为 10 万人；建筑面积单位为 m²；设备价值单位及省、中央投资金额单位为万元。4. 回归模型中自变量为在项目开始年份的值。5. Tobit 模型中的因变量通过低效率公式进行转换，而 OLS 模型中未进行转换。6. 括号内为稳健标准误。
* 表示 $P < 0.05$，** 表示 $P < 0.01$，*** 表示 $P < 0.001$。
资料来源：LAN T, CHEN T, HU Y, et al. Governmental investments in hospital infrastructure among regions and its efficiency in China: an assessment of building construction[J]. Frontiers in Public Health, 2021(9): 719839.

5.4 两部分模型

5.4.1 研究问题

【例 5-4】本例来源于 Pan 等的研究 [13]。中国政府在 2009 年启动了新一轮的医疗改革，以解决医疗体系中"看病难、看病贵"的主要问题，其中一项重要措施即加强社会医疗保险的覆盖。公平是社会健康保险的基本目标之一，但公平作为一个与公平正义有关的概念，很难给出准确的定义。Whitehead 总结了健康保健方面的公平定义 [14]：①在同等需要的情况下，平等获得现有保健；②在同等需要的情况下，同等利用医疗服务；③对所有人提供同等质量的保健服务。本例从"平等利用"的角度来评估健康保健的公平，研究中国城镇居民保险在不同收入群体中的利益分配，探究社会或经济上的弱势群体是否至少与非弱势群体获得相同的利益。

本例利用 2007—2011 年城市居民基本医疗保险调查的纵向数据。该数据通过多阶段抽样调查获得，在 79 个城镇居民医保试点城市抽取具有代表性的家庭。第一阶段，根据人均国内生产总值（GDP）、总人口、样本结构、地理区域、医疗费用、平均医院床位数、城镇医保平均筹资成本和平均医师数等指标，选取 9 个城市作为主要集群 [15]。抽样城市为：内蒙古自治区包头市、吉林省吉林市、浙江省绍兴市、福建省厦门市、山东省淄博市、湖南省常德市、四川省成都市、青海省西宁市和新疆维吾尔自治区乌鲁木齐市。然后将入选城市划分为社区，采用按规模大小成比例的概率抽样（probability proportionate to size sampling，PPS），在每个城市抽取 141 个社区。最后，根据地址之间的地理距离，在每个选定的社区内随机选择家庭。共入户调查 11 674 人，调查人数为 33 000 人。2007—2011 年，调查每年进行一次，共进行了 5 轮，2008 年、2009 年、2010 年和 2011 年随访率分别为 79.25%、78.45%、87.04% 和 83.34%。由于搬家、外出或拒绝调查造成的失访家庭由同一社区随机选择的家庭代替。该数据收集了个人健康状况、卫生保健利用、卫生支出、保险状况，以及各种人口特征的详细信息。

本例的分析主要基于研究期间获得城镇居民健康保险住院报销的群体（因该保险对门诊服务的保障覆盖较少），以从城镇居民保险获得的报销金额作为社会医疗报销获益的代理变量。因考虑到弱势群体的保健服务可能未得到充分利用，本例使用绝对报销金额而非报销比例作为研究变量。例如，在健康状况相似的情况下，低收入群体的患者由于承担共同支付或间接费用的能力有限，可能得不到充分的医疗服务；但是，从报销比例上看，可能与得到充分医疗服务的或本不需要此部分医疗服务的人相差无几。此外，尽管低收入群体的支付能力相对较低，但他们支付的保险费和获得的政府补贴与其他人群相同。因此，他们也应该得到至少相同数额的补偿。总之，获得偿付的绝对金额比相对值更能体现公平的概念。

5.4.2 方法原理

和 Tobit 模型一样，两部分模型又称"跨栏模型"（Hurdle model），同样适用于归并数据限值因变量的回归。上一部分内容提到，Tobit 模型的 MLE 估计（参数估计）需要潜变量的干扰项满足正态性和方差齐性的条件，若不满足，则 MLE 的估计将是有偏且不一致的。

Tobit 模型将限值因变量归并的部分和非归并的数据部分视为同一产生机制，现实情况下，此条件未必常常成立，例如，研究医疗费用支出，是否产生就诊行为和就诊行为的频率或就诊服务的选择可能意味着两个不同的决策机制 [16]。两部分模型认为可将医疗费用支出决策分为两个阶段，第一个阶段为"参与决策"（participation decision）阶段，即个体决定是否参与医疗就诊活动；第二个阶段为"数量决策"（amount decision）阶段，即决定医疗费用支出的多少。基于此，Cragg [17] 在 Tobit 模型基础上，提出了两部分模型。

两部分模型的构建思路是，假设潜变量 $y_i^* = x_i'\beta + \varepsilon_i$，若定义哑变量 d，指示是否参与的决策，$y_i^* \leq c$ 时，$d = 0$，反之 $y_i^* > c$ 时，$d = 1$。如 $d = 1$ 表示患者选择就诊，$d = 0$ 则表示选择不就诊；若 $d = 1$，可观察到 $y > c$，若 $d = 0$，则只能观察到 $y = c$。那么，对于非参与者的归并数据，只能估计其概率即 $P(d = 0 | x)$；对于参与者，可估计其条件密度函数，即 $f(y | d = 1) = P(d = 1 | x)f(y | d = 1, x)$，因此，两部分模型可表示为：

$$f(y | x) = \begin{cases} P(d = 0 | x), & y = c \\ P(d = 1 | x)f(y | d = 1, x), & y > c \end{cases} \quad \text{（公式 5-17）}$$

两部分模型通常可以分为两个步骤，假设 n 个独立分布的观测值 $(x_i, y_i), i = 1, 2 \cdots n$，$y_i \in [0, \infty)$ 为在 0 处左归并的限值因变量，两部分模型的第一部分为：

$$P(y_i = 0 | x_i) = \phi[g(x_i)] \quad \text{（公式 5-18）}$$

其中，$\phi(\cdot)$ 表示连接函数，$g(x_i)$ 表示解释变量的效应函数。通常，对于第一部分的二值选择模型，多使用全样本构建 Probit 或 Logit 模型。两部分模型的第二部分为：

$$P(y_i > 0 | x_i) = h(x_i) + u_i \quad \text{（公式 5-19）}$$

其中，$h(x_i)$ 为解释变量的效应函数，u_i 是未知分布下的随机误差。对于第二部分的模型，通常采用参与者组成的子样本进行 OLS 估计，采用对数或 Box-Cox 等非线性转换来解决异方差和偏度问题 [18]。两部分回归模型中第一部分的解释变量和第二部分的解释变量通常完全相同，但也允许不同。

对于两部分模型，假设两个部分相互独立，因此可分别进行估计。若不独立，即参与决策和数量决策存在相关性，则应采用本章第 2 部分的 Heckman 两阶段模型（样本选择模型）。两部分模型与 Heckman 两阶段模型比较相似，都将因变量分为两个部分：首先，是否参与决策，如就诊的决策；其次，数量的决策，如决定医疗费用支出多少。但与 Heckman 两阶段模型不同的是，两部分模型没有采用自选择的思想，也放松了随机误差项的正态性和方差齐性假设（对于线性回归模型，缺乏正态性和方差齐性并不会影响估计的一致性和渐近正态性，但应使用异方差稳健的标准误进行检验）。例如，认为医疗服务利用中参与决策方程（是否就诊）和数量决策方程（医疗费用支出多少）是两个相对独立的过程，因此两部分回归既避免了医疗费用支出为零时带来的偏差，同时第二部分方程中没有涉及逆米尔斯比率（IMR）这一元素，因此也规避了其与其他解释变量可能存在的线性相关而导致变量的估计结果不稳健这一问题（如前文提及的因无排他性约束变量），最终结果认为解释变量对医疗服务利用的影响是两个回归方程的边际效应之和[19]。

Leung 和 Yu 研究了类似问题[20]，他们认为在没有合理的排他性约束变量的情况下，x_i 和 IMR 这两个回归量之间的共线性是选择样本选择模型和两部分模型的决定性标准。同时还指出，这种共线性问题的存在限制了样本选择性对 IMR 系数的作用（这种检验有时被用作模型选择的标准），当 VIF 值超过 30 就应被关注。

两部分模型和样本选择模型的另一个区别在于研究立意。例如，在研究医疗费用问题时，潜在的医疗费用支出的意义是什么？对于那些被观测到医疗费用为零的人来说，在某些情况下是否有潜在的正预期费用？若不太可能有潜在的正预期费用，那么试图预测的是实际费用，而不是潜在费用，即研究感兴趣的是协变量对实际费用的影响，而不是对潜在费用的影响，这种情况下，两部分模型似乎更合适。

5.4.3　分析思路

本例的因变量"报销金额"为在零处归并的限值数据，参与城镇居民医疗保险而住院报销金额为零的人群，可能是因为没有相关住院服务的需求，也可能是具有潜在需求但因其他外在因素而未实施行为。因此，可将医疗保险报销金额的估计分为两个部分：第一部分为参与决策，即决定个人是否参与相关住院行为；第二部分为数量决策，即研究存在相关住院的情况下，影响报销金额多少的因素。

因此，为了评估城镇居民医疗保险的利益分配，本例使用两部分模型分析个人从城镇居民医疗保险中获得的利益[21,22]，可以表示为：

$$P(Reimburse_{ijt} > 0 \mid Income_{ijt}) = \phi(Income_{ijt}'\beta + X_{ijt}'\eta + City_j + Year_t + e_{itj})$$

$$\ln(Reimburse_{ijt} \mid Reimburse_{ijt} > 0, Income_{ijt}, X_{ijt})$$

$$= Income_{ijt}'\theta + Z_{ijt}'\gamma + City_j + Year_t + \varphi_{itj} \qquad （公式 5-20）$$

其中，$Reimburse_{ijt}$ 表示在城市 j 的个人 i 在年份 t 所收到的报销总额；$Income_{ijt}$ 为一组哑变量，表示个人 i 在年份 t 收入处于人群的水平（以五分位进行分段，以收入最高的一段作为参照）；参数 β 和 θ 为研究所主要关注的参数，即表示收入和报销金额的关系。

X_{ijt} 是第一部分中控制变量的向量，包括性别（参照：男性），是否为户主，年龄（和年龄的平方），婚姻状况（未婚、已婚、离异或丧偶），教育程度（小学或以下、初中、高中、大学或以上），就业状况（失业、就业、学生、退休），是否患有慢性疾病，家庭人数和去距离最近医院的时间。向量 Z_{ijt} 包含了 X_{ijt} 中除了距离最近医院的距离之外的所有变量。此外，控制了城市和年份的固定效应。

本例分别使用 Probit 模型［指定 $\phi(\cdot)$ 为标准正态分布的累积分布函数］估计第一部分方程和 GLM 模型（广义线性模型）估计第二部分方程。此外，本例使用 White 的方法[23]对所有回归进行了估计系数的方差调整。

5.4.4　结果解读

表 5-9 描述了从城镇居民医疗保险中获益的概率，以及在受益人中，按五分位数分段各收入水平人群获得补偿的绝对金额。尽管未调整混杂因素，但结果仍提示了收入水平与城镇居民医保获益之间存在潜在关联，即收入水平越高，居民医保获益越多。

平均而言，从最低收入五分位数（最贫困）到最高收入五分位数（最富有），获得医疗报销的概率分别为 61%、63%、71%、74% 和 77%，每人获得的补偿金额分别为 1 147 元、1 555 元、2 105 元、2 746 元和 3 233 元。收入最低的人群得到的补偿不足收入最高人群的三分之一。也就是说，收入较低的参保者受到了双重打击：他们获得城镇居民医保报销的可能性较低；即使他们获得了报销，得到的城镇居民医保报销金额也更少。

表 5-9　不同收入人群获得报销概率及报销金额

变量	所有样本	收入分段				
		~ 20%（最低）	20% ~ 40%	40% ~ 60%	60% ~ 80%	80% ~（最高）
获得报销的概率	69.96% （0.46）	60.75% （0.49）	61.99% （0.49）	71.6% （0.45）	72.50% （0.45）	76.88% （0.42）
报销金额（元）	2 273 （5 143）	1 169 （2 065）	1 502 （2 410）	2 135 （4 195）	2 623 （4 909）	3 219 （7 826）
n	1 561	214	271	331	360	385

注：括号内表示相应变量的标准差。
资料来源：PAN J, LEI X, LIU G G. Health insurance and health status: exploring the causal effect from a policy intervention[J]. Health Economics, 2016, 25(11): 1389–1402.

表 5-10 报告了两部分模型估计的主要结果，模型控制了城市和年份的固定效应，本例在 Probit 模型中报告了边际效应。结果表明，在其他条件不变的情况下，与最高收入组（即第五收入五分位数）相比，所有其他收入组获得补偿的可能性都较低，尽管对两个中等收入组（第三和第四收入五分位数）的估计不显著。对于两个低收入群体（即第一和第二收入五分位数），获得报销的概率分别为 10.6% 和 12.3%，低于最高收入五分位数，两者在 99% 置信区间下均具有统计学意义。此外，在获得医疗报销的人群中，收入最低的群体获得的报销金额明显较少。这些结果表明了所获得的报销收益在不同收入水平的城镇居民保险参保人群中不同。低收入群体的支付能力相对较低，但支付的都是固定费率的保费；然而，与高收入人群相比，他们从城镇居民保险中的获益却更少，尤其是对于最低收入人群。本例的研究结果清楚地显示了城镇居民医保福利分配的不平等。

除收入外，年龄是医疗费用报销的主要影响因素，年龄的影响呈现倒 U 型关系，在 80 岁达到高峰。一般来说，随着年龄的增长，人们对医疗保健的利用增加，从而导致医疗费用的增加，产生医疗报销；然而，随着年龄的进一步增长，疾病变得更加复杂，因此人们更有可能使用社会健康保险服务目录范围之外的医疗服务，这可能会导致报销索赔的减少。

表 5-10　两部分回归结果

变量	Probit 模型		GLM 模型	
	得到报销的概率		报销金额	
	β	标准误	β	标准误
收入分段（参照：最高 20%）				
较高 20%	−0.028	0.030	−0.004	0.093
中间 20%	−0.040	0.031	−0.111	0.098
较低 20%	−0.106***	0.032	−0.170	0.110
最低 20%	−0.123***	0.033	−0.344***	0.120
女性（参照：男性）	−0.004	0.025	−0.016	0.075
是否为户主（参照：否）	−0.007	0.025	0.032	0.076
年龄	−0.084**	0.041	0.426***	0.131
年龄平方	0.011***	0.004	−0.027***	0.011
婚姻状况（参照：未婚）				
已婚	0.079	0.070	−0.192	0.299
离异或丧偶	0.011	0.077	−0.307	0.310
教育水平（参照：小学或以下）				
中学	−0.020	0.027	0.137	0.091
高中	−0.010	0.035	0.147	0.113
大学或以上	−0.010	0.062	0.082	0.184
就业情况（参照：未就业）				
就业	−0.019	0.061	0.254	0.158
学生	0.081	0.104	0.202	0.398
退休	0.031	0.029	0.080	0.094
是否有慢病（参照：否）	−0.075***	0.027	−0.004	0.090
家庭人数	0.013	0.008	−0.006	0.026
去最近医院的时间（小时）	−0.070	0.052	—	—
城市哑变量	控制		控制	
年份哑变量	控制		控制	
样本量	2 759		1 122	

注：标准误校正的聚类稳健标准误；***、**、*分别表示在 1%、5%、10% 水平有统计学意义。
资料来源：PAN J, LEI X, LIU G G. Health insurance and health status: exploring the causal effect from a policy intervention[J]. Health Economics, 2016, 25(11): 1389–1402.

5.5　总结与拓展

　　本章主要介绍了不同情形的限值因变量的研究问题，为得到一致的估计，可采取的不同回归模型。首先介绍了因变量为断尾数据时所采用的断尾回归模型，接着介绍了因变量为样本选择数据时可采用的 Heckman 两阶段模型，也称为样本选择模型；最后介绍了归并数据因变量可使用的 Tobit 模型和两部分模型。

总而言之，限值因变量的总体思想为将数据"限值"的部分和"非限值"的部分分开考虑，根据数据受限的形式、提供的有效信息、分布性质的要求和两部分是否独立等条件的不同，可选择采取更适合的回归模型和估计方法。"限值"数据本质可看作一种"缺失"数据，因此所有方法均带有"弥补"的色彩，没有"完美"的方法，只有"更优"的方法，本章虽根据限值数据的类型分别介绍各模型方法，但在实际研究中应不限于只使用该类型的方法。同时，近年来限值因变量的模型形式和估计手段也在不断创新，如 Tobit 模型从最初的结构式模型扩展到时间序列模型、面板数据模型、工具变量 Tobit 以及非参数模型等形式，但无论 Tobit 模型的结构形式如何变化，现有的估计方法基本上都是在 Heckman 两步法的基础上扩展的，总体的估计思路万变不离其宗。因此，读者可以在了解这些经典方法的内涵思路的基础上，进一步根据自身研究问题的需要，选择最适合估计研究效应的经典或创新方法。

（陈婷）

参考文献

[1] 蔡苗，陶红兵，LIU E，等. 市场竞争对医院技术效率的影响：基于河南省和江苏省的实证研究 [J]. 中国医院管理，2017，37（06）：22–24.

[2] KNEIP A, SIMAR L, WILSON P W. A computationally efficient, consistent bootstrap for inference with non-parametric DEA estimators[J]. Computation Economics, 2011, 38(3): 483–515.

[3] 何彬，范硕. 中国大学科技成果转化效率演变与影响因素：基于 Bootstrap-DEA 方法和面板 Tobit 模型的分析 [J]. 科学学与科学技术管理，2013，34（10）：85–94.

[4] HECKMAN J J. Sample selection bias as a specification error[J]. Econometrica, 1979, 47(1): 153–161.

[5] MROZ T A. The sensitivity of an empirical model of married women's hours of work to economic and statistical assumptions[J]. Econometrica, 1987, 55(4):765–799.

[6] LAN T, CHEN T, HU Y, et al. Governmental investments in hospital infrastructure among regions and its efficiency in China: an assessment of building construction[J]. Frontiers in Public Health, 2021(9): 719839.

[7] TOBIN J. Estimation of Relationships for Limited Dependent Variables[J]. Econometrica, 1958, 26(1):24–36.

[8] SKEELS C L, VELLA F. A Monte Carlo investigation of the sampling behavior of conditional moment tests in Tobit and Probit models[J]. Journal of Econometrics, 1999, 92(2): 275–294.

[9] CAMERON A C, TRIVEDI P K. Microeconometrics using Stata[M]. College Station, TX: Stata Press, 2010.

[10] POWELL J L. Symmetrically trimmed least squares estimation for Tobit models[J]. Econometrica, 1986, 54(6): 1435–1460.

[11] MORRISON D F. Multivariate Statistical Methods[M]. New York: McGraw-Hill, 1976.

[12] HOLLINGSWORTH B. Non-parametric and parametric applications measuring efficiency in health care[J]. Health Care Management Science, 2003, 6(4): 203–218.

[13] PAN J, TIAN S, ZHOU Q, et al. Benefit distribution of social health insurance: evidence from China's urban resident basic medical insurance[J]. Health Policy and Planning, 2016, 31(7): 853–859.

[14] WHITEHEAD M. The concepts and principles of equity and health[J]. International Journal of Health Services, 1992, 22(3): 429–445.

[15] PAN J, LEI X, LIU G G. Health insurance and health status: exploring the causal effect from a policy intervention[J]. Health Economics, 2016, 25(11): 1389–1402.

[16] POHLMEIER W, ULRICH V. An econometric model of the two-part decision-making process in the demand for health care[J]. The Journal of Human Resources, 1995, 30(2), 339–361.

[17] CRAGG J G. Some statistical models for limited dependent variables with application to the demand for durable goods[J]. Econometrica, 1971, 39(5), 829–844.

[18] TIAN L, HUANG J. A two-part model for censored medical cost data[J]. Statistics in Medicine, 2007, 26(23): 4273–4292.

[19] 马霞，蒲红霞. 三大医疗保险制度对医疗服务需求的影响——基于两部分模型和分位数回归的经验研究［J］. 当代经济管理，2016，38（03）：85–92.

[20] LEUNG S F, YU S. On the choice between sample selection and two-part models[J]. Journal of Econometrics, 1996, 72(1/2): 197–229.

[21] DUAN N. Smearing estimate: a nonparametric retransformation method[J]. Journal of the American Statistical Association, 1983, 78(383): 605–610.

[22] DIEHR P, YANEZ D, ASH A, et al. Methods for analyzing health care utilization and costs[J]. Annual Review of Public Health, 1999, 20(1): 125–144.

[23] WHITE H. A heteroskedasticity-consistent covariance matrix estimator and a direct test for heteroskedasticity[J]. Econometrica, 1980, 48(4): 817–838.

2

核心篇

第6章 匹配方法

匹配法是当前在非实验环境下评估政策效应和减少选择偏倚最常用的方法之一。匹配法有很多优点，例如可以利用匹配方法为处理组找到一个特征相似的控制组，从而更好地评估组间的差异或政策的效应；可以采用多种匹配方法进行结果稳健性检验。在所有匹配的方法中，倾向性得分匹配方法（propensity score matching，PSM）和广义精确匹配方法（coarsened exact matching，CEM）运用最广泛，因此本章重点介绍这两种匹配方法。

6.1 倾向性得分匹配方法

6.1.1 研究问题

为了比较公立医院和社会办医院之间医疗服务质量的差异，研究选择心力衰竭作为代表性疾病，以院内死亡率作为医疗服务质量评价指标展开分析。但是，公立医院和社会办医院入院患者特征存在较大差异（表6-1），而不同医院入院患者特征差异可能影响医疗质量，造成选择偏倚和模型估计的偏倚。因此，如何减少公立医院和社会办医院之间患者特征的差异，从而减少选择偏倚对结果的影响，成为本研究的关注焦点。为了回答这个问题，需要采用匹配的方法增加公立医院和社会办医院患者的可比性，在匹配的基础上再进行回归，比较不同医院之间医疗服务质量的差异。

表6-1 不同医院入院病人基本信息之间的差异

变量	总人数 （$n=9\,030$）	公立医院 （$n=7\,815$）	社会办医院 （$n=1\,215$）	P值
年龄/岁	72.16（12.04）	72.34（11.57）	70.98（14.65）	0.002
性别				
男性	4 283（47.43）	3 687（47.18）	596（49.05）	0.235
女性	4 747（52.57）	4 128（52.82）	619（50.95）	
医疗保险				
城镇职工医保	2 146（23.77）	1 688（21.60）	458（37.70）	< 0.001
城镇居民医保	3 107（34.41）	2 684（34.34）	423（34.81）	
新农合	2 435（26.97）	2 261（28.93）	174（14.32）	
其他	1 342（14.86）	1 182（15.12）	160（13.17）	
Charlson分数	1.67（1.46）	1.59（1.42）	2.19（1.60）	< 0.001

续表

变量	总人数 （$n = 9\,030$）	公立医院 （$n = 7\,815$）	社会办医院 （$n = 1\,215$）	P 值
是否手术				
否	8 764（97.05）	7 600（97.25）	1 164（95.80）	0.007
是	266（2.95）	215（2.75）	51（4.20）	
职业情况				
公务员	337（3.73）	325（4.16）	12（0.99）	< 0.001
工人	91（1.01）	73（0.93）	18（1.48）	
农民	4 280（47.40）	3 930（50.29）	350（28.81）	
自由职业者	196（2.17）	113（1.45）	83（6.83）	
失业 / 无业	249（2.76）	191（2.44）	58（4.77）	
退休	809（8.96）	614（7.86）	195（16.05）	
其他	3 068（33.98）	2 569（32.87）	499（41.07）	

资料来源 [1]：薛清萍. 基于四川省多源、多水平、时空数据评估社会办医院发展对医疗服务提供、利用和体系的影响［D］. 成都：四川大学，2021.

6.1.2 方法原理

倾向性得分（propensity score，PS）这一概念最早由 Rosenbaum 和 Rubin [2] 提出，他们指出倾向性得分在利用观察数据开展因果推断研究中具有重要作用。倾向性得分是综合研究对象的所有特征的函数，将数据进行降维（多维降为一维），从而能最大化地概括所有观察协变量之间共同作用的结果。再通过匹配处理组和控制组之间相近或者相似的倾向性得分，使处理组和控制组之间特征基本达到均衡，达到处理组和控制组之间可比，控制选择偏倚。因此，对于社会科学或人群调查中普遍存在的选择偏误问题，一般可以通过倾向性评分得到较好的控制。

从微观层面来说，就是比较同一个个体 i 参加处理组（$T_i = 1$）的结果（Y_{1i}）与参加控制组（$T_i = 0$）的结果（Y_{0i}）的差值。但是，在实际的观察性研究中，只能观察个体的一种结果，而不能同时观察到个体在两种状态下的情况，即 $E[Y_{1i} \mid D_i = 1]$ 是实际可以观测到的结果，而 $E[Y_{0i} \mid D_i = 1]$ 是实际中不可观测到的结果。通常来说，如果是完全随机试验，那么每个个体将随机分配到处理组和控制组中，从而可能位于控制组的另一群体能够代表处理组中个体的"反事实"状态。即：

$$E[Y_{1i} \mid T_i = 1] = E[Y_{1i} \mid T_i = 0] \qquad （公式 6-1）$$

$$E[Y_{0i} \mid T_i = 1] = E[Y_{0i} \mid T_i = 0] \qquad （公式 6-2）$$

但是，在观察性研究中，个体进入处理组和控制组往往不是随机化的，而是有一定自我选择的结果，通常与某些特定的协变量 X_i 相关，从而造成选择偏倚。为了减少选择偏倚，可以通过"事后随机化"从而控制相关协变量的影响。因此倾向性得分匹配需要满足，在给定观测协变量向量 X_i 的条件下，每个个体 i 是否进入处理组与事件发生的结局独立，即：

$(Y_{0i}, Y_{1i}) \perp T_i | X_i$。

但考虑 X_i 通常包含一系列协变量，直接控制 X_i 维度较多，通常计算倾向性得分值降维，实现"事后随机化"，减少选择偏倚，即：

$$E[Y_{1i} | T_i = 1, P(X_i)] = E[Y_{1i} | T_i = 0, P(X_i)] \qquad （公式 6-3）$$

$$E[Y_{0i} | T_i = 1, P(X_i)] = E[Y_{0i} | T_i = 0, P(X_i)] \qquad （公式 6-4）$$

最终，计算平均处理效应（average treatment effect for the treated，ATT），估计处理组和控制组之间的差异，如下：

$$\begin{aligned}
ATT &= E[Y_{1i} - Y_{0i} | T_i = 1] \\
&= E\{E[Y_{1i} - Y_{0i} | T_i = 1, P(X_i)]\} \\
&= E\{E[Y_{1i} | T_i = 1, P(X_i)] - E[Y_{0i} | T_i = 1, P(X_i)] | T_i = 1\} \\
&= E\{E[Y_{1i} | T_i = 1, P(X_i)] - E[Y_{0i} | T_i = 0, P(X_i)] | T_i = 1\}
\end{aligned} \qquad （公式 6-5）$$

（1）倾向性得分匹配的一般步骤

第一步：确定协变量。寻找最佳的条件变量或协变量，这些变量疑似导致了处理组和控制组之间的不平衡。倾向性得分匹配使用的前提是满足条件独立假设，即要求在控制协变量之后，结果与是否进入处理组无关。因此，协变量的选择非常关键，如果遗漏关键的协变量会导致倾向性得分选择不准确，造成结果偏倚。根据既往的经验，协变量应结合文献、专业知识和理论条件多方面选择。

第二步：计算倾向得分。倾向得分定义，是给定观测协变量向量 X_i 的条件下，计算每个成员 i 被分配到某一特定处理组（$T_i = 1$）而不是非处理组（$T_i = 0$）的条件概率。

$$P(x_i) = P(T_i = 1 | X_i = x_i) \qquad （公式 6-6）$$

倾向值得分在匹配中的优点是通过对协变量的维度进行简化，成为单维度的值，它能概括向量 x_i 的信息，有利于后期匹配。通常来说，多种方法可以应用计算观测的协变量进入处理组的条件概率，包括 logistic 回归、Probit 回归，以及分类回归树等机器学习方法。其中，鉴于 logistic 回归是最常见、最主要的方法，本部分主要以二分类 logistic 回归为例进行介绍。

考虑目标结局为二分类，即处理组或控制组，因此为了计算进入处理组的条件概率采用二分类变量 logistic 回归进行估计。通过选定的协变量构建 logistic 回归模型，T_i 表示二分类干预的状态，x_i 表示协变量的向量，β_i 表示协变量回归参数，公式如下：

$$\text{logit}(p_i) = \alpha + x_i \beta_i \qquad （公式 6-7）$$

根据 logistic 回归结果，计算每个个体进入处理组的条件概率值。

$$P(T_i | X_i = x_i) = E(T_i) = \frac{e^{x_i \beta_i}}{1 + e^{x_i \beta_i}} \qquad （公式 6-8）$$

其中，模型估计采用最大似然估计量，最后得到条件概率值为倾向性得分值。

第三步：确定匹配方法。在估计得到倾向性评分值之后，通过倾向性评分值来匹配处理组和控制组的研究对象。常见的匹配算法包括最近邻匹配法、卡尺匹配法、分层匹配法、核匹配以及马氏距离匹配法。

1）最近邻匹配法：最近邻匹配法是倾向性评分匹配最常用的方法，其中 P_i 和 P_j 分别表示处理组和控制组的倾向值得分，当所有个体中倾向值之差的绝对值为所有可能匹配最小时，对于每个 i，如果找到单个的 j 进行匹配，就称为最近邻匹配或者 1：1 匹配。如果对于每个 i，找到 n 个成员进行匹配，那么匹配为 1：n 匹配。

2）卡尺匹配法：卡尺匹配法通常是在最近邻匹配法的基础上设定卡尺值，只有控制组和处理组观察对象的倾向性得分之差在卡尺值范围内才能进行匹配，所以卡尺匹配法首先需要选定卡尺的范围，或匹配的容忍度。该方法有效解决了最近邻匹配存在的问题，但是也可能导致大量不在卡尺范围内的对象被删除。

3）分层匹配法：分层匹配是指根据某个重要的变量，将处理组和控制组划分为不同的层，分别计算每层的倾向性得分值，进行匹配。匹配之后再将数据进行合并，从而能更好地保证两组研究人员中该变量的分布是一致的。

4）核匹配法：核匹配法为非参数方法，对每个处理组个体，利用所有控制组个体的倾向性评分和结局变量的信息，以倾向性评分的差距为权重，计算加权后的控制组个体效应值，作为该干预个体的"反事实"匹配对象。核匹配法类似于常数项回归，假设 P_i 是干预个体的倾向性评分，P_j 是控制组个体 j 的倾向性得分，核匹配法的权重可表示如下：

$$w(i,j)_{KM} = \frac{K\left(\dfrac{P_j - P_i}{a_n}\right)}{\sum_{k \in C} K\left(\dfrac{P_j - P_i}{a_n}\right)} \qquad （公式6-9）$$

其中，$K\left(\dfrac{P_j - P_i}{a_n}\right)$ 表示和函数，a_n 表示带宽函数。核匹配的方法能比较好地避免两组出现评分分布重叠范围较小的问题，从而稳定性较好。

5）马氏距离匹配法：马氏距离匹配法在倾向值匹配之前就已经提出，表示在 n 维的空间中两个点之间的协方差距离，不受量纲的影响，还可以排除变量之间的相关性干扰。运用该方法，首先需要随机排列所有研究对象，然后计算每个处理组成员与所有控制组成员之间的距离，处理组成员 i 与控制组成员 j 之间的距离 $d(i,j)$ 用马氏距离表示。

$$d(i,j) = (u-v)^T C^{-1}(u-v) \qquad （公式6-10）$$

其中，u 和 v 分别代表处理组和控制组成员匹配所取变量值，而 C 表示来自整个控制组成员集合的匹配变量的样本协方差矩阵。其中最小距离 $d(i,j)$ 的非处理组成员 j 被选取作为处理组成员 i 的匹配。倾向性得分和马氏距离结合后可增加个别重点变量的平衡能力。但是此方法在实现过程中计算较为复杂，且数量过多时也不适用。

第四步：协变量均衡性诊断。作为观察性研究，即使采用倾向性得分匹配之后，依然不能保证处理组和控制组之间变量的均衡性。因此，在对调查对象进行倾向值评分匹配之后，需要再次检验协变量是否达到均衡一致。采用标准化均数差（standardized mean difference，SMD）评价倾向性得分匹配的效果，其值越接近0效果越好，通常 SMD < 0.1 被认为可比性较高 [3]。

$$SMD = \frac{\overline{X}_1 - \overline{X}_2}{\sqrt{\left(S_1^2 + S_2^2\right)/2}}$$ （公式6-11）

第五步：计算平均处理效应。倾向得分匹配法最终目标是估计处理效应。因此，在倾向性得分匹配中，可以通过计算个体 i 在参与状态下的观测结果与其匹配的反事实的差值，来衡量其平均处理效应（公式6-5）。

（2）倾向性得分匹配的运用条件

条件一：条件独立性。条件独立性指观察对象对干预的选择只受到考虑协变量的影响。同时，其中倾向性评分匹配需要满足，在给定观测协变量向量 x_i 的条件下，每个个体 i 是否进入处理组与时间发生的结局独立，即：$(Y_{0i}, Y_{1i}) \perp T_i \mid X_i$。但是，条件独立性是一种假设，而非可以直接检验的标准，与研究项目自身特征有关，和选的协变量非常相关。

条件二：组间倾向性得分分布具有足够大的重叠区间。倾向性得分匹配主要根据处理组和控制组之间的倾向性匹配进行匹配，只有样本量足够多而且协变量取值相近，才能使两组的评分分布存在较大的重叠空间。经倾向性得分匹配后，未在重叠区域的数据将被删除。若不删除这些数据可能增加抽样偏倚，对结果估计产生影响。

6.1.3　分析思路

由表6-1可知，公立医院和社会办医院的患者特征存在较大差异。其中标准化均数差和经验累积密度函数均数离0越近表示组间越均衡，而离0越远表示组间越不均衡。结果显示，不同组间的均衡性较差，多个指标 SMD 超过 0.1（表6-2）。因此，在进行不同所有制医院之间医疗质量比较之前，应首先采用倾向性得分匹配的方法，对公立医院和社会办医院患者特征进行匹配，从而减少选择偏倚，增加组间可比性。

表6-2　社会办医院和公立医院入院病人基本情况均衡性比较

变量	社会办医院	公立医院	标准化均数差	经验累积密度函数均数	经验累积密度函数最大值
总体差异	0.19	0.13	0.56	0.19	0.27
年龄 / 岁	70.98	72.34	−0.09	0.03	0.07
性别					
男	0.49	0.47	0.04	0.02	0.02
女	0.51	0.53	−0.04	0.02	0.02

续表

变量	社会办医院	公立医院	标准化均数差	经验累积密度函数均数	经验累积密度函数最大值
医疗保险					
城镇职工医保	0.38	0.22	0.33	0.16	0.16
城镇居民医保	0.35	0.34	0.01	0.00	0.00
新农合	0.14	0.29	−0.42	0.15	0.15
其他	0.13	0.15	−0.06	0.02	0.02
Charlson 分数	2.19	1.59	0.37	0.05	0.21
是否手术					
否	0.96	0.97	−0.07	0.01	0.01
是	0.04	0.03	0.07	0.01	0.01
职业情况					
公务员	0.01	0.04	−0.32	0.03	0.03
工人	0.01	0.01	0.05	0.01	0.01
农民	0.29	0.50	−0.47	0.21	0.21
自由职业者	0.07	0.01	0.21	0.05	0.05
失业/无业	0.05	0.02	0.11	0.02	0.02
退休	0.16	0.08	0.22	0.08	0.08
其他	0.41	0.33	0.17	0.08	0.08

资料来源：薛清萍. 基于四川省多源、多水平、时空数据评估社会办医院发展对医疗服务提供、利用和体系的影响［D］. 成都：四川大学，2021.

6.1.4　结果解读

为了减少公立医院和社会办医院入院患者之间基本信息的异质性，采用 PSM 中最近邻匹配法（1∶1）进行匹配，匹配结果见表 6-3。可以发现，其中共匹配 1 215 名调查对象，其中公立医院未匹配的调查对象为 6 600 名。

表 6-3　公立医院和社会办医院匹配结果

特征	公立医院	社会办医院
全部观察单位	7 815	1 215
匹配观察单位	1 215	1 215
未匹配观察单位	6 600	0

资料来源：薛清萍. 基于四川省多源、多水平、时空数据评估社会办医院发展对医疗服务提供、利用和体系的影响［D］. 成都：四川大学，2021.

分析匹配后协变量的均衡性检验，发现与表 6-2 的结果相比，组间均衡性有了较大改善。标准化均数差和经验累积密度函数均数均接近 0，表示匹配效果较好（表 6-4）。同时，根据绘制的散点图发现，匹配后公立医院和社会办医院倾向性得分值的分布较为一致（图 6-1）。通过单因素 t 检验和卡方检验发现，除了年龄以外，患者的其他特征在公立医院和社会办医院之间不存在统计学差异（表 6-5），提示总体的均衡性得到了较大改善。

表 6-4 匹配后公立医院和社会办医患者特征均衡性比较

变量	社会办医院	公立医院	标准化均数差	经验累积密度函数均数	经验累积密度函数最大值
总体差异	0.19	0.19	0.04	0.00	0.03
年龄 / 岁	70.98	72.26	−0.09	0.03	0.06
性别					
男	0.49	0.47	0.03	0.02	0.02
女	0.51	0.53	−0.03	0.02	0.02
医疗保险					
城镇职工医保	0.38	0.36	0.03	0.02	0.02
城镇居民医保	0.35	0.37	−0.04	0.02	0.02
新农合	0.14	0.15	−0.01	0.00	0.00
其他	0.13	0.13	0.02	0.01	0.01
Charlson 分数	2.19	2.22	−0.02	0.01	0.05
是否手术					
否	0.96	0.96	−0.03	0.01	0.01
是	0.04	0.04	0.03	0.01	0.01
职业情况					
公务员	0.01	0.01	0.02	0.00	0.00
工人	0.01	0.01	0.01	0.00	0.00
农民	0.29	0.28	0.02	0.01	0.01
自由职业者	0.07	0.06	0.03	0.01	0.01
失业 / 无业	0.05	0.04	0.02	0.00	0.00
退休	0.16	0.16	0.00	0.00	0.00
其他	0.41	0.43	−0.05	0.02	0.02

资料来源：薛清萍. 基于四川省多源、多水平、时空数据评估社会办医院发展对医疗服务提供、利用和体系的影响 [D]. 成都：四川大学, 2021.

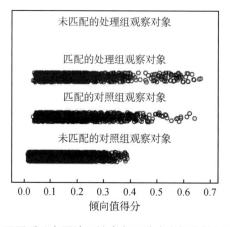

图 6-1 匹配后公立医院和社会办医院患者倾向性得分值分布

表6-5 匹配后公立医院和社会办医院患者特征比较

变量	总人数 （ $n = 2\,430$ ）	公立医院 （ $n = 1\,215$ ）	社会办医院 （ $n = 1\,215$ ）	P 值
年龄 / 岁	71.62（13.28）	72.26（11.73）	70.98（14.65）	0.02
性别				
男	1 173（48.27）	577（47.49）	596（49.05）	0.47
女	1 257（51.73）	638（52.51）	619（50.95）	
医疗保险				
城镇职工医保	897（36.91）	439（36.13）	458（37.70）	0.75
城镇居民医保	867（35.68）	444（36.54）	423（34.81）	
新农合	354（14.57）	180（14.81）	174（14.32）	
其他	312（12.84）	152（12.51）	160（13.17）	
Charlson 分数	2.21（1.69）	2.22（1.78）	2.19（1.60）	0.65
是否手术				
否	2 335（96.09）	1 171（96.38）	1 164（95.80）	0.53
是	95（3.91）	44（3.62）	51（4.20）	
职业情况				
公务员	21（0.86）	9（0.74）	12（0.99）	0.90
工人	35（1.44）	17（1.40）	18（1.48）	
农民	690（28.40）	340（27.98）	350（28.81）	
自由职业者	156（6.42）	73（6.01）	83（6.83）	
失业 / 无业	112（4.61）	54（4.44）	58（4.77）	
退休	389（16.01）	194（15.97）	195（16.05）	
其他	1 027（42.26）	528（43.46）	499（41.07）	

资料来源：薛清萍. 基于四川省多源、多水平、时空数据评估社会办医院发展对医疗服务提供、利用和体系的影响［D］. 成都：四川大学，2021.

6.2　广义精确匹配方法

6.2.1　研究问题

为了更好地与 PSM 方法进行对比，本方法同样采用 6.1.1 的研究问题展开说明。

6.2.2　方法原理

广义精确匹配方法（coarsened exact matching，CEM）由 Iacus 等人提出，在一定程度上能克服 PSM 的不足（如：较大模型依赖性，可能增加不平衡性），是半参数匹配方法中一种典型的匹配方法[4,5]。CEM 的基本思想是先对变量进行"粗化"，通过重新编码减少多种协变量分层，在此基础上，通过精确匹配算法对所有粗化的变量进行处理，确定匹配的样本，并计算相应权重[6]。

（1）CEM 的一般步骤

第一步：复制所有协变量 X_i，标记为 X_i^*。与 PSM 的第一步类似，根据专业知识、文献回顾等方法确定最佳的协变量集，选择所有相关的协变量 X_i，并复制标记为 X_i^*。

第二步：所有协变量 X_i^* 进行粗化。对所有协变量 X_i^* 粗化通常是指将变量根据其特征进行粗化分类。具体来说，根据研究目的、文献、国际标准或者研究者专业知识，选择对每个 X_i^* 粗化分组值。通常将一个变量根据特定的粗化分组值分为 n 类，无论是定量变量还是定性变量。

对于连续性的连续变量，其取值的极差为：$R_j = \max_{i=1,\ldots,n} X_{ij} - \min_{i=1,\ldots,n} X_{ij}$。在这个区间里，根据专业知识选择多个粗化分组值 ϵ_j，如何确定这个分组值的大小需要根据实际情况确定。粗化分组越多，匹配越精确，但是能匹配上的样本将减少；而粗化的分组越少，能匹配上的样本增加，但是匹配精确度下降。如：年龄（20 ~ 85 岁）作为重要的协变量，根据研究目的拟考虑三种分组方式：①每 5 岁进行分组；②每 10 岁进行分组；③根据青年、中年、老年进行分组。根据不同的分析组方式，分组后匹配的精确度是① > ② > ③，但是能匹配上的样本数③ > ② > ①。因此，在考虑粗化分类方式时，需要结合研究目的和专业知识。

对于分类变量，通常情况下可以直接根据变量原始的分类作为粗化分组值进行分类，当然也可以根据实际情况进行进一步合并整理。如：民族作为重要的协变量，可以有汉族、回族、藏族、维吾尔族等，但是如果研究中大部分为汉族，少有其他民族，则可以将其他民族进行合并，粗化分组为汉族和其他民族。

CEM 的效果受到粗化方式的影响，粗化越合理、越细致，匹配的效果越好。同时，可以通过多种粗化方式进行比较，从而选择最优的粗化方式。

第三步：根据粗化变量分层进行匹配。根据每个协变量粗化分组进行分层，在每层中采用精确匹配的算法在处理组和控制组每层中进行匹配，判断每层中是否同时存在处理组和控制组，如果存在，则保留该层及其样本；如果每层中只有处理组或者控制组，那么删除该层。最终，通过保留的 X_i^* 在原始数据集找到对应的 X_i，得到最终的匹配结果。

第四步：计算匹配权重。在对协变量进行粗化后，根据每个协变量粗化的结果建立多层，$s \in S$，最终保留的分层至少有一个控制组和一个处理组。假设 T^s 表示在第 s 层处理组的观察数量，$m_T^s = \#T^s$；C^s 表示第 s 层中控制组的观察数量 $m_C^s = \#C^s$。那么在匹配之后，每个层中选择相应的处理组和控制组的观察数量分别为：$m_T = \cup_{s \in S} m_T^s$ 和 $m_C = \cup_{s \in S} m_C^s$。因此，每一个个体 i 在第 s 层进行匹配后，其 CEM 每个个体的权重为：

$$\begin{cases} w_i = 1 & \text{if } i \in T^s \\ w_i = \dfrac{m_C}{m_T} \times \dfrac{m_T^s}{m_C^s} & \text{if } i \in C^s \end{cases} \qquad \text{（公式 6-12）}$$

其中，没有配对的个体的权重均为 $w_i = 0$。在后续的分析中，所有的权重均需要纳入考虑。

（2）CEM 的优势

优势一：CEM 能够更有效消除两组间的不平衡性。CEM 的原理确定了其不平衡性不会上升，保证了匹配的有效性。因此，CEM 在粗化分组时，已经确定不平衡性的上限，在匹配时不平衡性不会上升。而 PSM 由于是通过降维匹配，可能造成不平衡性增加。

优势二：CEM 能很大程度上降低模型的依赖性。由于 PSM 通常通过构建分类模型，如利用 logistic 回归构建回归模型，通过降维方式计算倾向性得分值，但是很大程度依赖模型的设定。同时，logistic 模型会受到是否引入交互项、非线性关系等影响。而 CEM 主要通过粗化协变量分组，采用分层的方式进行匹配，可以消除处理组和控制组之间的不平衡性，同时能考虑协变量之间的交互、非线性等问题，从而对模型的依赖性较低，可以在较低的模型依赖下做出更可信的因果推断。

优势三：CEM 更加符合"一致性原则"。PSM 主要通过采用构建模型降维生成倾向性得分，再利用距离函数进行匹配，而 CEM 是基于原始协变量进行的匹配，从而更加符合因果推断的原则。

优势四：CEM 无须考虑共同支撑假设。PSM 方法要求处理组和控制组之间的倾向性得分之间有一定的重叠，否则无法进行匹配。但 CEM 是根据原始值的粗化分组进行分层匹配，因而不必考虑共同支撑假设。

优势五：最大限度保留样本。CEM 在匹配过程中或产生权重，从而能最大程度地保留原有检测值。

6.2.3　分析思路

考虑两种方法的比较，分析思路与"6.1.6 分析思路"一致。考虑公立医院和社会办医院之间患者疾病特征的不均衡性。因此，采用 CEM 匹配方法进行匹配，从而减少组间不均衡性，减少选择偏倚。

6.2.4　结果解读

为了减少公立医院和社会办医院入院患者之间基本信息的异质性，采用 CEM 匹配法进行匹配，匹配结果如表 6-6。可以发现，其中公立医院匹配 4 712 名患者，社会办医院匹配924 名患者。

表 6-6　公立医院和社会办医院 CEM 匹配结果

特征	公立医院	社会办医院
全部观察单位	7 815	1 215
匹配观察单位	4 712	924
未匹配观察单位	3 103	291

资料来源：薛清萍. 基于四川省多源、多水平、时空数据评估社会办医院发展对医疗服务提供、利用和体系的影响［D］. 成都：四川大学，2021.

通过标准化均数差和经验累积密度函数均数进行比较，发现标准化均数差和经验累积密度函数均数均有较大的提高，所有指标的值均基本等于 0，表示匹配效果好。与 PSM 匹配之后的 SDM 值相比较，CEM 匹配之后的效果明显优于 PSM，CEM 匹配的结果 SDM 值均低于 PSM 匹配的 SDM 值（表 6-7）。通常来说，现有研究提示 CEM 匹配后，可不做事后匹配平衡性检验[5,6]。

表 6-7　匹配后公立医院和社会办医院患者特征均衡性比较

变量	社会办医院	公立医院	标准化均数差	经验累积密度函数均数	经验累积密度函数最大值
年龄 / 岁	73.73	73.72	0.00	0.00	0.01
性别					
男	0.48	0.48	0.00	0.00	0.00
女	0.52	0.52	0.00	0.00	0.00
医疗保险					
城镇职工医保	0.33	0.33	0.00	0.00	0.00
城镇居民医保	0.39	0.39	0.00	0.00	0.00
新农合	0.16	0.16	0.00	0.00	0.00
其他	0.12	0.12	0.00	0.00	0.00
Charlson 分数	1.87	1.87	0.00	0.00	0.00
是否手术					
否	0.99	0.99	0.00	0.00	0.00
是	0.01	0.01	0.00	0.00	0.00
职业情况					
公务员	0.01	0.01	0.00	0.00	0.00
工人	0.01	0.01	0.00	0.00	0.00
农民	0.34	0.34	0.00	0.00	0.00
自由职业者	0.01	0.01	0.00	0.00	0.00
失业 / 无业	0.03	0.03	0.00	0.00	0.00
退休	0.15	0.15	0.00	0.00	0.00
其他	0.45	0.45	0.00	0.00	0.00

资料来源：薛清萍. 基于四川省多源、多水平、时空数据评估社会办医院发展对医疗服务提供、利用和体系的影响［D］. 成都：四川大学，2021.

6.3　总结与拓展

匹配法作为改善组间均衡性的一种重要方法，广泛应用于政策效果评估，无论 PSM 还是 CEM 匹配方法，均能达到较好的匹配效果。在实际运用过程中，为了体现结果的稳健性，通常采用多种方法进行匹配，比较不同方法结果是否存在差异。

其他常见匹配方法：

遗传匹配，根据每个变量的相对重要性对其加权来获取最佳的自变量平衡，也是目前常用的一种匹配方法。遗传匹配利用遗传算法（genetic algorithm）搜索一系列距离度量，通过最小化损失函数，找到使得自变量均衡性最高的加权矩阵。利用得到的最优权重后，与 PSM 一样，可采用多种匹配策略进行匹配[7]。同时，Mebane 和 Sekhon[8] 提供了详细的 R 代码供参考。

机器学习算法在倾向性得分匹配中的运用。随着机器学习算法的不断发展，机器学习中有监督学习算法也开始代替传统的 logistic 回归计算倾向得分值，如 Linden 和 Yarnold 结合最佳判别分析（optimal discriminant analysis，ODA）和匹配算法[9]，得到基于 ODA 的 1∶1 匹配方法；Westreic 等[10] 提出分类树、支持向量机、神经网络、元分类器等分类算法与匹配算法结合，完成倾向得分匹配。

（薛清萍）

参考文献

[1]　薛清萍. 基于四川省多源、多水平、时空数据评估社会办医院发展对医疗服务提供、利用和体系的影响［D］. 成都：四川大学，2021.

[2]　ROSENBAUM P R, RUBIN D B. The central role of the propensity score in observational studies for causal effects[J]. Biometrika, 1983, 70(1): 41–55.

[3]　ZHANG Z, KIM H J, LONJON G, et al. Balance diagnostics after propensity score matching[J]. Annals of Translational Medicine, 2019, 7(1): 16.

[4]　IACUS S, KING G, PORRO G. Cem: Software for Coarsened Exact Matching[J]. Journal of Statistical Software, 2009, 30(9): 1–27.

[5]　IACUS S M, KING G, PORRO G. Causal Inference without Balance Checking: Coarsened Exact Matching[J]. Political Analysis, 2012, 20(1): 1–24.

[6]　BLACKWELL M, IACUS S, KING G, et al. Cem: Coarsened Exact Matching in Stata[J]. The Stata Journal, 2009, 9(4): 524–546.

[7]　DIAMOND A, SEKHON J S. Genetic Matching for Estimating Causal Effects: A General Multivariate Matching Method for Achieving Balance in Observational Studies[J]. Review of Economics and Statistics, 2013, 95(3): 932–945.

[8]   MEBANE W R, SEKHON J S. Genetic Optimization Using Derivatives: The rgenoud Package for R[J]. Journal of Statistical Software, 2011(42): 1–26.

[9]   LINDEN A, YARNOLD P R. Combining machine learning and matching techniques to improve causal inference in program evaluation[J]. Journal of Evaluation in Clinical Practice, 2016, 22(6): 864–870.

[10]   WESTREICH D, LESSLER J, FUNK M J. Propensity score estimation: neural networks, support vector machines, decision trees（CART), and meta-classifiers as alternatives to logistic regression[J]. Journal of Clinical Epidemiology, 2010, 63(8): 826–833.

第 **7** 章 工具变量法

工具变量法（instrumental variable，IV）是计量经济学中常用来检测因果效应的分析方法。近年来，工具变量法在健康相关领域的应用逐渐增多。利用工具变量法可以解决遗漏变量、测量误差、反向因果等带来的内生性问题。工具变量的原理在于引入一个外生性变量，将内生性变量的外生性部分提取出来，再与被解释变量一起构建模型，评估其外生性部分的因果效应。工具变量法可用于观察性数据的因果推断，因此也经常被用于无法进行实验或者实验难度非常大的相关研究中。工具变量法的难点在于如何选取符合条件的外生性工具变量，需要研究者对研究问题有深刻的认识和思考。如何选择一个有效的工具变量，完成对因果效应的评估推断，本章内容将从实例展开，逐步分析讲解。

7.1 研究问题

中国的住院分娩服务已经出现集中化的趋势。助产机构逐年减少，住院分娩服务集中在区域内的部分大型助产机构中。这样的集中化趋势对于医疗质量有什么影响？在外科手术领域，病例数和患者健康结局的相关关系已被多项研究证实。部分国家和地区据此推进外科手术资源配置的集中化，以提升医疗质量，改善患者健康结局。在住院分娩服务领域，分娩量和孕产妇健康结局的关系尚存在争议，部分研究显示，医疗机构的分娩量与孕产妇健康结局存在正向相关；也有研究显示两者之间不存在关联。然而，现有研究重点在于二者之间的相关关系，并未对因果关系进行深入探讨。普通的线性或非线性模型无法解决病例数和健康结局可能存在的内生性问题。而助产机构分娩量和孕产妇健康结局可能存在互为因果、高风险孕产妇对分娩量大的助产机构的选择偏好等内生性来源。本例拟以我国四川省为例，采用普通的回归模型分析二者的相关关系，采用工具变量法探究二者之间的因果关系 [1]。

本例利用四川省 2016—2019 年的住院病案首页数据展开分析，该数据覆盖了全省四年183 个区县。首先从中筛选出 810 049 条分娩记录，涉及 4 545 个医疗机构年。病案首页数据包括患者年龄、民族、婚姻状况、住址、医保类型、入院途径、入院机构编码、入院时间等变量。再将医疗机构编码与机构年报数据相关联，得到机构地址、医院等级、经营类型、总床位数、产科床位数等信息。各医疗机构所在区县当年的人均 GDP 和城镇化率数据来源于四川省统计年鉴。

7.2 方法原理

7.2.1 工具变量的原理

普通的多重线性回归模型（OLS 模型）可以表达为：

$$y = \beta_0 + \beta_1 x_1 + X\beta + \varepsilon \qquad \text{（公式 7-1）}$$

其中，y 是被解释变量，x_1 是本例关注的暴露变量。X 为所有其他外生性混杂因素组成的矩阵，包含 $n-1$ 个变量 $x_2, x_3, \cdots, x_n$，β 为其回归系数列向量。ε 为模型的随机误差。如果 x_1 不存在内生性，即满足 $\text{Cov}(x_1, \varepsilon) = 0$，其回归系数 β_1 衡量了 x_1 和 y 之间因果效应。当 x_1 存在内生性时，例如存在与 x_1 和 y 相关的遗漏变量时，按照公式 7-1 得到的 β_1 的估计值就是有偏的。存在遗漏变量的模型可以表达为：

$$\begin{aligned} y &= \gamma_0 + \gamma_1 x_1 + X\gamma + (u + \varepsilon) \\ &= \gamma_0 + \gamma_1 x_1 + X\gamma + v \end{aligned} \qquad \text{（公式 7-2）}$$

公式 7-2 也被称为结构方程（structure equation）。需要注意，这里的结构方程在计量经济学中是指由经济理论或非规范经济推理推导出来的方程，与统计学中的结构方程模型中的结构方程不同。公式 7-2 中假设 u 是同时与 x_1 和 y 相关但却未被纳入模型中的变量，称为遗漏变量。当 u 未被纳入模型中时，其信息会被包含在随机误差项中，误差项 ε 会变为 $v = u + \varepsilon$。此时，由于 $\text{Cov}(x_1, u) \neq 0$，则有 $\text{Cov}(x_1, v) \neq 0$，$x_1$ 称为内生性变量。由于暴露变量 x_1 与随机误差 v 相关，若仍采用最小二乘估计法获得 γ_1 的估计值是有偏估计。

在这种情况下，一种非常智慧的做法就是引入一个外生变量 z，且 z 必须满足仅通过 x_1 来影响 y 的条件，即 z 与 x_1 相关，同时 z 与其他变量 u 和 ε 不相关。这两个条件可以用公式表达为：

$$\text{Cov}(z, x_1) \neq 0, \text{Cov}(z, v) = 0 \qquad \text{（公式 7-3）}$$

结合公式 7-2 可以得到：

$$\text{Cov}(z, y) = \gamma_1 \text{Cov}(z, x_1) + \text{Cov}(z, X)\gamma + \text{Cov}(z, v) \qquad \text{（公式 7-4）}$$

根据公式 7-3 和 X 为外生性混杂因素的设定，公式 7-4 的后两项均为 0，因此可以得到：

$$\begin{aligned} \gamma_1 &= \text{Cov}(z, y) / \text{Cov}(z, x_1) \\ &= \frac{\text{Cov}(z, y) / \text{Var}(z)}{\text{Cov}(z, x_1) / \text{Var}(z)} \end{aligned} \qquad \text{（公式 7-5）}$$

公式 7-5 第二行意味着因果效应参数可以由两个回归系数之比估计得到。分子代表用工具变量 z 对结局变量 y 进行拟合时的回归系数，分母为用工具变量 z 对暴露变量 x_1 进行拟合时的回归系数。

用样本均值来替代总体参数，可以得到借助工具变量计算而来的无偏估计量 $\hat{\gamma}_1$ 为：

$$\hat{\gamma}_1 = \frac{\sum_i^n (z_i - \overline{z})(y_i - \overline{y})}{\sum_i^n (z_i - \overline{z})(x_i - \overline{x})} \qquad （公式7-6）$$

工具变量法的示意图如下。

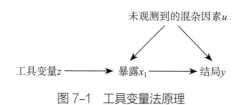

图7-1 工具变量法原理

如图7-1所示，未观测到的混杂因素 u 是造成公式7-2中的暴露 x_1 存在内生性的原因。遗漏变量、测量误差、反向因果等都是可能使模型具有内生性问题的原因，而这些原因都可以归结为存在无法校正混杂因素 u。在遗漏变量的问题中，u 指代被遗漏的变量；测量误差问题中，u 指代影响测量效果的混杂因素；反向因果问题中，u 指代上一期的暴露变量和／或结局变量取值。如果工具变量 z 与暴露变量 x_1 密切相关，当工具变量 z 变化时，暴露变量 x_1 必然会随之变化，相当于对暴露 x_1 和结局 y 这条因果路径施加了一个独立于这条路径的外生性的冲击。当暴露 x_1 和结局 y 的因果路径存在时，这个冲击的力量必然会由暴露 x_1 传导到结局 y，这时观察到的结局 y 的变化即为排除了未观测到的混杂因素 u 后，暴露 x_1 对 y 的因果效应。即可以利用 z 与 x_1 的相关性效应估计，结合 z 与 y 之间间接关系的效应估计，推导出 x_1 和 y 之间因果效应的大小。

7.2.2 两阶段最小二乘法

线性回归中最常见的工具变量估算方法是两阶段最小二乘法（two stage least squares，2SLS）。顾名思义，这种方法分为两个阶段。名称中的最小二乘法暗示了两个阶段均为线性回归模型，均使用最小二乘法估计法。

第一个阶段先用工具变量 z 和外生性混杂因素 X 拟合暴露变量 x_1（公式7-7）。

$$x_1 = \alpha_0 + \alpha_1 z + X\alpha + \delta \qquad （公式7-7）$$

已知工具变量 z 和混杂因素 X 均为外生性变量，有 $\mathrm{Cov}(z, \delta) = 0$，$\mathrm{Cov}(X, \delta) = 0$。此方程也被称为约简型方程（reduced form equation），即用外生变量表述内生变量。根据此方程，可以得到 x_1 的拟合值 $\hat{x}_1$。

第二阶段是公式7-2的变形。有了第一阶段中拟合值 $\hat{x}_1$ 后可以得到如下表达式：

$$\begin{aligned} y &= \gamma_0 + \gamma_1 x_1 + \gamma_1 \hat{x}_1 - \gamma_1 \hat{x}_1 + X\gamma + v \\ &= \gamma_0 + \gamma_1 \hat{x}_1 + X\gamma + (\gamma_1 x_1 - \gamma_1 \hat{x}_1 + v) \\ &= \gamma_0 + \gamma_1 \hat{x}_1 + X\gamma + (\gamma_1 \delta + v) \end{aligned} \qquad （公式7-8）$$

其中，$\hat{x}_1$ 是由外生性工具变量 z 和外生性混杂因素 X 的线性组合，故也是外生的，所以 $\text{Cov}(\hat{x}_1, \delta) = 0$ 且 $\text{Cov}(\hat{x}_1, v) = 0$，我们想要估计的衡量因果效应的参数 γ_1 就是具有一致性的估计值。

虽然看起来 2SLS 可以进行手动计算，但在实践中，应当避免手动进行第二阶段的回归拟合，因为这样得到的标准误和检验统计量是不正确的。由公式 7-8 可知，手动带入第二阶段拟合值进行最小二乘估计时，残差方差是 $\gamma_1\delta + v$，即误差既包括第一阶段的也包括第二阶段的。但由公式 7-8 的第一行可知，在 2SLS 估计的第二阶段希望获得的标准误却只是对 v 得到的残差。接下来用两阶段最小二乘回归系数的渐进分布来进行解释。

假设公式 7-8 中所有自变量集合为 $V \equiv [X, \hat{x}_1]$，相应的系数向量为 $\Gamma \equiv [\gamma_0, \gamma_1, \gamma]$。根据普通线性回归中最小二乘法 OLS 的渐进分布可知 2SLS 的估计值可以表示为：

$$\begin{aligned}\hat{\Gamma}_{2sls} &= \Gamma + (V'V)^{-1}V'y \\ &= \Gamma + (V'V)^{-1}V'[v + \gamma_1(x_1 - \hat{x}_1)] \\ &= \Gamma + (V'V)^{-1}V'v\end{aligned}$$ （公式 7-9）

其中，第三行等式来自第一阶段中，回归误差项 $\delta = x_1 - \hat{x}_1$ 和 V 是正交关系。因此两阶段最小二乘回归系数向量的渐进分布就是 $(V'V)^{-1}V'v$ 的渐进分布。根据斯拉茨基定理，样本拟合值替换总体拟合值时并不改变其极限分布。由此可知 $\hat{\Gamma}_{2sls}$ 是渐进正态分布的，极限是 Γ，统计量 $(V'V)^{-1}(VV'v^2)(V'V)^{-1}$ 可以一致地估计出协方差矩阵。该公式是个三明治公式（sandwich formula）[2]。在给定协变量和工具变量下，如果 v 是条件同方差的，那么对协方差矩阵的一致估计可以简化为 $(V'V)^{-1}\sigma_v^2$。

在手动计算时，将第一阶段回归拟合值代入公式 7-8 中，软件会自动使用第二阶段最小二乘估计中得到的残差来计算标准误，即对下面的等式所指的残差计算方差：$y - (\gamma_0 + \gamma_1\hat{x}_1 + X\gamma) = \gamma_1(x_1 - \hat{x}_1) + v$。式中，$\gamma_0, \gamma_1, \gamma$ 由第二阶段估计值代替。但正确的残差方差估计值要使用最初的内生性暴露变量 x_1 来构造残差，而不是第一阶段拟合的拟合值 $\hat{x}_1$。换言之，最终追求的是用公式 $y - (\gamma_0 + \gamma_1\hat{x}_1 + X\gamma) = v$ 估计出的残差，再对 σ_v^2 做出估计。在软件中，为 2SLS 设计的程序可以用别的方式来构造合适的残差方差，避免手动计算时出现的偏误问题。

7.2.3 工具变量的检验

有效的工具变量需要满足两个条件：一是相关性（relevance condition），工具变量与内生性的暴露变量相关，$\text{Cov}(z, x_1) \neq 0$。相关性越强越好，弱相关的工具变量会影响估计效果。二是满足排他性约束（exclusion restriction），包括两层含义，一方面是工具变量仅通过影响暴露变量去影响结局变量，没有其他的影响机制；另一方面是工具变量可以起到随机抽样的效果，即在控制协变量后，工具变量与潜在结果无关。第二层含义有时会被单独列出来成为第三个需要满足的条件，有时被表述为"边际可交换性（marginal exchangeability）"或者"条件期望独立（conditional independence assumption）"。

对于第一个条件，可以通过对暴露变量和工具变量进行简单回归来检验，即 2SLS 中的第一阶段模型，通过对工具变量系数 α_1 的假设检验，可以确定二者之间是否存在相关性。值得注意的是，当二者之间只是弱相关时，工具变量估计值的标准误可能很大。由公式 7-5 可知，$\gamma_1 = \text{Cov}(z, y)/\text{Cov}(z, x_1)$，当二者之间相关性太弱时，分子会变得很小，IV 估计值的置信区间将会变得很宽。若工具变量不严格满足其他条件，则该估计值的偏误将被放得很大。接下来，通过对 IV 估计量进行极限分析来解释这一点。令 $\hat{\gamma}_{1,\text{IV}}$ 代表 IV 估计量，有：

$$\text{plim}\,\hat{\gamma}_{1,\text{IV}} = \gamma_1 + \frac{\text{Corr}(z, v)}{\text{Corr}(z, x_1)} \cdot \frac{\sigma_v}{\sigma_{x_1}} \qquad （公式 7\text{-}10）$$

其中，σ_v 和 σ_{x_1} 分别代表总体中 v 和 x_1 的标准差。该公式包含了相关系数，提示当 $\text{Corr}(z, x_1)$ 很小的情况下，IV 估计量不一致性的可能性会很大。此外，该公式还表明在仅考虑一致性时，若 z 和 v 之间的相关系数小于 x_1 与 v 之间的相关系数，则使用 IV 也不一定比 OLS 更好。已知 $\text{Corr}(x_1, v) = \dfrac{\text{Cov}(x_1, v)}{\sigma_{x_1}\sigma_v}$，$\text{plim}\,\hat{\gamma}_1 = \gamma_1 + \dfrac{\text{Cov}(x_1, v)}{\text{Var}(x_1)}$，则有 OLS 估计量的极限 $\hat{\gamma}_{1,\text{OLS}}$：

$$\text{plim}\,\hat{\gamma}_{1,\text{OLS}} = \gamma_1 + \text{Corr}(x_1, v) \cdot \frac{\sigma_v}{\sigma_{x_1}} \qquad （公式 7\text{-}11）$$

通过比较公式 7-10 和公式 7-11 可以发现，对 IV 和 OLS 来说，渐进偏误的方向可能是不同的。例如当出现 $\text{Corr}(x_1, v) > 0$，$\text{Corr}(z, x_1) > 0$，而 $\text{Corr}(z, v) < 0$ 的情况时，IV 估计量存在向下的渐进偏误（低估），而 OLS 估计量具有向上的偏误（高估）。此外可以观察到，当 z 与 x_1 之间的相关性很小时，IV 估计量的偏误的分母就会很小，z 和 v 之间即使是很小的相关性都可能被放得很大，除非在严格满足约束性条件 $\text{Corr}(z, v) = 0$ 时，IV 估计量会没有偏误。

对于弱工具变量的情况，Staiger 和 Stock 于 1997 年对于极弱工具变量进行了研究 [3]，得到的重要结论为：即便样本规模非常大，2SLS 估计量也可能是有偏的，并且其分布显著不同于标准正态分布。在该研究的基础上，Stock 和 Yogo（SY）于 2005 年提出了检测弱工具变量的方法 [4]：根据第一个阶段回归结果获得工具变量的 t 值和 F 值。SY 提出，在一般的 5% 显著性水平上拒绝工具变量回归系数为 0 的假设是不够的，t 值的绝对值应大于 $\sqrt{10} \approx 3.2$ 时才可以继续使用一般工具变量的结论，即认为弱工具变量问题不存在。SY 的研究也包含了 2SLS 的情形，指出当第一阶段的 F 统计值大于 10 时，表明工具变量较强。当只存在一个工具变量时，$t^2 = F$，当存在多个工具变量时，使用联合检验的 F 值。值得注意的是，这里的 F 值不是包含所有外生变量的第一阶段总体 F 值，而是只针对工具变量系数联合检验的 F 值。

对于排他性约束，即是否满足 $\text{Cov}(z, v) = 0$，由于 v 无法观测到，无法对该条件进行检验，故只能从理论层面进行判断。然而该条件在不止一个工具变量的时候，可以通过过度识别约束（over identifying restriction）检验来观察，是否至少有一个工具变量是外生的。在不考虑异质性因果模型的情况下，如果使用的工具变量个数大于内生变量个数，则认为该模型是过度识别的；当工具变量和内生性自变量数相同时，模型被称为恰好识别（just-identified）。

假设现在有一个内生性变量 x_1，有两个工具变量 z_1 和 z_2。可以先仅用 z_1 作为工具变量进行 IV 估计，得到的估计量记为 $\hat{\gamma}_{1,IV\_Z_1}$。再单独用 z_2 进行 IV 估计，得到的估计量记为 $\hat{\gamma}_{1,IV\_Z_2}$。如果两个工具变量都是外生的，而且都与内生性变量相关，那么两个 IV 估计量 $\hat{\gamma}_{1,IV\_Z_1}$ 和 $\hat{\gamma}_{1,IV\_Z_2}$ 就都是 γ_1 的一致估计量。因此两个估计量之间的差别应该仅来自抽样误差，可以基于这两个估计量的差值 $\hat{\gamma}_{1,IV\_Z_1} - \hat{\gamma}_{1,IV\_Z_2}$ 检验两个工具变量 z_1, z_2 的外生性。如果两个估计量的差值在统计学上有显著差异，那么可能存在两种工具变量其中之一或者二者均不满足外生性的情况，即必然有一个 z 使得 $Cov(z, v) \neq 0$。但在不拒绝零假设的情况下，也不能保证两种工具变量都是外生性的。若两个工具变量的估计量都是不一致的估计量，但很相似，那两个估计量的差值很可能也没有统计学差异。因此还要结合逻辑和实例来进行说明。

当同方差假定成立时，可以用以下回归检验步骤来实现过度识别约束检验。

（1）用 2SLS 法估计结构方程，即公式 7-2，获得 2SLS 的残差 $\hat{v}$。

（2）将 $\hat{v}$ 对所有外生变量回归，获得决定系数 R_v^2。

（3）在所有 IV 都与 v 不相关的原假设下，nR_v^2 服从自由度为 q 的卡方分布。q 是外生性工具变量数目减去内生性自变量数目的差值。如果 nR_v^2 超过了 χ_q^2 分布中的临界值，则拒绝 H_0，提示至少有一部分 IV 不是外生的。

当 $q=1$ 时，该检验结果与直接比较两种 IV 估计值的检验结果渐进相同。当 $q \geq 2$ 时，可以将运用所有 IV 的 2SLS 估计值和每次仅用一个 IV 的估计值进行比较，观察各个 IV 估计值之间的差异。值得注意的是，当工具变量过多时，2SLS 估计值可能出现严重偏误 [5]。

7.2.4 工具变量的选择

理想的工具变量很难寻找，需要具有严密的逻辑和丰富的想象力。这里列出在以往研究文献中常用的一些工具变量的选择，期望给读者一些启发。

（1）具有随机性的自然实验

遗传基因是近年来在公共卫生领域中最常见的一类工具变量，也被称为孟德尔随机化方法（Mendelian randomization，MR）。它使用遗传变异作为工具变量，推断暴露因素与结局变量之间的因果关系，是基因组学时代进行因果关联分析的重要方法。其随机性的依据是孟德尔独立分配定律，根据该定律，人群中某位点的基因型分布是随机的。与随机对照试验中将暴露随机分配给不同实验单位类似，基因和结局之间的关联不会受到出生后的环境、社会经济情况、行为因素等常见混杂因素的干扰，且因果时序合理，使效应估计值更接近真实情况。而基因型与暴露因素密切相关，即基因型决定中间表型差异。中间表型一般是研究的暴露变量。例如，研究酒精摄入量对冠心病的影响作用时，工具变量可以是与酒精代谢相关的基因多态性，ALDH2 基因多态性决定血液中乙醛浓度，乙醛浓度影响饮酒行为，从而改变饮酒量。因此研究基因型和疾病的关联（工具变量与健康结局的关联）可以模拟暴露因素和疾病的关联。

降雨、地震、自然灾害等自然现象也可以看作具有外生性的理想工具变量。此类自然现象与个体和群体异质性无关，是随机发生的，同时又与一些社会活动有关。例如在研究班级的性别构成对于女生成绩的影响时，Cipollone 和 Rosolia 将地震导致的男性免征兵政策作为工具变量 [6]。Munshi 在研究移民数量对于移民在美国打工收入的影响时，将墨西哥移民来源地区的降水量作为工具变量 [7]。原因在于降水量和农业收入有关，农业的预期收入与是否移民到美国的决策有关，同时墨西哥的降水量与美国的劳动力市场无关，满足工具变量的条件。类似的，陈云松 [8] 在研究打工网的规模对于农民工在城市打工的收入时，将农民工来源村庄的自然灾害强度作为本村外出打工者数量的工具变量。灾害越重，外出打工的村民就越多。在控制了地区间应对灾害的能力和来源省份之后，发生在村庄领域内的自然灾害具有外生性。

（2）具有随机性的社会实验

与暴露变量相关的具有随机性质的分组变量也可以被用作工具变量，可以将这类研究看作与自然实验类似的社会实验。这类变量的外生性来源于有关分组方式的随机性，例如抽签、出生等随机行为。

Angrist 及其合作者在研究参加越南战争的美国士兵由于服兵役对退伍后的收入、教育、健康方面的影响时，将抽签号码作为工具变量 [9-11]。这是因为越南战争期间，美国青年服兵役采取以生日的抽签形式来决定。抽签号小于一定"阈值"就需要参加体检服兵役。而抽签是完全随机的，因此具有外生性。同时抽签影响到是否服兵役这一社会行为，因此是较为理想的工具变量。Angrist 和 Krueger 在研究教育时间对于个体收入的影响时，将个体出生的季度作为教育时间的工具变量 [5]。理由是，根据美国《义务教育法》规定，不满 16 周岁的学生不得退学，因此上半年出生的孩子退学的可能性大于下半年出生的孩子，下半年出生的孩子平均接受教育时间更长。Boozer 和 Cacciola 在研究班级平均成绩对个体学业成绩的影响时，把班级中曾经参与过"小班实验"的人数比例作为班级平均成绩的工具变量 [12]。理由是小班实验是随机设计的，组成小班的学生是被学校从各个班级随机抽取的，因此可以保证其外生性。而小班教学提高了这部分学生的成绩，因此该部分比例与暴露变量的班级平均成绩有关。

（3）与偏好有关的变量

发生在过去的既定事实可能通过影响人的偏好对当下的暴露变量有直接影响。若这类既定事实的出现具有随机性，例如死亡、性别等，则符合工具变量的要求。Acemoglu 等 [13] 在研究当今制度"好坏"对于人均收入的影响时，把殖民地时代国家的自然死亡率作为该国当今制度"好坏"的工具变量。其理论依据是，如果该地区当年的死亡率高，则欧洲殖民者相对不愿定居下来，从而更倾向于在当地建立起更具掠夺性的"坏"制度。由于制度的"路径依赖"，殖民地时代的制度与当今制度关系密切。与此同时，一百年前的自然死亡率作为一种自然生理现象具有不以主观意志改变的随机性，与当前国家的人均收入没有直接关系。Angrist 和 Evans 在研究家庭中孩子的数量对于母亲就业的影响时，用前两个孩子的性别组合作为孩子数量的工具变量 [14]。依据是人类生育行为中偏好有儿有女的特征，若头两胎是相同性别的（全为儿子或者女儿），则再生一胎的概率显著增加，更有可能拥有更多的子女，与暴露变量孩子数量有关。而孩子性别是随机的，具有外生性。

空间距离和价格也可能会影响个体偏好，从而影响作为暴露变量的个体行为，也常被用作工具变量的候选。Card 在研究教育对个人收入和地位的影响时，使用了被访者居住地到最近大学的距离作为工具变量 [15]。他认为从家到最近大学的距离会影响到是否上大学这个理性选择，而距离与个体的社会经济状况没有直接关系。现实情况中，地理空间上的距离对于上大学意愿的影响可能是微弱的，或者只影响到一部分人。前者已在弱工具变量的问题中有所阐述。后者对应局部干预效应的问题，将在 "7.2.5" 部分中予以阐述。类似的，Hentschker 和 Mennicken 在研究医疗机构治疗髋关节骨折的例数对患者健康结局的影响时，使用患者距离医疗机构的距离作为工具变量 [16]。这里利用了患者就医时的就近偏好，假设一个医疗机构内髋关节骨折的患者数量越多，且周围的医疗机构数量越少，则该机构实际治疗的病例数也越多。Hernan 和 Robins 在介绍工具变量的专著中 [17]，用香烟价格作为是否戒烟的工具变量，研究戒烟对体重变化的影响。认为距离和价格都是衡量服务可及性的某个方面。可及性的大小仅通过影响患者就医行为来影响患者的健康结局，可及性并不会直接影响患者的健康结局。

（4）影响个体行为的群体变量

同侪效应（peer effect）假说认为个体的行为会受到群体特征要素的影响。例如个体的健康状况、健康行为会受到所在的社区、区县特征的影响。若这些特征只影响个体的暴露变量取值，而不影响个体的结局变量取值，则其对于结局变量来说是具有外生性的，符合工具变量的要求。

潘杰等 [18] 在研究医疗保险对于健康的促进作用时，采用各城市对参保人群的政府补助比例作为居民个人是否参保的工具变量。理由为城镇居民社会养老保险政府补助比例在各地的差异会通过影响个体参保意愿从而改变个体的参保状态，因此工具变量与暴露变量参保状态有关。而政府补助比例对个人健康而言是相对外生的因素。王春超和尹靖华 [19] 在研究突发公共卫生事件相关的健康教育对于流动人口传染病就医行为的影响时，选用流动人口是否处于全国流动人口社会融合示范试点城市这一政策作为工具变量。原因在于示范点城市相比非示范点城市，更容易获得当地政府支持和财政保障，更加积极地开展流动人口健康教育工作。而是否被选为全国流动人口社会融合示范试点是政府行为，对个人就医行为而言是相对外生的。类似的，马万超和汪蓉 [20] 在研究新农合对于农民幸福感的效应时，采用了所在省份农民参加新农合的比例作为该个体是否参加新农合的工具变量。

7.2.5 工具变量估计的诠释

在工具变量的选择中提到，工具变量对暴露变量的影响可能存在异质性。例如地理空间上的距离只影响到一部分人上大学的意愿，并不是对所有人都有一样的影响。在以上工具变量估计值的讨论中，隐含了一个假设，即工具变量对暴露变量的影响是单调的，例如距离越近、选择概率越大；或者价格越低、戒烟可能性越小。

为更好地解释这种单调性，以双盲的随机临床试验为例，工具变量 Z 为分组，取 1 为试验组，取 0 为对照组。暴露变量 X 为是否接受给药处理，1 为接受处理，0 为不接受处理。可以根据这两个变量的联合分布将参加试验的个体分为 4 组，总是吃药的人——始终接受者（always-takers）、从不吃药的人——从不接受者（never-takers）、依从者（compliers）和对抗者（defiers）。始终接受者在本例中是指无论被分到试验组还是对照组都会吃这种药的人，即使被分到了对照组没有从试验中获取药品，这类人可能会自行购买药品服用。从不接受者在本例中指无论分到哪一组都不吃药的人，就算试验要求服用药品并且提供药品，这类人也拒绝服药。依从者是指当分到试验组被分配了药品就吃药，分到对照组没有被分配药品就不吃药的人。对抗者是指完全和分配反着来的人，分派到试验组要求吃药时不吃药，分配到对照组要求不吃药时自己去买药吃。根据这个思路，在观察到试验组的受试对象吃药后，其实无法判断该人属于总是吃药的人还是属于依从者；当观察到试验组的受试对象没有服药后，也无法判断该人属于对抗者还是从不吃药的人。

当对抗者不存在时，工具变量就具有单调性的特征。因为在这种情况下，工具变量要么对受试者是否吃药不产生影响（总是吃药的人或者从不吃药的人），要么会增加受试者吃药的概率（依从者）。通过分析发现，工具变量其实仅能影响依从者这部分人的行为。工具变量的估计值仅估计了这部分人群接受暴露变量（服药）后的因果效应，这样的效应也被形象地称为"依从者平均因果效应（compliers average causal effect，CACE）"，属于局部平均干预效应（local average treatment effect，LATE）的一种，更便于理解。

相比于单调性假设，更为严格的假设是同质性假设。通常采用同质性假设是认为对于群体（而非每个个体）而言，暴露变量对于结局变量的平均因果效应在工具变量的各个层里是一样的。但由于混杂因素的存在，这种强假设往往很难立得住。相当于在以上随机临床试验中，假设无论在试验组还是对照组中（工具变量的不同分层），服药对于健康的影响是一样的，尽管试验组和对照组可能存在病情不同（混杂因素）的情况。在尽可能多地控制混杂因素的情况下，同质性假设也可能成立。与单调性假设不同，在同质性假设下估计出来的因果效应是针对全人群的。但由于单调性条件更容易满足，因此单调性假设已经逐步取代同质性假设的位置。但对于单调性假设成立后估计出来的因果效应还存在一些争议。

首先，局部平均干预效应的可推广性具有争议。现实中遇到的问题是很难对依从者进行识别，依从者群体的占比对于不同工具变量来说可能也不一样。针对该群体估计出来的因果效应对于政策制定者来说很难直接应用。当一项政策的依从者平均因果效应是有益的，是否应该将该政策推广到全人群中？如果政策对于从不服药者和总是服药者是有害的，而这两种人群占总人群的大多数，又当如何？

其次，单调性假设在观察性研究中不总是合理的。在随机临床试验的例子中，在签署知情同意书并自愿参加试验的情况下，被分配到试验组的受试者拒绝干预措施的概率极小。同时，试验中的大多数干预措施（新的药品、治疗方法）在别处获得的可能性极小，被分在对照组的受试者从其他地方获得干预的可能性也很小。在这样的严谨设计下，反抗者很难存在，试验的单调性假设很容易成立。但对于观察性研究，反抗者很有可能存在。例如用距离作为是否选择该医疗机构的工具变量时，部分患者对距离不敏感，为了追求更好的质量而选择去更远的医疗机构就诊；使用价格作为戒烟的工具变量时，有人可能在价格低的时候因为整体经济下滑自己事业发展不顺收入较差而选择戒烟，在价格高的时候因为赚到了钱反而没有戒烟。在某些情境下，当反抗者的比例较高时，使用单调性假设估计出来的因果效应实践指导意义较低。

7.3 分析思路

7.3.1 内生性来源

现实情况下，很难通过实验的方法探索机构分娩量与孕产妇健康结局的关系。现有的研究都是通过观察性研究分析二者的相关关系。这类分析容易受到变量内生性（混杂因素）的影响，得到有偏的估计结果。具体而言，本研究可能有两方面内生性的来源。首先，分娩量和孕产妇健康结局互为因果。一方面，正如我们预期的那样，分娩量可能会提高产科质量，改善孕产妇健康结局；另一方面，较好的健康结局可能会吸引更多的孕产妇，从而增加分娩量。在中国目前的卫生体系下，孕产妇可以根据自己的意愿选择分娩的助产机构。该内生性来源与想要估计的效应作用方向相同，可能会造成效应的高估。其次，未观测到的孕产妇之间的异质性也是可能的混杂因素。妊娠风险较高的孕产妇可能更偏向于去更高级别、分娩量更大的医疗机构，但与此同时她们通常有较大的概率出现不良结局。这就会导致在更高分娩量的医院分娩的孕产妇往往出现较差的健康结局的现象。尽管可以使用孕产妇的分娩风险作为混杂因素进行调整，然而粗糙的二分类变量并不能完全准确地反映分娩风险在个体间的异质性。该混杂因素与预期效应作用方向相反，可能会造成效应的低估。

7.3.2 工具变量选择

本例选择使用机构的周围平均分娩量作为工具变量分析机构分娩量对孕产妇健康结局的影响。其中，"周围"定义为以机构为中心两个小时车程区域内；"平均分娩量"是指该区域内实际分娩量的总和除以区域内包括该机构的助产机构数量。该变量基本满足作为工具变量的三个假设：①周围平均分娩量仅通过影响该机构的分娩量而影响机构内孕产妇健康结局。基于患者就医行为中的"就近就医"偏好，研究假设一家助产机构周围的分娩量越高、助产机构数量越少，则该机构的实际分娩量越高。②一个助产机构周围平均分娩量与其医疗质量不直接相关。在控制了地区层面经济发展水平、孕产妇的社会经济水平、分娩风险的情况下，孕产妇的住址与孕产妇分娩的健康结局无关。这一条对应工具变量的第二点假设"排他性约束"，是工具变量中最具有挑战性的部分。对于大多数孕产妇来说，不太可能因为被某家助产机构的产科质量吸引而选择搬家。因为搬家的成本很大，不仅要考虑孕产妇个人的情况，还要考虑家庭的经济情况、配偶以及可能负责照顾孕产妇的家属的情况。所以在是否搬到距离助产机构较近位置这个决策上，家庭需要考量付出的成本和获得的收益。如果孕产妇的分娩风险极高，家庭也会有动力搬到较近位置。此外，经济情况较好的家庭往往本身就居住在各种资源较丰富的社区，出行便利，更不太会因为分娩这个单一原因而选择搬家。因此可以假设，在控制了分娩风险和区域经济因素的情况下，孕产妇的住址和医疗质量无关。③关于单调性的假设，即一个助产机构周围的分娩需求越大，其实际提供的分娩量就越大。在这些假设成立的情况下，可以估计出"局部处理作用"（local average treatment effect，LATE）。

7.3.3 变量选择

本研究共有 810 049 条住院记录和 4 545 个医疗机构年（其中共包含 1 456 家医疗机构）

被纳入分析。本例选用孕产妇危重事件发生率（severe maternal morbidity，SMM）作为孕产妇健康结局的指标，也作为回归模型中的因变量（被解释变量）。危重事件是指孕产妇一度病危但由于偶然机会或因受到良好治疗和护理而幸存下来的情况。SMM 在很多国家被用于产科质量的监测。本例中的 SMM 来源于美国 CDC 的版本，包含 21 个具体指标。该版 SMM 是用 ICD 编码进行识别的，适用于本例中的病案首页数据。本例中的暴露变量（关键解释变量）为分娩量，由于使用的是每个季度病案首页数据，因此分娩量也是以季度为单位。为直观表述，在描述性分析部分，分娩量根据其三分位数分为低、中、高三组。其他潜在混杂因素包括个体特征、机构特征和区域特征。个体特征包括人口学特征和社会经济情况例如年龄、民族、婚姻、居住在城市 / 农村以及医保类型。孕产妇个体的分娩风险也是重要的混杂因素，本例中结合母胎医学会和中华医学会妇产科学分会的剖宫产指征将分娩风险分为低风险和高风险两组。此外入院途径也在一定程度上表明了分娩风险，因此它也作为个体混杂因素被纳入。机构特征包括医院级别、经营类型、总床位数、妇产科床位数。区域特征包括以区县为单位的人均 GDP 和城镇化率。代表时间的年份变量以分类哑变量的形式被纳入模型。

7.3.4　统计分析

为了避免出现共线性，在构建模型之前先使用方差膨胀因子（variance inflation factor，VIF）识别存在变量间共线性情况。由于被解释变量（因变量）为二分类变量，研究使用了线性概率模型和 logistic 模型对分娩量和 SMM 的相关关系进行分析。模型如下所示。

$$\Pr(SMM{=}1\,|\,V,L) = G(\beta_0 + \beta_1 V + L\delta) \tag{公式 7-12}$$

在公式 7-12 中，SMM=1 表示 SMM 的发生，V 代表分娩量，L 代表混杂因素。$\Pr(SMM{=}1\,|\,V,L)$ 是在控制了解释变量 V 和混杂因素 L 情况下发生 SMM 的条件概率。研究感兴趣参数 β_1 衡量二者之间的相关关系大小。在线性概率模型中，连接函数 G 是恒等连接；在 logistic 模型中，连接函数 G 是 logit 连接。

将以上两个模型与工具变量结合，可使用两阶段估计法对效应值进行估计，得到分娩量对 SMM 的因果效应。具体如下。

首先对分娩量进行拟合。

$$E[V\,|\,L,Z] = \alpha_0 + \alpha_1 Z + L\lambda \tag{公式 7-13}$$

V 代表分娩量，Z 为工具变量，L 为混杂因素。再将拟合值代入第二阶段模型中。

$$\Pr(SMM{=}1\,|\,\hat{V},L) = G(\gamma_0 + \gamma_1 \hat{E}[V\,|\,L,Z] + L\eta) \tag{公式 7-14}$$

其中 γ_1 代表分娩量对 SMM 的因果效应大小。在普通工具变量（ordinary IV model）模型中，连接函数 G 是恒等连接，估计方法是普通的两阶段最小二乘估计法（ordinary two-stage least squares，TSLS）。在 logistic 模型中，连接函数 G 是 logit 连接，使用"三明治法"对整个公式系统的标准误进行估计。

7.4 结果解读

7.4.1 描述性分析结果

共有 4 545 个医疗机构年和 1 456 家医疗机构被纳入分析。其中 83.34% 是公立医院；14.53% 是三级医院，31.64% 是二级医院，53.83% 是一级或者未评级医疗机构。在机构层面，分娩服务主要集中在高分娩量的机构。如图 7-2 所示，高分娩量机构的分娩占比接近 87%，而低分娩量机构仅提供了不到 2% 的分娩服务。未经过调整的粗 SMM 率在高分娩量机构中也比其他两组更高。

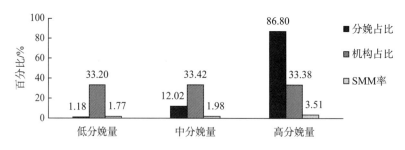

图 7-2　低、中、高分娩量机构的分娩占比、机构占比和孕产妇危重事件发生率

个体层面的描述性结果见表 7-1。共计 810 049 条分娩记录被纳入分析。样本中 SMM 率在 3.31% 左右，孕产妇分娩年龄中位数为 27 岁。约 10.97% 的孕产妇属于少数民族，95.98% 的孕产妇为已婚，50.69% 的孕产妇居住在城市。支付类型最多的三类分别是新型农村合作医疗（30.53%）、城镇居民基本医疗保险（24.20%）以及全自费（21.85%）。高风险分娩占比约 49.74%。大部分孕产妇都是通过本院门诊入院（77.92%），接近 20% 的孕产妇通过急诊入院。在医院级别和经营类型上，大部分孕产妇在三级、公立非营利性医疗机构中分娩，城市医疗机构比农村医疗机构的分娩量多。整体分娩量从 2016 年到 2019 年呈现递减趋势。

表 7-1 后 4 列显示了三个分娩量组的组间差异。组间差异的比较通过卡方检验或 Kruskal-Wallis 秩和检验进行。发现所有组间差异都具有统计学意义。在没有调整任何协变量时，SMM 出现在高分娩量机构的概率更高。与此同时，高风险分娩在高分娩量机构中的占比为 51.83%，是低分娩量机构中该占比的 2 倍（22.32%）。这种区别提示孕产妇间的异质性是估计分娩量对于健康结局因果效应内生性的重要来源。此外，少数民族孕产妇占比在中分娩量机构中最高，已婚者占比在高分娩量机构中最高。在医保类型方面，城镇职工基本医疗保险、全自费的患者更偏向于高分娩量机构，城乡居民基本医疗保险患者更偏向于低分娩量机构，新型农村合作医疗患者更偏向于中分娩量机构。住在农村的患者相比于住在城市的患者更有可能选择低分娩量和中分娩量的机构。总床位数、产科床位数、所在区县的平均 GDP 以及城镇化率等数值，分娩量越高的机构数值越高。各分娩量组内的总分娩例数从 2017 年到 2019 年持续降低。

7.4.2 边际效应估计结果

为了方便结果解读，分娩量在纳入模型时先都除以 1 000。VIF 小于 10 则认为共线程度可接受，不存在多重共线性。表 7-2 显示了模型估计的结果。

表 7-1 个体层面描述性分析结果

变量 n（%）or m [IQR]	总体	低分娩量 （1~18 例）	中分娩量 （19~142 例）	高分娩量 （143~5 664 例）	P 值
发生 SMM n（%）					
否	783 254（96.69）	9 379（98.23）	95 436（98.02）	678 439（96.49）	<0.001***
是	26 795（3.31）	169（1.77）	1 931（1.98）	24 695（3.51）	<0.001***
分娩量 m [IQR]	501 [260~893]	11 [6~14]	88 [19~114]	584 [346~962]	<0.001***
个体特征					
年龄 m [IQR]	27 [24~30]	27 [23~30]	26 [23~30]	27 [24~30]	<0.001***
少数民族 n（%）					
否	721 177（89.03）	8 567（89.73）	83 979（86.25）	628 631（89.40）	<0.001***
是	88 872（10.97）	981（10.27）	13 388（13.75）	74 503（10.60）	
未婚 n（%）					
否	32 551（4.02）	423（4.43）	4 351（4.47）	27 777（3.95）	<0.001***
是	777 498（95.98）	9 125（95.57）	93 016（95.53）	675 357（96.05）	
居住地 n（%）					
农村	399 469（49.31）	5 861（61.38）	59 572（61.18）	334 035（47.51）	<0.001***
城市	410 581（50.69）	3 687（38.62）	37 795（38.82）	369 099（52.49）	
医保类型 n（%）					
UEBMI	92 762（11.45）	302（3.16）	7 942（8.16）	84 518（12.02）	<0.001***
URBMI	196 047（24.20）	3 840（40.22）	29 804（30.61）	162 403（23.10）	
NCMS	247 315（30.53）	2 978（31.19）	34 392（35.32）	209 945（29.86）	
全自费	176 960（21.85）	1 343（14.07）	17 216（17.68）	158 401（22.53）	
其他	96 965（11.97）	1 085（11.36）	8 013（8.23）	87 867（12.5）	

续表

变量 n（%）or m [IQR]	总体	低分娩量（1~18例）	中分娩量（19~142例）	高分娩量（143~5 664例）	P值
高风险分娩 n（%）					
否	407 140（50.26）	7 417（77.68）	61 019（62.67）	338 704（48.17）	<0.001***
是	402 909（49.74）	2 131（22.32）	36 348（37.33）	364 430（51.83）	
入院途径 n（%）					
急诊	156 324（19.30）	1 040（10.89）	14 825（15.23）	140 459（19.98）	<0.001***
门诊	631 184（77.92）	7 841（82.12）	78 678（80.81）	544 665（77.46）	
从其他医院转入	2 180（0.27）	14（0.15）	153（0.16）	2 013（0.29）	
其他	20 361（2.51）	653（6.84）	3 711（3.81）	15 997（2.28）	
机构特征					
医院等级 n（%）					
三级	356 696（44.03）	117（1.23）	6 981（7.17）	349 598（49.72）	<0.001***
二级	338 066（41.73）	1 094（11.46）	42 418（43.57）	294 554（41.89）	
一级或未定级	115 287（14.23）	8 337（87.32）	47 968（49.27）	58 982（8.39）	
机构地址 n（%）					
农村	351 502（43.39）	5 902（61.81）	59 168（60.77）	286 432（40.74）	<0.001***
城市	458 547（56.61）	3 646（38.19）	38 199（39.23）	416 702（59.26）	
经营类型 n（%）					
公立非营利性	729 561（90.06）	7 548（79.05）	78 255（80.37）	643 758（91.56）	<0.001***
私立非营利性	29 109（3.59）	632（6.62）	6 305（6.48）	22 172（3.15）	
私立营利性	51 379（6.34）	1 368（14.33）	12 807（13.15）	37 204（5.29）	
总床位数 m [IQR]	344 [129~800]	80 [50~102]	125 [70~250]	409 [150~944]	<0.001***
妇产科床位数 m [IQR]	53 [30~90]	10 [5~15]	20 [15~30]	60 [38~95]	<0.001***

续表

变量 n（%）or m［IQR］	总体	低分娩量（1～18 例）	中分娩量（19～142 例）	高分娩量（143～5 664 例）	P 值
区域特征					
人均 GDP m［IQR］	37 589 [27 014～60 311]	31 651 [23 020～42 642]	33 666 [24 309～49 522]	39 033 [27 539～62 208]	<0.001***
城镇化率 m［IQR］	49.47 [39.03～71.75]	40.75 [36.56～50.55]	41.4 [36.81～53.31]	51.48 [39.71～72.41]	<0.001***
年份 n（%）					<0.001***
2016	230 700（28.48）	2 308（24.17）	23 851（24.5）	204 541（29.09）	
2017	208 263（25.71）	2 637（27.62）	26 123（26.83）	179 503（25.53）	
2018	187 880（23.19）	2 414（25.28）	24 561（25.22）	160 905（22.88）	
2019	183 206（22.62）	2 189（22.93）	22 832（23.45）	158 185（22.5）	
分娩例数	810 049	9 548	97 367	703 134	

注：1. SMM，孕产妇危重事件；UEBMI，城镇职工基本医疗保险；URBMI，城镇居民基本医疗保险；NCMS，新型农村合作医疗。
2. 分类变量用数量和百分比"n（%）"描述，连续性变量用中位数和四分位数间距"m［IQR］"描述。
3. 对于组间差异的统计学检验，分类变量用卡方检验，连续性变量用 Kruskal-Wallis 秩和检验。
4. 显著性：***P<0.001，**P<0.01，*P<0.05。

表 7-2 多元回归模型以及结合工具变量法后的模型边际效应估计结果

线性概率模型	模型 1	模型 2	模型 3	模型 4	模型 5
分娩量	0.003*** （0.003, 0.004）	0.000 （0.000, 0.000）	-0.025*** （-0.026, -0.024）	0.003 （-0.003, 0.009）	-0.021*** （-0.022, -0.020）
个体特征		√	√		
机构特征			√	√	√
区域特征			√	√	√
年份		√	√	√	√

续表

logistic 回归模型

	模型 6	模型 7	模型 8	模型 9	模型 10
分娩量	0.003*** (0.003, 0.004)	0.001 (−0.001, 0.001)	−0.021*** (−0.022, −0.020)	0.001*** (0.001, 0.002)	−0.015*** (−0.016, −0.014)
个体特征		√			√
机构特征			√		√
区域特征				√	√
年份		√	√	√	√

IV-linear 模型

	模型 11	模型 12	模型 13	模型 14	模型 15
分娩量	−0.027*** (−0.029, −0.026)	−0.054*** (−0.056, −0.052)	−0.153*** (−0.158, −0.148)	−0.091*** (−0.095, −0.087)	−0.133*** (−0.139, −0.127)
个体特征		√			√
机构特征			√		√
区域特征				√	√
年份		√	√	√	√
一阶段 F 统计量	48 654	39 989	27 459	16 590	20 966
一阶段校正后决定系数 R^2	0.129	0.155	0.732	0.293	0.747
内生性检验（P 值）	<0.001	<0.001	<0.001	<0.001	<0.001

IV-logistic 模型

	模型 16	模型 17	模型 18	模型 19	模型 20
分娩量	−0.032*** (−0.033, −0.030)	−0.066*** (−0.068, −0.063)	−0.198*** (−0.204, −0.192)	−0.122*** (−0.126, −0.117)	−0.162*** (−0.169, −0.155)
个体特征		√			√
机构特征			√		√
区域特征				√	√
年份		√	√	√	√
一阶段 F 统计量	48 654	39 989	27 459	16 590	20 966
一阶段校正后决定系数 R^2	0.129	0.155	0.732	0.293	0.747
内生性检验（P 值）	<0.001	<0.001	<0.001	<0.001	<0.001

模型 1 ~ 模型 5 展示了线性概率模型的结果。模型 1 估计了在未添加任何协变量情况下，分娩量和 SMM 的相关关系。个体特征、机构特征和区域特征依次分别被加入模型 2 到模型 4；模型 5 中，以上混杂因素全部被纳入。在模型 2 ~ 模型 5 中，年份变量作为哑变量被纳入模型。线性概率模型结果并不一致。在模型 1、2、4 中，分娩量回归系数为正值，其中模型 2 的回归系数差异无统计学意义。模型 3 和模型 5 的回归系数为负数，全模型 5 的回归系数为 −0.021（95%CI：−0.022，−0.020），提示每增加 1 000 例分娩量可能与 SMM 率降低 2.1% 相关。同样的协变量设置在 logistic 回归模型的模型 6 ~ 模型 10 中。logistic 回归模型的平均边际效应与线性概率模型结果非常接近，模型 10 的平均边际效应是 −0.015（95%CI：−0.016，−0.014）。以上两种模型只探索了分娩量和 SMM 的相关关系，接下来结合工具变量法进行因果关系的探索。

工具变量法与线性概率模型的结合 IV-linear 结果呈现在模型 11 ~ 模型 15 中，工具变量法与 logistic 回归模型的结合 IV-logistic 结果呈现在模型 16 ~ 模型 20 中。一阶段工具变量的 F 值和校正后决定系数提示该工具变量与暴露变量相关强度较强，不存在弱工具变量的问题。与预想中一样，机构周围平均分娩量在一阶段中的系数 0.067（95%CI：0.066，0.068）为正值，提示周围平均分娩量越多，机构实际分娩量越多。在工具变量法的结果中，分娩量的回归系数均为负数且有统计学意义，提示分娩量对于 SMM 的降低有因果效应。IV-linear 模型的全模型 15 结果显示，每提升 1 000 例分娩量可以降低 13.3% 的 SMM 率。IV-logistic 模型的全模型 20 边际效应结果显示，每提升 1 000 例分娩量可以降低 16.2% 的 SMM 率。本例将全模型 20 的结果作为最终分析结果。通过模型分析可以得出结论，分娩量的增加有利于 SMM 率的降低。

7.5 总结与扩展

工具变量作为计量经济学研究因果的重要方法，越来越被广泛接受和应用。本章节介绍了工具变量的条件、估计原理、估计方法、估计效应以及可能的工具变量的选择，并以分娩量对产科质量的因果效应讨论研究为例，展示了工具变量方法的实际应用全过程。在使用工具变量法时，先要确定关注的因果效应到底是什么，暴露变量是否存在内生性，内生性的可能来源有哪些，方向如何。工具变量的本质是找一个具有冲击性的外生变量估计因果效应，避免变量内生性带来的影响。在暴露变量基本不存在内生性的情况下，工具变量方法与普通回归方法得到的结果类似。

在工具变量的选择时，需要对研究问题有深刻的认识，发挥一定的想象力，并建立在一定的理论基础之上。工具变量的外生性无法通过统计方法进行验证，但这并不是工具变量方法所特有的。几乎所有的定量分析方法都依赖于某些假设，例如固定效应模型干扰项不随时间变化，倾向性得分匹配模型假设一切偏误都来自可观察的变量。即使在工具变量的外生性受到质疑时，使用工具变量方法分析也是有益的。在实例分析中，结合工具变量法获得的边际效应系数绝对值比线性概率模型和 logistic 回归模型大，意味着不结合工具变量的回归模型方法低估了分娩量对 SMM 的因果效应。也就是说，内生性来源的第二种——孕产妇间分娩风险差异占主要影响地位，这也与描述性分析中高分娩量组高危孕产妇占比最高的现象一致。通过与其他模型相互比较和补充，可以对因果关系有更深的了解，有助于结果的诠释。除此之外，在使用工具变量时，需要注意以下几点。

（1）弱工具变量会带来很大的问题，因此有必要先对工具变量的强弱进行衡量。

（2）工具变量在单调性的假设下估计的是局部平均处理因果效应，并不是针对全人群的因果效应。因此在结果推广时应注意限制条件。

（3）传统工具变量法的正确估计建立在模型假设正确的基础上，是一种参数估计方法。

（4）2SLS 的估计值是有偏的，但却是一致的。只有在大样本情况下，2SLS 估计值才会接近因果效应。在小样本中，2SLS 估计可能会系统性地偏离目标参数。

在方法原理部分介绍的传统工具方法是在被解释变量为普通连续型变量的基础上展开的，而分析实例中的因变量是二分类变量，并没有用传统的 2SLS 进行估计。当模型中的被解释变量为有限值时，例如为二分类变量、取值范围在 0~1 之间的概率值或取值为非负数，这时条件期望函数是非线性的。一种处理方法是使用非线性的 logistic 模型、probit 模型、Tobit 模型。这类模型相比线性模型来说更复杂，但这种复杂性提升对于估计效应的改善效果有限。

最小二乘法估计可以看作一种用来计算边际效应的方法，是一种简单且不同研究中使用该方法得到的结论之间可以相互比较的方法。分析实例的结果也证明了这一点，线性概率模型回归系数的结果 logistic 回归模型的平均边际效应非常接近。非线性的有限被解释变量模型类似于广义最小二乘法，可以改进估计效率，但需要对函数形式和分布作出更强的假设。此外，非线性有限被解释变量模型估计出的系数和用最小二乘法得到的因果效应不同，前者是非线性模型的核心，后者是大部分研究项目真正感兴趣的变量。

对于存在内生性的暴露变量和 2SLS 估计方法，以上分析也是成立的。无论被解释变量是否为限制性变量，工具变量法都可以捕捉到局部平均处理效应，2SLS 可以将每个协变量对应的局部平均处理效应进行加权平均。相比于非线性模型的估计方法，2SLS 估计出的局部平均处理效应即边际效应。

（陈楠）

参考文献

[1] CHEN N, PAN J. The causal effect of delivery volume on severe maternal morbidity: an instrumental variable analysis in Sichuan, China[J]. BMJ Global Health, 2022, 7(5): e008428.

[2] WHITE H. Instrumental variables regression with independent observations[J]. Econometrica: Journal of the Econometric Society, 1982, 50(2): 483.

[3] STAIGER D, JAMES H S. Instrumental Variables Regression with Weak Instruments[J]. Econometrica, 1997, 65(3): 557–586.

[4] STOCK J H, YOGO M. Testing for weak instruments in Linear IV regression. In Identification and Inference for Econometric Models: Essays in Honor of Thomas Rothenberg[R]. Cambridge University Press, 2005.

[5] ANGRIST J D, KRUEGER A B. Does compulsory school attendance affect schooling and earnings?[J]. The Quarterly Journal of Economics, 1991, 106(4): 979–1014.

[6] CIPOLLONE P, ROSOLIA A. Social interactions in high school: Lessons from an earthquake[J]. American Economic Review, 2007, 97(3): 948–965.

[7] MUNSHI K. Networks in the modern economy: Mexican migrants in the US labor market[J]. The Quarterly Journal of Economics, 2003, 118(2): 549–599.

[8] 陈云松. 农民工收入与村庄网络基于多重模型识别策略的因果效应分析［J］. 社会，2012，32（4）: 68–92.

[9] ANGRIST J D. The effect of veterans benefits on education and earnings[J]. Industrial & Labor Relations Review, 1993, 46(4): 637.

[10] ANGRIST J D, IMBENS G W, RUBIN D B. Identification of causal effects using instrumental variables[J]. Journal of the American Statistical Association, 1996, 91(434): 444.

[11] ANGRIST J D, CHEN S H, FRANDSEN B R. Did Vietnam veterans get sicker in the 1990s? The complicated effects of military service on self-reported health[J]. Journal of Public Economics, 2010, 94(11/12): 824–837.

[12] BOOZER M, CACCIOLA S E. Inside the "Black Box" of Project Star: Estimation of Peer Effects Using Experimental Data[R]. Yale Economic Growth Center Discussion Paper No. 832，2001.

[13] ACEMOGLU D, JOHNSON S, ROBINSON J A. The colonial origins of comparative development: An empirical investigation[J]. American Economic Review, 2001, 91(5): 1369–1401.

[14] ANGRIST J D, EVANS W N. Children and their parents' labor supply: Evidence from exogenous variation in family size[J]. American Economic Review, 1998, 88(3): 450–477.

[15] CARD D. Using Geographic Variation in College Proximity to Estimate the Return to Schooling[J/OL]. National Bureau of Economic Research Working Paper Series, 1993, No. 4483. https://www.nber.org/papers/w4483.

[16] HENTSCHKER C, MENNICKEN R. The Volume-Outcome Relationship Revisited: Practice Indeed Makes Perfect[J]. Health Services Research, 2018, 53(1): 15–34.

[17] HERNAN M A, ROBINS J M. Causal inference: What if[M]. Boca Raton, FL: CRC Press, 2024.

[18] 潘杰，刘国恩，雷晓燕. 医疗保险促进健康吗？——基于中国城镇居民基本医疗保险的实证分析［J］. 经济研究，2013（4）: 130–142.

[19] 王春超，尹靖华. 公共卫生健康教育与流动人口传染病就医行为研究［J］. 经济学（季刊），2022，22（02）: 569–590.

[20] 马万超，汪蓉. 新农合提升农民幸福感了吗？——来自 CHARLS 面板数据的验证［J］. 哈尔滨商业大学学报（社会科学版），2022（3）: 114–128.

第 8 章　面板数据方法

因果推断的关键是控制干扰因果关系的可观察因素。通过前面章节的学习可以知道，如果干扰因果关系的因素是观察不到的，可尝试使用工具变量进行因果效应估计。然而在实际研究中，有效的工具变量往往很难寻找。如果没有合适的工具变量，是否有其他途径来识别因果效应？答案是肯定的。如果有一段时间内跟踪同一组个体的数据，即面板数据（panel data），就可以用新的工具来解决未观测混杂因素的影响，从而达到识别因果效应的目的。本章主要介绍面板数据分析中常用的固定效应模型与随机效应模型，以及双重差分方法。

8.1　固定效应与随机效应模型

8.1.1　研究问题

医疗卫生费用在卫生政策与管理研究领域备受关注，政府卫生支出增长是其中一个重要主题。在世界范围内，不同国家或地区之间政府卫生支出差别巨大，这可能源自卫生体制和经济发展的差异与多样性。但在同一国家的不同地区之间，例如加拿大、西班牙等国家，其地区间的政府卫生支出仍然存在巨大差异。中国也不例外[1]，表 8-1 展示了 2006 年我国 31 个省（自治区、直辖市）的人均政府卫生支出情况。

表 8-1　2006 年全国省级人均政府卫生支出与国内生产总值

	人均政府卫生支出 / 元	人均政府卫生支出排名	人均 GDP/ 元	人均 GDP 排名	人口占比 /%	GDP 占比 /%
北京	551	1	49 780	2	1.20	3.40
上海	339	2	57 115	1	1.40	4.50
西藏	288	3	10 356	26	0.20	0.10
天津	221	4	40 550	3	0.80	1.90
青海	211	5	11 708	23	0.40	0.30
浙江	168	6	31 611	4	3.90	6.80
新疆	146	7	14 855	14	1.60	1.30
云南	127	8	8 938	29	3.50	1.70
江苏	119	9	28 669	5	5.80	9.40
内蒙古	118	10	19 989	10	1.90	2.10
宁夏	116	11	11 768	22	0.50	0.30

续表

	人均政府卫生支出 / 元	人均政府卫生支出排名	人均 GDP/ 元	人均 GDP 排名	人口占比 /%	GDP 占比 /%
广东	111	12	28 165	6	7.20	11.30
山西	105	13	14 082	15	2.60	2.10
辽宁	102	14	21 660	8	3.30	4.00
吉林	99	15	15 700	13	2.10	1.90
福建	96	16	21 401	9	2.80	3.30
黑龙江	95	17	16 189	12	3.00	2.70
海南	91	18	12 594	18	0.60	0.50
甘肃	89	19	8 736	30	2.00	1.00
贵州	80	20	6 074	31	2.90	1.00
湖北	79	21	13 317	16	4.40	3.30
山东	79	22	23 716	7	7.20	9.60
陕西	77	23	12 112	20	2.90	2.00
河北	73	24	16 904	11	5.30	5.00
广西	71	25	10 232	27	3.70	2.10
重庆	70	26	12 434	19	2.20	1.50
四川	70	27	10 574	25	6.30	3.70
江西	66	28	10 764	24	3.40	2.00
河南	65	29	13 305	17	7.30	5.40
安徽	57	30	10 063	28	4.70	2.70
湖南	55	31	11 935	21	4.90	3.30

注：GDP 指国内生产总值。

资料来源：PAN J, LIU G G. The determinants of Chinese provincial government health expenditures: evidence from 2002–2006 data[J]. Health Economics, 2012, 21(7): 757–777.

从表 8-1 可以看出，2006 年全国 31 个省（自治区、直辖市）中，北京市人均政府卫生支出最高为 551 元，湖南省最低为 55 元。那么，是什么因素造成了不同地区间人均政府卫生支出的巨大差距？从直观上来看，各省的经济发展水平可能是原因之一。但从表 8-1 中可知，人均政府卫生支出最低的湖南省并非经济最不发达的省份，其人均 GDP 水平高于西藏、云南、甘肃等省份。显然，经济发展水平不足以完全解释不同地区间人均政府卫生支出的差距，那么还有哪些因素决定人均政府卫生支出？公共卫生服务作为最重要的公共产品之一，具有很强的外部性，特别是在防治传染病方面。我国在抗击 SARS（传染性非典型肺炎，简称"非典"）疫情过程中取得了诸多工作成效，但同时也暴露出公共卫生体系的诸多短板和不足。各省政府卫生支出是否会针对本省公共卫生状况而做出调整？在本章中，研究问题是我国省级政府卫生支出的决定因素有哪些，以及省级政府卫生支出是否会根据全省公共卫生状况而变动？为了回答这些问题，我们将收集全国和省级政府卫生支出相关的面板数据，采用固定效应模型和随机效应模型展开实证分析。

8.1.2 方法原理

（1）面板数据及其特点

面板数据是由数据集中每个横截面单位的一个时间序列组成。例如对北京、上海、广州、深圳等城市的户籍人口数、常住人口数、流动人口数追踪 10 年所得到的数据就是面板数据。横截面数据每个个体只有一期的数据，而面板数据是每个个体都有多期的数据。根据期数 T 和个体数 n 的大小，面板数据可分为"短面板"（T 较小，n 较大）和"长面板"（T 较大，n 较小）。根据面板模型的解释变量中是否含有被解释变量的滞后值，可分为"动态面板"和"静态面板"。根据各期个体是否一样，可分为"平衡面板"和"非平衡面板"。在本章中，主要关注和讨论平衡面板数据和静态的短面板数据。

面板数据的主要优点有：①可以一定程度解决遗漏变量问题。遗漏变量常常由不可观测的个体差异造成，如果这种个体差异不随时间变化，那么利用面板数据就可以解决这种遗漏变量问题。②提供更多个体动态行为信息。如果关注个体行为，利用面板数据就可以观测到每个个体的行为随着时间的变化情况。③样本容量较大。由于面板数据同时具有截面维度和时间维度，通常样本量较大，可以提高估计的精确度。与此同时，面板数据也有一些缺点：①样本通常不满足独立同分布的假定，因为同一个个体在不同时期的扰动项一般存在自相关。②面板数据通常收集成本较高，不容易获得。

（2）固定效应模型与随机效应模型的定义

固定效应模型和随机效应模型是分析面板数据的常用方法。在估计面板数据时，为了同时捕捉个体间的共性和个体的异质性，通常假定个体的回归方程具有相同的斜率，不同个体可以有不同的截距。这种估计模型被称为"个体效应模型"（individual-specific effects model）。

$$y_{it} = x'_{it}\beta + z'_i\delta + u_i + \varepsilon_{it} \qquad （公式8-1）$$

其中，i 表示个体（$i = 1, 2, \cdots, n$），t 表示时间（$t = 1, 2, \cdots, T$），x_{it} 为随个体和时间改变的特征，z_i 为不随时间改变的个体特征（如性别）。$u_i + \varepsilon_{it}$ 为扰动项，由不可观测的随机变量 u_i 和扰动项 ε_{it} 两部分组成，称为复合扰动项。u_i 是代表个体异质性的截距项（如个体的天赋），ε_{it} 是随个体与时间改变的扰动项（如个体的运气）。因为这里关注的是短面板，时间维度较小，每个个体的信息较少，无法探讨扰动项 $\{\varepsilon_{it}\}$ 是否存在自相关。因此，一般假设 $\{\varepsilon_{it}\}$ 为独立同分布且与 u_i 不相关。如果 u_i 与某个解释变量相关，称公式 8-1 为固定效应模型（fixed effects model，FE）。如果 u_i 与所有解释变量都不相关，则称之为随机效应模型（random effects model，RE）。

（3）固定效应模型的估计方法

对于固定效应模型而言，由于 u_i 与某个解释变量相关，使用传统 OLS 估计是不一致的。对此，可以通过模型转换方法来消去 u_i，从而获得一致估计量。

1）组内估计量：在固定效应模型中，给定个体 i，将公式 8-1 两边对时间取平均可得：

$$\bar{y}_i = \bar{x}_i'\beta + z_i'\delta + u_i + \bar{\varepsilon}_i \qquad \text{（公式 8-2）}$$

将公式 8-1 减去公式 8-2 得到原模型的离差形式，即：

$$y_{it} - \bar{y}_i = (x_{it} - \bar{x}_i)'\beta + (\varepsilon_{it} - \bar{\varepsilon}_i) \qquad \text{（公式 8-3）}$$

定义 $\tilde{y}_{it} \equiv y_{it} - \bar{y}_i$，$\tilde{x}_{it} \equiv x_{it} - \bar{x}_i$，$\tilde{\varepsilon}_{it} \equiv \varepsilon_{it} - \bar{\varepsilon}_i$，则：

$$\tilde{y}_{it} = \tilde{x}_{it}'\beta + \tilde{\varepsilon}_{it} \qquad \text{（公式 8-4）}$$

公式 8-4 已经消去 u_i，只要 $\tilde{\varepsilon}_{it}$ 与 $\tilde{x}_{it}$ 不相关（要求扰动项与各期的解释变量均不相关），则可以用 OLS 一致地估计 β。β 的估计量通常称为固定效应估计量（fixed effects estimator），记为 $\hat{\beta}_{FE}$。$\hat{\beta}_{FE}$ 主要使用了个体的组内离差信息，因此也称作"组内估计量"（within estimator）。需要注意的是，这种估计方法在消去 u_i 的同时，也消去了 $z_i'\delta$，因此无法估计不随时间变化的个体特征的影响。

2）LSDV 法：将公式 8-1 中的 u_i 视作一个待估参数，通过引入（$n-1$）个虚拟变量来代表不同的个体，从而进行模型估计。从代数学的角度看，将个体效应视作待估参数等同于估计个体对均值的偏离程度。换而言之，用（$n-1$）个虚拟变量来代替了公式 8-1 中的 u_i 并进行模型估计。该形式的固定效应模型称作"最小二乘虚拟变量模型"（least square dummy variable model，LSDV）。使用 LSDV 的好处是可以得到对个体异质性 u_i 的估计，同时也不会消去 $z_i'\delta$，可以估计不随时间变化的个体特征的影响。但缺点是，如果样本含量 n 很大，就需要引入很多的虚拟变量，使得模型中的待估参数变得非常多，可能会超出某些软件所允许的变量数，得不到模型估计结果。

3）一阶差分法：对公式 8-1 两边进行一阶差分，消去个体效应 u_i（同时也消去了 $z_i'\delta$），可得：

$$y_{it} - y_{i,t-1} = (x_{it} - x_{i,t-1})'\beta + (\varepsilon_{it} - \varepsilon_{i,t-1}) \qquad \text{（公式 8-5）}$$

如果扰动项的一阶差分（$\varepsilon_{it} - \varepsilon_{i,t-1}$）与解释变量的一阶差分（$x_{it} - x_{i,t-1}$）不相关，那么对公式 8-5 进行 OLS 可以一致地估计 β。此时，β 的估计量称为"一阶差分估计量"（first differencing estimator），记为 $\hat{\beta}_{FD}$。

上述讨论的固定效应模型引入个体固定效应 u_i，可以解决不随时间变化但随个体而异的遗漏变量问题。此外，还有一种遗漏变量是随时间变化但不随个体而异的，这种情况下可以在公式 8-1 的基础上进一步引入时间固定效应 λ_t，即：

$$y_{it} = x_{it}'\beta + z_i'\delta + \lambda_t + u_i + \varepsilon_{it} \qquad \text{（公式 8-6）}$$

与个体固定效应类似，可以将 λ_t 视为第 t 期独有的截距项，称为"时间固定效应"（time fixed effects），使用前面介绍的 LSDV 法进行估计。公式 8-6 同时考虑了时间和个体固定效应，通常称为"双向固定效应"（two-way fixed effects）。如果仅考虑时间固定效应或个体固定效应（如公式 8-1），则称为"单向固定效应"（one-way fixed effects）。

在有些情况下，为了节省参数，可以引入一个时间趋势项 t 来代替公式 8-6 中的时间固定效应，即：

$$y_{it} = x'_{it}\beta + z'_i\delta + \gamma t + u_i + \varepsilon_{it} \qquad （公式 8-7）$$

但需要注意的是，公式 8-7 的潜在假设是每个时期的时间效应相等，每期均增加 γ。如果该假设不成立，则不能用时间趋势项来替代时间固定效应，应使用前面介绍的 LSDV 法进行估计。在实际研究中，可以通过该方法判断每期的时间固定效应是否大致相等，该方法也常见于稳健性检验分析。

（4）随机效应模型的估计方法

1）广义离差模型：对于随机效应模型而言，u_i 与所有解释变量都不相关，因此使用 OLS 估计是一致的。然而由于复合扰动项（$u_i + \varepsilon_{it}$）不是球形扰动项，因此 OLS 不是最有效率的。即便假设不同个体之间的扰动项互不相关，但由于 u_i 的存在，同一个体不同时期的扰动项之间仍然存在自相关。一种可行的解决思路是通过模型变换使得新模型的扰动项不存在自相关。具体来说，用 OLS 来估计以下"广义离差"（quasi-demeaned）模型。

$$y_{it} - \hat{\theta}\bar{y}_i = (x_{it} - \hat{\theta}\bar{x}_i)'\beta + (1-\hat{\theta})z'_i\delta + [(1-\hat{\theta})u_i + (\varepsilon_{it} - \hat{\theta}\bar{\varepsilon}_i)] \qquad （公式 8-8）$$

其中 $\hat{\theta}$ 是 $\theta \equiv 1 - \dfrac{\sigma_\varepsilon}{(T\sigma_u^2 + \sigma_\varepsilon^2)^{1/2}}$ 的一致估计量。可以使用广义最小二乘法（FGLS）进行模型估计，β 的估计量称为随机效应估计量（random effects estimator），记为 $\hat{\beta}_{RE}$。

2）组间估计量：就随机效应模型而言，对公式 8-1 中的每个个体取时间平均值，用平均值来进行回归，可得：

$$\bar{y}_i = \bar{x}'_i\beta + z'_i\delta + u_i + \bar{\varepsilon}_i \qquad （公式 8-9）$$

对公式 8-9 使用 OLS 估计即可以得到"组间估计量"（between estimator），记为 $\hat{\beta}_{BE}$。但由于该方法将面板数据压缩为横截面数据，损失了较多信息量，因此不常用。

（5）拟合优度的度量

通过前面章节的学习，我们知道可以用 R^2 来衡量线性回归模型的拟合优度。R^2 是被解释变量 y 与 OLS 估计值 $\hat{y}$ 之间相关系数的平方，即 $R^2 = [corr(y, \hat{y})]^2$。但对于面板模型，例如固定效应模型、随机效应模型或组间回归，其拟合优度的度量略复杂。对于任意给定估计量（$\hat{\beta}, \hat{\delta}$），Stata 软件提供以下三种 R^2。

1）整体 R^2（overall R^2）：对于原模型（公式 8-1），称 $[Coor(y_{it}, x'_{it}\hat{\beta} + z'_i\hat{\delta})]^2$ 为整体 R^2，衡量估计量（$\hat{\beta}, \hat{\delta}$）对原模型的拟合优度。

2）组内 R^2（within R^2）：对于组内模型（公式 8-4），称 $[Coor(\bar{y}_{it}, \bar{x}'_{it}\hat{\beta})]^2$ 为组内 R^2，衡量估计量（$\hat{\beta}, \hat{\delta}$）对组内模型的拟合优度。

3）组间 R^2（between R^2）：对于组间模型（公式 8-9），称 $[Coor(\bar{y}_i, \bar{x}'_i\hat{\beta} + z'_i\hat{\delta})]^2$ 为组间 R^2，衡量估计量（$\hat{\beta}, \hat{\delta}$）对组间模型的拟合优度。

实际上，固定效应、随机效应和组间回归模型都可以计算上述三种 R^2。对于固定效应模型而言，建议使用组内 R^2，整体 R^2 和组间 R^2 只是相应相关系数平方而已。对于组间回归模型，建议使用组间 R^2，整体 R^2 和组内 R^2 只是相应相关系数平方而已。对于随机效应模型，上述三种 R^2 均只是相应相关系数平方而已，并非公式 8-7 中的 OLS R^2。

（6）固定效应模型与随机效应模型的选择

在实际处理面板数据时，面临选择固定效应模型还是随机效应模型的问题，通常使用豪斯曼检验（Hausman Test）进行判断。豪斯曼检验的原假设 H_0 是 u_i 与 x_{it}、z_i 不相关（即随机效应为正确模型），统计量为：

$$(\hat{\beta}_{FE} - \hat{\beta}_{RE})'[\widehat{Var(\hat{\beta}_{FE})} - \widehat{Var(\hat{\beta}_{RE})}]^{-1}(\hat{\beta}_{FE} - \hat{\beta}_{RE}) \xrightarrow{d} \chi^2(K) \qquad （公式 8-10）$$

其中，K 为 $\hat{\beta}_{FE}$ 的维度，即 x_{it} 中所包含的随时间变化的解释变量个数。如果统计量大于临界值，则拒绝 H_0，可认为固定效应模型是正确模型，反之则认为随机效应是正确模型。需要指出的是，如果扰动项存在异方差，上述豪斯曼检验不再适用，需要采用异方差稳健的豪斯曼检验。

8.1.3 分析思路

本节分析的主要问题是我国省级政府卫生支出的决定因素。一种分析思路是收集全国各省（自治区、直辖市）的政府卫生支出数据，直接将其作为被解释变量，将感兴趣的变量（如经济发展水平、人口构成情况等）作为解释变量纳入模型并用 OLS 进行估计。但是，由于政府卫生支出可能受到其他不可观测因素的影响，直接进行上述 OLS 估计可能出现遗漏变量问题（内生性的一种情况），得到的模型估计系数也会存在偏误。根据上述面板数据分析的方法学原理，可以有另一种分析思路，即先收集我国省级政府卫生支出及其影响因素的面板数据，再利用固定效应模型或随机效应模型进行分析，以解决上述遗漏变量问题。以下是具体的分析思路。

（1）确定被解释变量与解释变量

本研究的被解释变量很清晰（即政府卫生支出），但解释变量（即政府卫生支出的决定因素）却并不十分清楚。为此，首先需要确定一个研究分析框架，用于指导政府卫生支出决定因素分析。研究的分析框架一方面是从既往文献或理论中来，另一方面是研究者自行提出的可能假设。我国省级政府卫生支出的省际差异大致上可以看作随机因素和系统因素共同作用的结果，关注的重点在于后者。系统性的差异可由经济因素、人口学因素、社会学因素以及政治因素共同决定。基于大量文献分析的结果和我国政府卫生支出的政策背景，提出以下研究假设：政府卫生支出主要由以下三类因素决定，包括收入因素、供需因素以及其他社会因素。①收入因素指政府财政收入情况。政府财政收入越多，则越可能在政府卫生支出上投入更多。考虑到省级政府财政收入不完全与当地经济发展水平挂钩，用省级一般预算性收入和中央财政转移支付收入来测度政府用于政府卫生支出的可用资源。②供需因素可以分为年龄结构因素、公共卫生状况和当地卫生机构的条件。年龄结构因素被认为是卫生服务需求的重要决定因素。从卫生费用的年龄分布也可以看出，儿童和老年人的卫生费用相对更高。因此，人口的年龄结构可能影响政府卫生支出。此外，公共卫生状况和当地卫生机构的条件也是重要的卫生服务需求决定因素。③其他社会因素方面，重点考虑医疗保险覆盖、城镇化、性别分布和教育情况。

综上所述，构建一个框架用于分析政府卫生支出的决定因素，用公式可以表示为：

$$GHE_{it} = f(Income_{it}, Age_{it}, PHealth_{it}, Institution_{it}, OSFactors_{it})$$ （公式8-11）

其中 i 表示省份，t 表示时间。$f(\cdot)$ 表示连接函数。$Income_{it}$ 表示政府财政收入情况，Age_{it} 表示年龄结构因素，$PHealth_{it}$ 表示公共卫生因素，$Institution_{it}$ 表示卫生机构条件，$OSFactors_{it}$ 表示其他社会因素。

（2）数据准备

本研究收集了全国31个省（自治区、直辖市）2002—2006年的面板数据，相关变量和定义如表8-2所示。其中政府卫生支出、一般预算性收入、中央财政转移支付收入均以全省人口数进行平均化并以2005年为基准使用全国居民消费价格（CPI）进行调整。

表8-2 变量与定义

	变量	代理变量
被解释变量	政府卫生支出	人均省级政府卫生支出
解释变量	收入因素	人均一般预算性收入
		人均中央财政转移支付收入
	年龄结构因素	15岁以下人口比例
		64岁以上人口比例
	公共卫生因素	每千人口传染病患病率
		每千人口传染病死亡率
		是否出现SARS疫情
	卫生机构因素	每千人口床位数
		每千人口医护人员数
	其他社会因素	城镇职工基本医疗保险覆盖率
		城镇人口比例
		女性人口比例
		本科及以上学历人口比例
		时间

资料来源：PAN J, LIU G G. The determinants of Chinese provincial government health expenditures: evidence from 2002-2006 data[J]. Health Economics, 2012, 21(7): 757-777.

中央财政转移支付收入是省级政府财政的重要收入来源。以2006年为例，平均50.75%的省级财政收入来自中央转移支付，其中北京最少（17.03%），西藏最多（93.39%）。尽管只有不到 1% 的中央政府转移支付专门用于医疗保健，但根据地方政府的决定，通用转移支付和税收补助也可能用于医疗保健。如果把 2006 年东部省份（发达地区）人均财政收入标准化为 100 元，假设没有中央转移支付，那么中西部省份（欠发达地区）的财政收入是 32 元。然而，随着财政转移支付的再分配，中西部省份的财政收入则分别增加到 55 元和 63 元。显然，中央财政转移支付在缩小省级财政收入差距和平衡地方政府公共服务潜力方面发挥了重要作用。

2003 年的"非典"疫情暴露了我国公共卫生体系存在短板，尤其是在传染病的管理方面。由于公共卫生的首要职责是防治与人群健康相关的传染病，且政府卫生支出在卫生总费用中的比例相对较小，控制传染病应作为地方政府的首要卫生工作。在本研究中，用甲、乙类法定报告传染病发病率和甲、乙类法定报告传染病死亡率作为公共卫生因素的代理变量。此外，也将 2003 年的"非典"疫情作为特殊事件虚拟变量纳入模型。

收集全国 31 个省份 2002—2006 年政府卫生支出以及其他相关方面信息，进行描述性统计分析，结果如表 8-3 所示。

表 8-3 描述性统计结果

变量	2002 年	2003 年	2004 年	2005 年	2006 年
人均政府卫生支出 / 元	71.037	83.308	88.785	104.501	127.911
	（60.101）	（69.763）	（75.706）	（83.855）	（100.627）
收入因素					
人均一般预算性收入 / 元	874.463	973.942	1 116.714	1 378.260	1 625.452
	（1 028.467）	（1 140.593）	（1 339.385）	（1 629.014）	（1 793.414）
人均中央财政转移支付收入 / 元	947.331	985.755	1 151.443	1 283.960	1 476.598
	（932.077）	（893.306）	（880.906）	（1 174.470）	（1 216.938）
年龄结构因素					
15 岁以下人口比例 /%	21.138	20.276	19.257	19.737	18.570
	（4.364）	（4.622）	（4.416）	（4.891）	（4.639）
64 岁以上人口比例 /%	8.000	8.360	8.427	8.748	8.996
	（1.803）	（2.196）	（1.964）	（1.607）	（1.863）
公共卫生因素					
甲、乙类法定报告传染病发病率 /‰	2.004	2.252	2.865	3.006	2.972
	（0.680）	（0.846）	（0.979）	（0.813）	（0.868）
甲、乙类法定报告传染病死亡率 /‰	0.004	0.006	0.005	0.007	0.008
	（0.003）	（0.005）	（0.004）	（0.004）	（0.005）
卫生机构因素					
每千人口床位数 / 张	2.740	2.657	2.710	2.762	3.043
	（0.918）	（1.053）	（1.075）	（1.088）	（1.208）
每千人口医护人员数 / 人	3.887	3.891	3.922	3.943	4.031
	（1.579）	（1.607）	（1.626）	（1.631）	（1.713）

续表

变量	2002 年	2003 年	2004 年	2005 年	2006 年
其他社会因素					
城镇职工基本医疗保险覆盖率 /%	0.186	0.204	0.303	0.256	0.280
	（0.069）	（0.061）	（0.094）	（0.079）	（0.102）
城镇人口比例 /%	0.311	0.335	0.356	0.454	0.464
	（0.157）	（0.157）	（0.161）	（0.154）	（0.151）
女性人口比例 /%	0.490	0.490	0.492	0.494	0.494
	（0.009）	（0.010）	（0.008）	（0.007）	（0.008）
本科及以上学历人口比例 /%	0.051	0.062	0.067	0.066	0.072
	（0.038）	（0.038）	（0.045）	（0.046）	（0.056）
样本量	31	31	31	31	31

资料来源：PAN J, LIU G G. The determinants of Chinese provincial government health expenditures: evidence from 2002–2006 data[J]. Health Economics, 2012, 21(7): 757–777.

（3）模型设定与分析

模型的具体形式如下。

$$GHE_{it} = X_{it}\beta + a_i + u_{it}$$ （公式 8-12）

其中，i 表示不同省份，t 表示不同年份，GHE 表示人均省级政府卫生支出，X_{it} 表示一系列政府卫生支出决定因素所组成的向量，a_i 表示不可观测的不随时间变化的省份特征因素，u_{it} 是特异性误差项。

在进行模型估计之前，需要先做一些检验来合理设定模型。

首先，因为模型中的被解释变量和解释变量中均有费用相关指标，需要考虑这些指标的函数形式。一般有四种函数形式供选择：对数 – 对数形式、线性形式、指数形式和半对数形式。在实际研究中，可以在回归之前使用 Box-Cox 变换分析仔细检验采用哪种函数形式更合适。本研究的 Box-Cox 分析的结果显示对数 – 对数形式相较于其他形式更佳，因此回归模型中的费用相关指标（即人均政府卫生支出、人均一般预算性收入和人均中央财政转移支付收入）采用对数 – 对数形式。

其次，公式 8-12 的模型设定非常简单，但也存在一些估计上的挑战。最主要的问题是复合扰动项（$a_i + u_{it}$）。如果忽略省份的异质性，即 $a_i = 0$，直接使用 OLS 估计即可获得一致估计。然而实际上，BP-LM 检验的结果（$\chi^2 = 96.07$，$df = 1$，$P < 0.001$）提示不能忽略省份的异质性。

最后，如果 a_i 本身是一个随机变量（与 X_{it} 不相关），那么使用随机效应模型更有效率。但当不可观测的省级特征与 X_{it} 存在相关性，此时 a_i 具有内生性，OLS 估计和随机效应模型估计都可能有偏且不是一致估计。这种情况下，如果不可观测的省级特征不随时间变化，u_{it} 是严格外生的，那么使用固定效应模型就可以获得一致估计。事实上，这种情况是完全可能的。不随时间改变的不可观测变量，例如地理特征、当地文化等，同时与解释变量相关，由此产生了内生性问题。因此，公式 8-12 估计的关键问题是检验 a_i 与 X_{it} 是否相关。对此，可以使用豪斯曼检验对 a_i 与 X_{it} 不相关这一原假设进行检验。表 8-4 展示的是固定效应模型和随机效应模型的分析结果，可以看到两个模型中大部分系数的符号都是一致的，仅有部分系数的显著性有差异。在此基础上，利用豪斯曼检验来分析应该选用哪个模型结果更合理。豪斯曼检验的结果拒绝了原假设（$\chi^2 = 64.57$，$df = 14$，$P < 0.001$），说明 a_i 与 X_{it} 相关，可认为固定效应模型是正确模型。为了检验固定效应模型的设定是否存在偏误，可以进一步使用拉姆齐回归设定误差检验（Ramsey's regression equation specification error test）。检验结果显示模型设定无偏误 [$F(3\ 107) = 0.88$，$P = 0.454\ 5$]。

至此，完成了对政府卫生支出决定因素问题的分析。首先确定了被解释变量与解释变量，然后进行数据准备，最后设定了合理的模型形式并得到了分析结果。

表 8-4　回归结果

变量	人均政府卫生支出	
	固定效应模型	随机效应模型
收入因素		
人均一般预算性收入	0.295*** (0.085)	0.406*** (0.069)
人均中央财政转移支付收入	0.227** (0.108)	0.404*** (0.06)
年龄结构因素		
15 岁以下人口比例	1.767*** (0.556)	2.252*** (0.528)
64 岁以上人口比例	1.981 (1.412)	0.682 (1.218)
公共卫生因素		
甲、乙类法定报告传染病发病率	−0.015 (0.016)	−0.010 (0.018)
甲、乙类法定报告传染病死亡率	−3.284 (2.249)	−4.162* (2.438)
是否发生 SARS 疫情	0.041** (0.017)	0.065*** (0.017)
卫生机构因素		
每千人口床位数	0.034 (0.037)	0.036 (0.042)
每千人口医护人员数	0.055 (0.07)	0.143*** (0.044)
其他社会因素		
城镇职工基本医疗保险覆盖率	−0.641*** (0.163)	−0.522*** (0.196)
城镇人口比例	−0.557*** (0.199)	−0.504** (0.197)
女性人口比例	0.305 (1.516)	1.424 (1.479)
本科及以上学历人口比例	0.655 (0.74)	0.339 (0.741)
时间	0.121*** (0.026)	0.080*** (0.016)
常数项	0.858 (1.299)	−2.866*** (0.866)
样本数	155	155
统计量		
Within R^2	0.942	0.935
Between R^2	0.876	0.868

续表

变量	人均政府卫生支出	
	固定效应模型	随机效应模型
Overall R^2	0.789	0.875
$F_{2:30}$ Public health	1.34	
P-value	0.277	
$F_{2:30}$ Institution	0.92	
P-value	0.409	
$F_{2:30}$ Female and college	0.42	
P-value	0.662	

注：模型中的费用相关指标（即人均政府卫生支出、人均一般预算性收入和人均中央财政转移支付收入）进行了对数化处理。
括号中为标准误。
$^{*}P<0.05$，$^{**}P<0.01$，$^{***}P<0.001$。
资料来源：PAN J, LIU G G. The determinants of Chinese provincial government health expenditures: evidence from 2002–2006 data[J]. Health Economics, 2012, 21(7): 757–777.

8.1.4 结果解读

表 8-4 展示了固定效应模型的估计结果，可以发现人均一般预算性收入、人均中央财政转移支付收入、15 岁以下人口比例、SARS 疫情和时间变量的回归系数为正，城镇职工基本医疗保险覆盖率以及城镇人口比例的回归系数为负，而且这些解释变量的估计参数检验 P 值均小于 0.05，可以认为是人均省级政府卫生支出的显著影响因素。此外，该模型解释了人均政府卫生支出组内变异的 94.2%（组内 $R^2=0.942$）和整体变异的 78.9%（整体 $R^2=0.789$）。

人均一般预算性收入和人均中央财政转移支付收入的弹性分别为 0.295 和 0.227，这与实际情况相符，即当地的经济发展水平是政府卫生支出的决定因素之一。与此同时，也侧面印证了前人研究的观点，即不同省份之间卫生资源配置的差异是由地方经济发展水平差异导致的。人均中央财政转移支付收入的弹性略低于人均一般预算性收入的弹性，表明人均中央财政转移支付收入对政府卫生支出确实有影响，且影响程度与人均一般预算性收入的影响相近。研究结果表明，政府卫生支出是必需品而不是奢侈品。

两个年龄结构因素的估计系数均为正，其中 15 岁以下人口比例在 1% 检验水平上具有显著性，但 64 岁以上人口比例不具有显著性。可能的解释有两个：一是政府部门更加重视儿童健康，例如计划生育和免费疫苗接种等；二是老年人群的大部分医疗费用由社会医疗保险和个人来承担，政府卫生费用承担其中非常少的部分。

在公共卫生状况因素中，发生 SARS 疫情显著增加了 4.1% 的人均省级政府卫生支出，但甲、乙类法定报告传染病发病率和甲、乙类法定报告传染病死亡率的回归系数均不显著。表明省级政府在面对 SARS 疫情暴发时做出了正面的响应，即增加了人均省级政府卫生支出。但传染病作为持续存在的情况，省级政府卫生支出却没有相应的变化。

在卫生机构因素中，每千人口床位数和每千人口医护人员数的回归系数虽然为正但没有显著性差异。

在其他社会因素中，城镇职工基本医疗保险覆盖率的回归系数为负且具有显著性差异。可能的原因是城镇职工基本医疗保险的筹资来源主要是单位和个人，政府承担很少的部分。提高医疗保险的覆盖面有助于提升人群健康水平，从而降低对政府卫生支出的需求。城镇人口比例的回归系数也为负且具有显著性差异。一般而言，城镇化人口比例越低，人口密度就越小。为了达到同样的卫生服务可及性，政府在低人口密度的地区需要更多的卫生支出。正如表 8–1 所示，西藏、青海、新疆这些地区的人均省级政府卫生支出是相对较高的。女性人口比例和本科及以上学历人口比例的回归系数均为正但不具有显著性差异。时间趋势项的回归结果提示 2002—2006 年人均省级政府卫生支出的增长率为 12.1%，这与中央增加政府卫生支出的政策是相一致的。但需要注意的是，人均省级政府卫生支出的增长率非常高，并且超过了 2002—2006 年 GDP 的增长率。

8.1.5　总结与扩展

本部分基于政府卫生支出决定因素的问题，介绍了面板数据及其特点、固定效应与随机效应模型的定义与估计策略，重点讨论了如何应用固定效应模型和随机效应模型来分析研究问题。相对于横截面数据，面板数据能提供更多的个体行为信息，在解决遗漏变量问题上具有一定的优势。固定效应和随机效应模型是面板数据分析的两个重要方法。区分固定效应模型和随机效应模型的核心在于个体异质性 u_i 与模型中所有解释变量 x_{it} 是否相关。如果 u_i 与某个解释变量相关，则为固定效应模型（FE）。如果 u_i 与所有解释变量都不相关，则为随机效应模型（RE）。固定效应和随机效应模型的估计策略有所不同，且不同估计策略都有其优劣势，在实际研究中需要仔细选择。豪斯曼检验是选择固定效应模型或随机效应模型的重要参考依据，但需要注意如果扰动项存在异方差，则需要采用异方差稳健的豪斯曼检验。

除了上述短面板分析之外，还有许多其他面板数据分析方法和拓展内容。

（1）长面板（long panel）估计。每个个体的信息相对较多，在估计策略中可以考虑扰动项 $\{\varepsilon_{it}\}$ 存在异方差与自相关。

（2）动态面板（dynamic panel）分析。本部分研究的是静态面板，即模型中的解释变量没有加入被解释变量的滞后值。但在有些情况下，个体的当前行为取决于过去行为的影响（例如医保基金分配），就需要使用动态面板数据的方法进行分析。

（3）面板工具变量法。面板数据能在一定程度上解决那些不随时间变化但与解释变量相关或扰动项相关的不可观测变量所带来的内生性问题，但如果回归模型本身包含了内生变量（随着时间变化但与解释变量相关或扰动项相关），则仍然需要使用工具变量法来解决。在实际研究中，通常会将面板数据方法和工具变量方法结合使用。

感兴趣的读者可以参考其他资料 [2-7] 进一步学习。

8.2　双重差分模型

双重差分（difference-in-difference，DID）是一种分析因果效应的研究设计，最早可以追溯至 19 世纪中期物理学家 John Snow 对伦敦市霍乱传染成因的研究。Card 和 Krueger 关于提高最低工资对就业的影响研究[8]将双重差分设计引入了经济学研究。相较于断点回归设计（regression discontinuity design）、工具变量（instrumental variable）等基于潜在因果模型的因果识别策略，双重差分法在实际操作中难度较低、上手较简单，在公共政策学、经济学等社会科学领域的应用越来越广泛[9,10]。

8.2.1 研究问题

贫困和疾病是一个恶性循环链。由于环境恶劣、医疗卫生资源不足，贫困人口较一般人群更容易发生疾病，而疾病的发生导致医疗卫生支出增加和劳动机会被剥夺，进一步加剧了贫困。各国政府、非政府组织都在积极采取各种措施以减少因高额医疗卫生支出导致的贫困，切断"贫困－疾病－贫困"的恶性循环链。我国于 2016 年开始开展健康扶贫政策，旨在减少因病致贫的发生，让贫困人口避免因高额的医疗费用陷入更深的贫困，避免已脱贫人口因病返贫。健康扶贫政策实施以来，420 万大病和慢性病贫困人口得到救治。然而，健康扶贫能否减轻贫困人口的经济负担，减少因高额医疗自付费用导致的贫困，需要进行实证评估。

赤水市是贵州省西北部的县级市。2012 年赤水市被国务院扶贫办认定为全国连片特殊困难地区贫困县。2014 年赤水市农村贫困人口 2.34 万人，贫困发生率 10.05%。为了更好开展脱贫攻坚工作，帮助贫困人口脱贫，赤水市于 2016 年 1 月印发了《关于推进医疗健康扶贫行动实施方案的通知》，将健康扶贫作为脱贫攻坚的重要组成部分开始推行。随后，陆续印发《提高农村贫困人口医疗救助保障水平推进精准扶贫实施方案的通知》《农村扶贫小额保险工作实施方案》《医疗扶助实施办法的通知》文件等持续推进健康扶贫工作。按照国家、贵州省的政策要求，赤水市健康扶贫主要从疾病预防、提升县域医疗服务能力和加强医疗保障三个方面开展（图 8-1）。2017 年末，赤水市农村贫困人口 3 380 人，贫困发生率 1.4%。2017 年 10 月 31 日，赤水市成为贵州省第一个通过国家考核验收并由省级人民政府正式批准退出的贫困县，实现了脱贫。

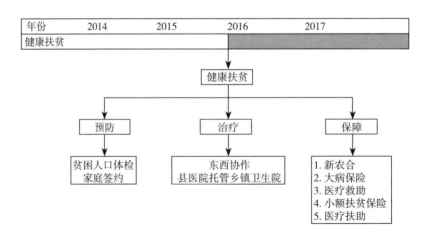

图 8-1 赤水健康扶贫政策

注：灰色部分代表自 2016 年开始实施政策。
资料来源：陈楚. 基于事实和价值视角对我国健康扶贫政策效果的评价研究——以贵州省赤水市为例［D］. 成都：四川大学，2019.

在赤水市脱贫过程中，健康扶贫政策对贫困人口抵御疾病经济风险能力的影响如何？为了评估健康扶贫政策对贫困人口抵御疾病经济风险能力的影响，本部分将采用双重差分法进行研究[11]。

8.2.2　方法原理

在学习双重差分法之前，先讨论一种简单的情形。如果个体 i 在某时期 t 受到一项政策干预，想要知道这项政策干预实施之后对该个体结果的影响，一种直观的做法是直接比较该个体在政策干预前后的结果差异，但问题在于政策干预前后个体结果的差异是政策干预、时间、个体因素以及其他潜在因素等的共同影响，无法直接将其"归因"于政策干预的效果。理想情况下，从"平行世界"观察个体 i 没有受到政策干预的结果，再比较现实世界和平行世界中个体 i 的结果差异，就能识别出"纯粹"的政策干预效果。但实际上，我们只能观察到个体 i 在现实世界的观测结果，无法观察平行世界的"反事实结果"（counterfactual outcome）。因此，政策效果评估的关键就是科学估计反事实结果[12]。以下双重差分法原理内容主要摘自赵西亮[12]、Wing 等[13]、黄炜等[10]研究结果。

（1）双重差分法的原理

双重差分法一般适用于事前所有个体都没有受到政策干预，而事后只有一组个体受到政策干预的情形。其中，受政策干预的组称为处理组，未受政策干预的组称为控制组。双重差分法尝试将实际未受政策干预的控制组的结果变化作为处理组倘若未受政策干预的结果变化的反事实结果，以进行政策效果评估。最经典的双重差分设计是只有两组（处理组和控制组）两期（政策干预前和政策干预后），其经典模型形式如下：

$$y_{it} = \alpha + \delta D_i + \lambda T_t + \beta(D_i \times T_t) + \varepsilon_{it}$$

（公式 8-13）

其中，y_{it} 为连续型结果变量；D_i 为政策分组虚拟变量（$D_i = 1$ 表示处理组，$D_i = 0$ 表示控制组）；T_t 为政策时间虚拟变量（$T_t = 1$ 表示政策干预后，$T_t = 0$ 表示政策干预前）；$D_i \times T_t$ 为两者的交互项，该交互相的系数 β 为政策因果效应；ε_{it} 为随机误差项。对公式 8-13 取条件期望后，可以得到如表 8-5 所示的估计效应。

表 8-5　双重差分效应示意表

$E(Y \mid D,T)$	$T=0$ （政策干预前）	$T=1$ （政策干预后）	Δ
$D=0$（控制组）	α	$\alpha+\lambda$	λ
$D=1$（处理组）	$\alpha+\delta$	$\alpha+\delta+\lambda+\beta$	$\lambda+\beta$
Δ	δ	$\delta+\beta$	β

在政策评估中，通常关注政策对受政策干预影响的个体的影响，即平均处理效应（average treatment effect on the treated，ATT），这需要基于一个反事实框架来评估政策干预发生与不发生这两种情况下处理结果的变化。在双重差分方法中，控制组提供了一个可供

研究的反事实，即可将未受政策干预的控制组在观察时期内的"结果变化"近似于处理组倘若未受政策干预将发生的结果变化。在估计因果效应 β 的过程中进行了两次差分：第一次是处理组和控制组各自对政策干预前后的效应作差分，即 $(\alpha+\delta+\lambda+\beta)-(\alpha+\delta)=\lambda+\beta$ 和 $(\alpha+\lambda)-\alpha=\lambda$。第二次是在第一次差分结果的基础上再进行一次处理组和控制组的差分，即 $(\lambda+\beta)-\lambda$，从而得到因果效应 β。因此，这种因果识别方法称为双重差分法，也称作倍差法。

在实际应用中，双重差分方法经常与面板数据联系起来使用，此时多采用"双向固定效应模型"（two-way fixed effects model），即：

$$y_{it}=\alpha+\beta(D_i\times T_t)+u_i+\lambda_t+\varepsilon_{it} \qquad（公式8-14）$$

其中，u_i 和 λ_t 分别为个体固定效应（individual fixed effects）和时间固定效应（time fixed effects），通过在回归时加入个体虚拟变量和时间虚拟变量便可控制个体固定效应和时间固定效应。u_i 和 λ_t 是对个体层面和每期时间的控制，比公式 8-13 中的政策分组虚拟变量 D_i 和政策时间虚拟变量 T_t 更为精细，包含了更多的信息。

在实际研究中，还可以在公式 8-13 或公式 8-14 的基础上加入其他控制变量 W_{it} 进行回归。但应注意加入的控制变量是否能保证条件独立假设（conditional independence assumption，CIA）成立，即给定控制变量 W_{it} 时，政策处理变量 D_i 与误差项 ε_{it} 不相关，保证 OLS 估计量是因果效应 β 的一致估计。Cinelli 等 [14] 将控制变量分为三类。第一类控制变量是为了保证 CIA 成立而控制的变量（称为"好控制变量"，good control），这类变量既影响 y_{it} 又影响 D_i，不控制它们会出现明显的"遗漏变量"问题，因此必须在回归方程中加以控制。第二类控制变量是可能导致 CIA 不成立的变量（称为"坏控制变量"，bad control），一旦加入坏控制变量，模型估计系数会产生极大偏误，因此必须排除在回归方程之外。受到政策干预 D_i 影响的控制变量一般都是坏控制变量，在实际研究中需要仔细辨别。第三类控制变量是不影响 CIA 是否成立的变量（称为"中性控制变量"，neutral control），在回归方程中可加可不加。

（2）双重差分的识别假设

双重差分法的应用需要满足一些基本假设，否则估计结果将偏离真实值，结论将不可信。下面讨论双重差分的基本假设。

假设 1：单位处理变量值稳定假设

单位处理变量值稳定假设（stable unit treatment values assumption，SUTVA）是指不同个体是否受到政策干预影响是相互独立的，某一个体受政策干预的情况（treatment status）不影响任何其他个体的结果。换句话说，政策干预仅影响处理组，不会对控制组产生干扰（interference），或政策干预不会有溢出效应（spillover effect）。如果不满足 SUTVA，那么控制组个体也受到了干预政策的影响，因而不再是事实上未受干预影响的"真实"控制组，也就无法使用控制组时间趋势来构建处理组时间趋势的反事实，进而导致双重差分法无法正确识别因果效应。尽管 SUTVA 是使用双重差分法进行实证研究必须考虑的核心假设，但在实际研究中要对其进行检验并非一项简单的工作，研究者需要根据制度背景仔细识别可能受到政策溢出效应影响的控制组个体，之后检验溢出效应。对于政策溢出效应的讨论和处理可以参考 Lu 等 [15] 的研究。

假设 2：无预期假设

政策出台和实施有可能不是毫无预兆的，如果样本个体预期到或者提前知晓在某个时点政策一定会推行，就可能提前作出反应，这便是预期效应。无预期假设（no-anticipation assumption）是指在政策干预前期（pre-treatment periods），对于任意特定样本（无论是处理组还是控制组）的处置效应为零，即无预期效应。换句话说，对于同一个体而言，无论在政策干预后期（post-treatment periods）是否接受干预，在政策干预前期的潜在结果是相等的。这一假设在许多情境中是合理的，尤其是在没有提前公布政策干预方案的情况下，但这一假设并非总是成立。更多关于无预期假设的处理与讨论可以参考 Malani 和 Reif 的研究 [16]。

假设 3：平行趋势假设

平行趋势假设（parallel trend assumption）是双重差分法最基本的假设，又称共同趋势假设（common trend assumption），是指如果处理组个体没有接受政策干预，其结果变动趋势与控制组个体的变动趋势相同，即：

$$E(Y^0 \mid D=1, T=1) - E(Y^0 \mid D=1, T=0) = E(Y^0 \mid D=0, T=1) - E(Y^0 \mid D=0, T=0)$$

（公式 8-15）

其中，Y^0 表示未受政策干预影响的结果。公式 8-15 可以写为更简便的形式：

$$E(\Delta Y^0 \mid D=1) = E(\Delta Y^0 \mid D=0)$$

（公式 8-16）

图 8-2 展示了平行趋势假设的作用。图中仅包含了两个组（处理组和控制组）和两个时期（政策干预前和政策干预后），也称作 2×2 DID。变量 $Y^0_{D=0,T=0}$ 和 $Y^0_{D=0,T=1}$ 分别表示控制组在政策干预前后的结果，$Y^0_{D=1,T=0}$ 和 $Y^1_{D=1,T=1}$ 分别表示处理组在政策干预前后的结果，$Y^0_{D=1,T=1}$ 表示处理组的反事实结果。平行趋势假设要求如果没有政策干预，处理组和控制组的变动趋势应该相同，即图中的虚线和控制组的实线应该平行，从而处理组结果的变化包括政策的影响和时间趋势两部分。因此，从处理组中扣除共同趋势增长的部分后，剩余的部分就是政策的影响，即图中所示的因果效应。

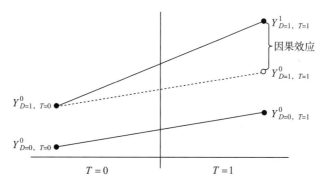

图 8-2　双重差分法的平行趋势假设

$$\beta = \underbrace{[E(Y \mid D=1, T=1) - E(Y \mid D=1, T=0)]}_{\text{处理组结果增量}} - \underbrace{[E(Y \mid D=0, T=1) - E(Y \mid D=0, T=0)]}_{\text{控制组结果增量}}$$

$$= \underbrace{[E(Y^1 \mid D=1, T=1) - E(Y^0 \mid D=1, T=0)]}_{\text{处理组因果效应}} +$$

$$\underbrace{[E(Y^0 \mid D=1, T=1) - E(Y^0 \mid D=1, T=0)] - [E(Y^0 \mid D=0, T=1) - E(Y^0 \mid D=0, T=0)]}_{\text{组间趋势差异}}$$

$$= E(Y^1 - Y^0 \mid D=1, T=1)$$

（公式 8-17）

需要特别注意的是，由于处理组个体在处理时点后的反事实结果（处理组未接受处理的结果）无法观察到，因此严格来说，平行趋势假设本质上是无法直接检验的。在实际研究中，通常退而求其次，进行间接检验。如果有控制组和处理组在政策干预之前的多期数据，通过检验处理组和控制组"事前趋势"是否相同来间接检验平行趋势假设。但两期两组的双重差分设计（如图 8-2 所示）只有一期事前数据，无法进行事前平行趋势检验，因此一般应用双重差分法的实证研究都是多期数据。如果处理组和控制组的事前趋势平行（注意此处的"平行"并不要求是线性平行），那么研究者就有一定的信心认为事后趋势也是平行的。

平行趋势检验常用的方法有两种。第一种是时间趋势图法（graphical evidence）。该方法通过绘制处理组和控制组的结果变量均值的时间序列图像来初步判断共同趋势假设是否成立。该方法的好处是简单直观，有助于展示政策冲击的强度，比较适用于时间序列较长且结果变量均值跨期波动平缓的情形；但不足之处在于不能准确地判断处理组和控制组是否存在统计学差异。

第二种方法是事件研究法（event study）。相比时间趋势图法，事件研究法更为准确、科学。对于一般的双重差分法（处理时点相同），一般通过如下方程对事前平行趋势进行检验。

$$y_{it} = \alpha + \sum_{s=1}^{T_D-2} \beta_s^{pre} (D_i \times T_t^s) + \sum_{s=T_D}^{T} \beta_s^{post} (D_i \times T_t^s) + \theta W_{it} + u_i + \gamma_t + \varepsilon_{it} \qquad \text{（公式 8-18）}$$

其中，D_i 是分组变量，T_t^s 是第 s 期的时间虚拟变量，T_D 表示政策实施时间点，W_{it} 是控制变量，u_i 和 γ_t 是个体和时间固定效应。β_s^{pre} 和 β_s^{post} 分别表示在政策实施前和政策实施后的第 s 期处理组和控制组结果的差异相较于基期（公式 8-18 定义的基期是政策实施前一期，在研究中较为常用）处理组和控制组结果的差异。如果满足共同趋势，在政策实施时间 T_D 之前的各期组间差异不会发生明显变化，即 β_s^{pre} 应在 0 附近波动且均不显著。因此，可以通过检验 β_s^{pre} 是否显著异于 0 来间接检验事前平行趋势假设。此外，如果政策干预效果确实存在，则可以通过 β_s^{post} 来观察政策实施后各期的动态处理效应。在实际研究中，常以图形的形式展示公式 8-18 中 β_s^{pre} 和 β_s^{post} 估计结果，分析事前平行趋势与处理动态效应，例如宋弘等 [17]、Zhou 等 [18] 的研究。但要注意的是，即使事前平行趋势通过检验也只表明处理组和控制组在处理发生前保持相同时间趋势，并不能确保事后趋势也一定平行，所以"事前平行趋势检验通过，平行趋势假设成立"说法并不准确。

8.2.3　分析思路

（1）研究设计

本例研究目的是评估赤水市健康扶贫政策对贫困人口抵御疾病经济风险能力的影响。如果仅比较接受健康扶贫政策家庭在政策实施前后抵御疾病经济风险能力，则无法准确估计健康扶贫政策的真实效应。赤水市 2016 年初实施健康扶贫政策之前，所有家庭都没有受到政策干预，而在实施健康扶贫政策之后，只有贫困家庭受到了政策干预，非贫困家庭未受到政策干预，因此适合采用双重差分法进行分析。本研究拟收集 2014—2017 年赤水市的相关数据进行健康扶贫政策效果评估。由于赤水健康扶贫政策是于 2016 年初开始实施，因此，本研究将 2014—2015 年作为政策干预前时期，2016—2017 年为政策干预期。处理组为接受健康扶贫政策的人口，即所有贫困家庭，控制组为非贫困家庭。

需要注意的是，在使用双重差分法之前需要仔细考虑是否满足基本假设。①平行趋势假设：在本研究中，健康扶贫政策目的是缩小贫困人口与非贫困人口之间的差距。然而，贫困人口与非贫困人口在就医行为上本身存在差别，直接选用双重差分法不符合前提假设。在此种情况下，可以考虑的处理方式之一是将倾向性得分匹配法和双重差分法结合使用，主要目的是使平行趋势假设更有可能成立。具体来说，研究者可以先在基期使用倾向性得分匹配法，再对得到的具有相似特征的个体进行双重差分。②无预期假设：本研究的健康扶贫政策是 2016 年初开始实施的，在政策实施之前并未提前公布政策方案。③SUTVA：双重差分法的 SUTVA 要求健康扶贫政策的干预没有溢出效应，即只对贫困家庭进行干预。对此，可以通过政策文本分析、访谈分析等多种方式进一步深入了解政策背景，也可以通过计量方法进行分析。限于篇幅，此处不详细展开。综上所述，本研究最终选择使用倾向性匹配的双重差分法（PSM-DID）展开研究。

（2）数据准备

本研究数据来源于 2014—2017 年赤水市新农合数据和建档立卡贫困人口数据。其中，新农合的数据基本涵盖了所有农村人口（赤水新农合参合率为 99.96%）。该数据集包含了以下变量：个人基本特征数据，如性别、年龄、家庭人口数、居住地等；卫生服务利用情况，如门诊、住院就诊次数、就诊机构、所患疾病类型；医疗费用情况，如门诊、住院总的医疗费用、报销费用和自付费用。

建档立卡贫困人口数据包含贫困人口的基本特征，如性别、年龄、家庭人口数、居住地；致贫原因；家庭收入；安全住房等。贫困人口的相关信息特别是收入数据在贫困人口建档立卡时由家庭成员以及政府工作人员反复确认，并在全村进行公示，进一步保证了数据的真实性。

本研究通过建档立卡贫困人口数据识别新农合系统中的贫困人口。考虑应对健康风险冲击时，通常是以家庭为应对单位。因此本研究的分析均以家庭为单位进行分析。最终，将 2014—2017 年新农合数据库以家庭为单位整理成 4 年的平衡面板数据，数据库中共 63 426 个家庭，253 704 个观测值（四年）。本研究采用绝对贫困线来定义贫困家庭，其中 2014 年和 2015 年为 2 800 元，2016 年和 2017 年为 3 146 元。

（3）变量测度

被解释变量是贫困人口抵御疾病经济风险能力，本研究选取家庭当年总的医疗自付费用作为衡量指标。该部分费用包含门诊和住院费用。由于费用的分布呈左偏态单峰分布，分析时进行对数转换。

除此之外，还需要对一些变量进行控制。文献回顾基础上，在双重差分中控制以下变量：居住地（居住的村庄，共 100 个哑变量）；家庭人口特征（家庭大小人口数，65 岁及以上老年人数，14 岁及以下儿童数，家庭男性人数）；家庭 ICD-10-CM（国际疾病分类第 10 版临床修改版）中各大类所患疾病数量；当年家庭在各类型医院住院次数（乡镇卫生院、赤水市医院、赤水市外医院）；当年家庭在各类型医院门诊次数（村卫生室、乡镇卫生院、赤水市医院）。

（4）模型设定

第一部分：倾向性得分匹配

本研究以 2014 年赤水市所有家庭为样本，采用 logit 模型进行倾向性得分估计，模型方程如下。

$$logit(P) = \alpha + x_i'\beta + \varepsilon_i \qquad （公式 8-19）$$

其中，P 表示家庭在协变量作用下出现贫困的概率，β 为控制变量向量 x_i 的系数。控制变量 x_i 包含：①居住地，为哑变量，共 100 个村庄；②家庭人口特征：家庭人口数，家中 65 岁以上老年人数，家中 14 岁及以下儿童数，家庭中男性数量；③依据 ICD-10-CM 的 21 个大类分类，家庭中每一大类疾病患病的数量。

在倾向性得分估计的基础上，采用 1∶1 近邻无放回的策略进行倾向性得分匹配，所有的倾向性得分都取在共同范围内。

第二部分：双重差分估计

在完成匹配后，采用双重差分模型进行分析，模型如下：

$$y_{it} = \alpha + \beta Post_t + \gamma Treatment_i + \lambda(Post_t \times Treatment_i) + X_{it}'\delta + \varepsilon_{it} \qquad （公式 8-20）$$

其中 i 是家庭，t 是年份。y_{it} 是结局变量，即家庭医疗自付费用。$Post$ 是政策时间哑变量，取值为 1 代表健康扶贫政策实施后（2016—2017 年），取值为 0 代表政策实施前（2014—2015 年）。$Treatment$ 是政策分组哑变量，取值为 1 代表处理组（即接受健康扶贫政策的贫困家庭），取值为 0 代表控制组（非贫困家庭）。X_{it} 是控制变量向量，包含居住地、家庭特征、家庭 ICD-10-CM 分类的疾病数、家庭在各类医疗机构住院和门诊的次数。ε_{it} 是误差项。δ 是控制变量的系数。系数 β 衡量的是结局变量在健康扶贫政策干预前后的变化，γ 衡量的是结局变量在处理组和控制组之间的差别。λ 是交互项（$Post_t \times Treatment_i$）的系数，该系数为健康扶贫的政策因果效应。

8.2.4 结果解读

（1）倾向性匹配结果

倾向性匹配的结果如图 8-3 所示。其中，左图为匹配前的倾向值得分概率分布图，右图为匹配后的倾向值得分概率分布图。在匹配前，样本中处理组家庭发生贫困的概率更高，倾向值较大。经过匹配，所有贫困家庭均找到特征类似的非贫困家庭。匹配后，贫困家庭与非贫困家庭有较相似的特征，标准化偏差大幅度缩小，大部分变量在匹配后贫困组和非贫困组没有差异（表 8-6）。最后，本研究分别纳入处理组和控制组 7 610 个家庭，四年的面板样本观测值共 60 880 个。

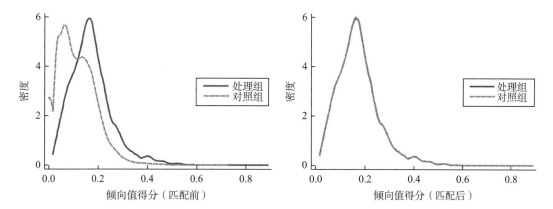

图 8-3　倾向匹配前后概率密度图

注：左图为匹配前的倾向性得分概率密度图，右图为匹配后的概率密度图
资料来源：陈楚. 基于事实和价值视角对我国健康扶贫政策效果的评价研究——以贵州省赤水市为例［D］.
成都：四川大学，2019.

表 8-6　倾向匹配后处理组与控制组变量之间的差异检验结果

变量	处理组	控制组	统计量	P 值
家中老年人口数	0.816	0.805	−1.145[a]	0.252
家中儿童数	0.624	0.591	−1.619[a]	0.105
家庭人口数	3.559	3.462	−3.239[a]	0.001
家中男性成员数	0.585	0.587	0.208[a]	0.835
疾病 ICD-10-CM 大类[b]	—	—	—	—
家庭所在村庄（1~100）[c]	—	—	—	—

注：[a] Wilcoxon 秩和检验的 z 值。
[b] ICD-10-CM 的 21 个大类在匹配后处理组和控制组均无差异，因此没有列出。
[c] 100 个村庄在匹配后处理组和控制组均无差异，因此没有列出。
资料来源：陈楚. 基于事实和价值视角对我国健康扶贫政策效果的评价研究——以贵州省赤水市为例［D］.
成都：四川大学，2019.

（2）样本描述性统计结果

处理组和控制组主要变量的描述性分析结果如表 8-7 所示。可以发现，政策实施后，两组的医疗自付费用均得到下降。在家庭特征方面，贫困家庭人口数和老年人口数高于非贫困人口，两组在儿童人口数上区别不大。对于医疗服务利用，在政策前后，贫困家庭在乡镇卫生院和赤水医院住院的次数高于非贫困家庭，在乡镇卫生院门诊次数高于非贫困家庭门诊次数。

表 8-7　处理组和控制组主要变量的描述性分析

变量	处理组	控制组	统计量	P 值
	均值	均值		
家庭医疗自付费用 / 元				
政策实施前	369.920	438.992	−4.843[a]	< 0.001
政策实施后	250.737	315.442	−6.143[a]	< 0.001
家庭男性数量				
政策实施前	1.742	1.697	−0.024[a]	0.981
政策实施后	1.754	1.713	−1.292[a]	0.196
家庭人口数				
政策实施前	3.568	3.472	−4.476[a]	< 0.001
政策实施后	3.589	3.498	−4.210[a]	< 0.001
老年人口数				
政策实施前	0.867	0.850	−2.371[a]	0.017
政策实施后	0.997	0.963	−3.920[a]	0.001
儿童人口数				
政策实施前	0.581	0.555	−1.804[a]	0.071
政策实施后	0.469	0.463	0.513[a]	0.608
各级医疗卫生机构年度住院就诊次数				
政策实施前				
乡镇卫生院	0.121	0.103	−3.243[a]	0.001
赤水市医院	0.312	0.263	−3.690[a]	< 0.001
赤水市外医院	0.094	0.086	−0.159[a]	0.873
政策实施后				
乡镇卫生院	0.233	0.160	−8.007[a]	< 0.001
赤水市医院	0.475	0.342	−10.018[a]	< 0.001
赤水市外医院	0.080	0.085	3.569[a]	< 0.001
各级医疗卫生机构年度门诊就诊次数				
政策实施前				
村卫生室	2.553	2.600	−2.960[a]	0.003
乡镇卫生院	1.183	0.958	−3.690[a]	< 0.001
赤水市医院	0.139	0.112	−0.159[a]	0.873
政策实施后				
村卫生室	2.619	2.772	−1.729[a]	0.083

续表

变量	处理组 均值	控制组 均值	统计量	P 值
乡镇卫生院	1.417	1.140	−10.018[a]	<0.001
赤水市医院	0.117	0.104	3.569[a]	<0.001

注：[a] 秩和检验的统计估计值。在研究时间段内，赤水市有住院服务医保异地报销政策，可以通过住院数据识别患者在市内和市外医院就医情况，但门诊数据不包括患者在赤水市外医院就诊情况。
资料来源：陈楚. 基于事实和价值视角对我国健康扶贫政策效果的评价研究——以贵州省赤水市为例［D］.成都：四川大学，2019.

（3）双重差分结果

表 8-8 展示了健康扶贫政策对家庭医疗自付费用的影响。($Post_t \times Treatment_i$) 的系数是政策因果效应，是本研究最关心的系数。结果显示，该交互项的系数为 −0.150 且在 1% 水平上有统计学意义。这表明，健康扶贫政策在平均水平上使贫困家庭医疗自付费用下降了15%，有助于提高贫困家庭抵御疾病经济风险的能力。

表 8-8　健康扶贫在贫困家庭抵御疾病经济负担方面的作用

变量	家庭医疗自付费用
$Post \times Treatment$	−0.150[***]
	（0.037）
$Post$	0.004
	（0.029）
$Treatment$	0.091[***]
	（0.027）
控制变量	是
R^2	0.643
样本量	60 880

注：[***] 表示在 1% 水平上有统计学意义。括号中数据均为稳健标准误。
控制变量包含家庭居住地、家庭人口数、家庭老年人口数、家庭儿童和家庭男性人口数、家庭各 ICD-10-CM 大类疾病数、家庭在各个机构总的住院和门诊次数。
资料来源：陈楚. 基于事实和价值视角对我国健康扶贫政策效果的评价研究——以贵州省赤水市为例［D］.成都：四川大学，2019.

（4）稳健性检验结果

为了检验上述政策效应估计结果的稳健性，采用以下稳健性分析策略。

一是不同的倾向性匹配策略。本研究采用包括 1：4 近邻匹配、半径匹配和核匹配在内的多种匹配方式进行倾向性得分匹配后，双重差法估计的结果如表 8-9 所示。结果较为一致，健康扶贫政策具有提高贫困家庭抵御疾病经济风险的能力，说明本研究的结果稳健。

二是以个人为单位进行分析。本研究的主要研究结果是以家庭为基本分析单位，在稳健性检验中以个人为分析单位进行同样的分析。结果发现，健康扶贫政策实施之后，降低个人医疗自付费用（表 8-10），结果稳健。

表 8-9　不同的匹配策略结果

变量	家庭医疗自付费用		
	1：4 近邻匹配	半径匹配	核匹配
Post × Treatment	−0.229***	−0.099***	−0.096***
	（0.030）	（0.028）	（0.028）
Post	0.022	−0.084***	−0.082***
	（0.015）	（0.011）	（0.011）
Treatment	0.128***	0.031	0.034*
	（0.021）	（0.020）	（0.020）
控制变量	是	是	是
R^2	0.663	0.655	0.653
样本量	136 544	239 904	239 912

注：* 表示在 10% 水平上有统计学意义，*** 表示在 1% 水平上有统计学意义。括号中数据均为稳健标准误。控制变量包含家庭居住地、家庭人口数、家庭老年人口数、家庭儿童和家庭男性人口数、家庭各 ICD-10-CM 大类疾病数、家庭在各个机构总的住院和门诊次数。
资料来源：陈楚. 基于事实和价值视角对我国健康扶贫政策效果的评价研究——以贵州省赤水市为例［D］. 成都：四川大学，2019.

表 8-10　不同匹配策略下健康扶贫对贫困人口个人医疗自付费用的影响

变量	个人医疗自付费用			
	1：1 无放回近邻匹配	1：4 近邻匹配	半径匹配	核匹配
Post × Treatment	−0.076***	−0.091***	−0.074***	−0.074***
	（0.009）	（0.007）	（0.007）	（0.007）
Post	0.047***	0.050***	0.030***	0.030***
	（0.006）	（0.003）	（0.002）	（0.002）
Treatment	−0.020***	−0.010**	−0.028***	−0.028***
	（0.006）	（0.004）	（0.004）	（0.004）
控制变量	是	是	是	是
R^2	0.893	0.902	0.900	0.900
样本量	215 008	615 136	896 128	896 132

注：** 表示在 5% 水平上有统计学意义，*** 表示在 1% 水平上有统计学意义。括号中数据均为稳健标准误。控制变量为：家庭居住地（村庄）；个人基本特征（年龄、性别）；家庭特征（家庭人口数、家庭老年人口数、家庭儿童数）；个人所患疾病类别；住院就诊的机构类别；门诊就诊的机构类别。
资料来源：陈楚. 基于事实和价值视角对我国健康扶贫政策效果的评价研究——以贵州省赤水市为例［D］. 成都：四川大学，2019.

8.2.5　总结与拓展

近年来，双重差分是政策评估领域运用较为广泛的一种研究设计，学者们对该方法进行了诸多综述和讨论 [10,13,19]。本章节梳理了标准双重差分法的基本原理及其前提假设，并将其应用于健康扶贫的政策效果评估研究中。在实际应用标准双重差分法时，需要特别注意以下几点。

（1）深入了解制度背景与政策实施情况。对于制度背景的清晰梳理和政策真实实施情况的正确观察应该是政策评估类实证研究的基石。如果对制度背景和政策实施情况不了解，盲目使用双重差分法可能无法正确估计政策效应，甚至得出错误的结论。

（2）双重差分法基本假设是否满足。在使用双重差分法之前需要仔细论证其基本假设是否满足。如果在不满足前提假设的情况下直接使用双重差分法，容易造成结果偏误。

（3）控制变量选择需谨慎。双重差分模型中的控制变量选择要仔细斟酌，加入"好控制变量"，摒弃"坏控制变量"。

（4）双重差分结果稳健性。稳健性检验是实证研究中十分重要的内容。"安慰剂检验"（placebo test）是稳健性检验方法之一，可以帮助 DID 估计结果更具稳健性。安慰剂检验的核心思想是虚构处理组或虚构政策时间进行估计，如果不同虚构方式下的估计量的回归结果依然显著，就说明原来的估计结果很有可能出现了偏误，被解释变量 y 的变动很有可能是受到了其他政策变革或者随机性因素的影响。

除了本章介绍的标准双重差分法外，双重差分法还有许多扩展形式。

（1）交错双重差分法（staggered DID）。当政策实施不是在某一时点，而是先有试点再逐步推广的渐进过程时（例如 DRGs 试点、低碳城市建设），可以考虑使用交错双重差分法。在实际研究中，该方法也被称作多期双重差分法、变双重差分法、异时双重差分法、渐进双重差分法等，是近年来讨论和应用比较火热的一种双重差分方法。近年来使用这一方法的代表性文献有：Beck 等 [20]、Li 和 Wang [21]、郭峰和熊瑞祥 [22]、Zheng [23]、Shi 等 [24]、宋弘等 [17]、Zhou 等 [18]、de Chaisemartin 和 D'Haultfœuille [25]、Sun 和 Abraham [26]、Wooldridge [27]、Callaway 和 Sant'Anna [28]、Goodman-Bacon [29]、Baker 等 [30]、黄炜等 [10]、刘冲等 [31] 的研究文献。

（2）广义双重差分法（generalized DID）。当所有研究对象仅有处理组而无控制组时，可以考虑应用广义双重差分法，其核心是将个体维度的政策分组虚拟变量替换为用以表示不同个体受政策影响程度的连续型变量。需要注意的是，广义 DID 法只是用到了 DID 估计量，其研究设计本身并不是 DID 设计，因为所有的对象都是处理组，没有控制组。近年来使用这一方法的代表性文献有 Wing 和 Marier [32]、Cao 等 [33] 的研究文献。

（3）三重差分法（difference-in-difference-in-differences，DDD）。三重差分法的应用场景通常有两个：一是在平行趋势假设不满足时引入第三个维度的差分来帮助消除处理组和控制组间的时间趋势差异；二是在平行趋势满足时，用于识别干预政策在不同群体间的异质性处理效应。感兴趣的读者可以参考 Afendulis 等 [34] 的研究等文献进行学习。

（4）模糊双重差分法（fuzzy DID）。标准双重差分法要求处理组与控制组有十分明确的区分，当处理组和控制组之间没有明确的区分，不存在"干净"的处理组与控制组时，可以考虑使用模糊双重差分法。感兴趣的读者可以参考 de Chaisemartin 和 d'Haultfoeuille [35] 进行学习。

（5）合成双重差分法（synthetic DID）。双重差分法和合成控制法实际上都是在寻找最优的控制组来识别政策的处理效应。Arkhangelsky 等 [36] 有机结合双重差分法和合成控制法的优势，提出了合成双重差分法，该方法的优势在于其估计量具有理想的稳健性。感兴趣的读者可以进一步阅读相关文献。

（6）其他双重差分法。除了上述形式外，双重差分法还有其他扩展形式，例如队列双重差分法（cohort DID）[37]、非线性双重差分法（non-linear DID）[38]、截面双重差分法 [39,40]、空间双重差分法（spatial DID）[41] 等。

（林小军）

参考文献

[1] PAN J, LIU G G. The determinants of Chinese provincial government health expenditures: evidence from 2002–2006 data[J]. Health Economics, 2012, 21(7): 757–777.

[2] 陈强. 高级计量经济学及 Stata 应用［M］. 2 版. 北京：高等教育出版社，2014.

[3] 伍德里奇. 计量经济学导论：现代观点［M］. 6 版. 北京：中国人民大学出版社，2018.

[4] 萧政. 面板数据分析［M］. 3 版. 北京：中国人民大学出版社，2021.

[5] HALABY C N. Panel Models in Sociological Research: Theory into Practice[J]. Annual Review of Sociology, 2004, 30(1): 507–544.

[6] FERNÁNDEZ-VAL I, WEIDNER M. Fixed Effects Estimation of Large-TPanel Data Models[J]. Annual Review of Economics, 2018, 10(1): 109–138.

[7] BALTAGI B H. The Oxford Handbook of Panel Data[M]. Oxford: Oxford University Press, 2015.

[8] CARD D, KRUEGER A B. Minimum Wages and Employment: A Case Study of the Fast-Food Industry in New Jersey and Pennsylvania[J]. American Economic Review, 1994, 84(4): 772–793.

[9] CURRIE J, KLEVEN H, ZWIERS E. Technology and Big Data Are Changing Economics: Mining Text to Track Methods[J]. AEA Papers and Proceedings, 2020(110): 42–48.

[10] 黄炜，张子尧，刘安然. 从双重差分法到事件研究法［J］. 产业经济评论，2022（2）：17–36.

[11] 陈楚. 基于事实和价值视角对我国健康扶贫政策效果的评价研究——以贵州省赤水市为例［D］. 成都：四川大学，2019.

[12] 赵西亮. 基本有用的计量经济学［M］. 北京：北京大学出版社，2017.

[13] WING C, SIMON K, BELLO-GOMEZ R A. Designing Difference in Difference Studies: Best Practices for Public Health Policy Research[J]. Annual Review of Public Health, 2018(39): 453–469.

[14] CINELLI M, DE FRANCISCI MORALES G, GALEAZZI A, et al. The echo chamber effect on social

media[J]. Proceedings of the National Academy of Sciences, 2021, 118(9): e2023301118.

[15] LU Y, WANG J, ZHU L. Place-based policies, creation, and agglomeration economies: Evidence from China's economic zone program[J]. American Economic Journal: Economic Policy, 2019, 11(3): 325–360.

[16] MALANI A, REIF J. Interpreting pre-trends as anticipation: Impact on estimated treatment effects from tort reform[J]. Journal of Public Economics, 2015(124): 1–17.

[17] 宋弘，孙雅洁，陈登科. 政府空气污染治理效应评估：来自中国"低碳城市"建设的经验研究 ［J］. 管理世界，2019（6）：95–108，195.

[18] ZHOU Z, ZHAO Y, SHEN C, et al. Evaluating the effect of hierarchical medical system on health seeking behavior: A difference-in-differences analysis in China[J]. Social Science & Medicine, 2020(268): 113372.

[19] BERTRAND M, DUFLO E, MULLAINATHAN S. How much should we trust differences-in-differences estimates?[J]. The Quarterly Journal of Economics, 2004, 119(1): 249–275.

[20] BECK T, LEVINE R, LEVKOV A. Big Bad Banks? The Winners and Losers from Bank Deregulation in the United States[J]. The Journal of Finance, 2010, 65(5): 1637–1667.

[21] LI P, LU Y, WANG J. Does flattening government improve economic performance? Evidence from China[J]. Journal of Development Economics, 2016(123): 18–37.

[22] 郭峰，熊瑞祥. 地方金融机构与地区经济增长：来自城商行设立的准自然实验［J］. 经济学 （季刊），2017，17（1）：221–246.

[23] ZHENG E Y. Can technology really help to reduce underage drinking? New evidence on the effects of false ID laws with scanner provisions[J]. Journal of Health Economics, 2018(57): 102–112.

[24] SHI X, ZHU D, MAN X, et al. "The biggest reform to China's health system": did the zero-markup drug policy achieve its goal at traditional Chinese medicines county hospitals?[J]. Health Policy and Planning, 2019, 34(7): 483–491.

[25] DE CHAISEMARTIN C, D'HAULTFŒUILLE X. Two-Way Fixed Effects Estimators with Heterogeneous Treatment Effects[J]. American Economic Review, 2020, 110(9): 2964–2996.

[26] SUN L, ABRAHAM S. Estimating dynamic treatment effects in event studies with heterogeneous treatment effects[J]. Journal of Econometrics, 2021, 225(2): 175–199.

[27] WOOLDRIDGE J M. Two-Way Fixed Effects, the Two-Way Mundlak Regression, and Difference-in-Differences Estimators[Z/OL]. (2021/08/17)[2022/08/16]. https://papers.ssrn.com/abstract=3906345. DOI:10.2139/ssrn.3906345.

[28] CALLAWAY B, SANT'ANNA P H C. Difference-in-Differences with multiple time periods[J]. Journal of Econometrics, 2021, 225(2): 200–230.

[29] GOODMAN-BACON A. Difference-in-differences with variation in treatment timing[J]. Journal of Econometrics, 2021, 225(2): 254–277.

[30] BAKER A C, LARCKER D F, WANG C C Y. How much should we trust staggered difference-in-differences estimates?[J]. Journal of Financial Economics, 2022, 144(2): 370–395.

[31] 刘冲，沙学康，张妍. 交错双重差分：处理效应异质性与估计方法选择［J］. 数量经济技术经济

研究，2022（9）: 177–204.

[32] WING C, MARIER A. Effects of occupational regulations on the cost of dental services: evidence from dental insurance claims[J]. Journal of Health Economics, 2014(34): 131–143.

[33] CAO J, XU Y, ZHANG C. Clans and calamity: How social capital saved lives during China's Great Famine[J]. Journal of Development Economics, 2022(157): 102865.

[34] AFENDULIS C C, HE Y, ZASLAVSKY A M, et al. The impact of Medicare Part D on hospitalization rates[J]. Health Services Research, 2011, 46(4): 1022–1038.

[35] DE CHAISEMARTIN C, D'HAULTFŒUILLE X. Fuzzy differences-in-differences[J]. The Review of Economic Studies, 2018, 85(2): 999–1028.

[36] ARKHANGELSKY D, ATHEY S, HIRSHBERG D A, et al. Synthetic Difference-in-Differences[J]. American Economic Review, 2021, 111(12): 4088–4118.

[37] CHEN Y, FANG H. The long-term consequences of China's "later, longer, fewer" campaign in old age[J]. Journal of Development Economics, 2021(151): 102664.

[38] ATHEY S, IMBENS G W. Identification and inference in nonlinear difference-in-differences models[J]. Econometrica, 2006, 74(2): 431–497.

[39] FAN W, QIAN Y. Long-term health and socioeconomic consequences of early-life exposure to the 1959–1961 Chinese Famine[J]. Social Science Research, 2015(49): 53–69.

[40] TANG C, ZHAO L, ZHAO Z. Does free education help combat child labor? The effect of a free compulsory education reform in rural China[J]. Journal of Population Economics, 2020, 33(2): 601–631.

[41] CHAGAS A L S, AZZONI C R, ALMEIDA A N. A spatial difference-in-differences analysis of the impact of sugarcane production on respiratory diseases[J]. Regional Science and Urban Economics, 2016(59): 24–36.

第9章 合成控制法

9.1 方法学背景

人口层面的健康干预措施包括医疗保健、教育宣传、交通变更或者其他社会、经济、环境条件的改变，由于政治因素或道德原因限制，无法使用具有金标准属性的随机对照试验进行评估。因此，使用观察数据的非随机方法是有效的评估手段，如果能够采用适当的方法确保研究的内部有效性，观察性研究的贡献将会很大。

在社会学研究中，政策干预评价是各学科领域包括医药卫生领域常见的研究内容，选用合适的定量方法对政策进行科学、客观的有效评价是政策制定和调整的有力依据。各种定量分析方法大多力图在一定的假定条件下，建立政策影响冲击模型，对政策效果进行模拟，从而评价政策效果，得出"因果效应"。目前国内评估卫生改革效应的研究中，多采用分段时间序列模型、双重差分模型等；在利用观察数据评估公共卫生干预效果的研究中，常采用中断时间序列分析、面板数据方法、回归不连续性、工具变量方法、基于因子的估计方法和基于机器学习的方法。虽然这些方法能够在一定程度上控制不可观测混杂因素所带来的影响（如内生性），但这些模型及方法仍有局限性。

合成控制模型（synthetic control methodology，SCM）是通过从一组与干预单元相似的单元中选择结果变量的加权平均值来构建反事实的技术，模型起源于 Abadie 和 Gardeazabal [1] 以及 Abadie 等 [2] 的研究。相比其他模型及方法，该方法有其独到优势，在国外众多领域包括医药卫生领域得到了广泛应用。

9.2 方法原理

在改革或干预中一般存在改革地区（试验组）和非改革地区（对照组）。SCM 将非改革地区的特征因素整合（赋予不同单元不同的权重）得到虚拟的对照组，该虚拟对照组和试验组在被干预前后的特征趋于一致，通过对比试验组和对照组在改革时间点前后的差异，得到改革的净效应 [2]。

9.2.1 模型原理

假设试验中共有（1+J）个单元，其中第 1 个为试验单元，而其余 J 个为对照单元，构成潜在的控制组，称为"donor pool"。一个潜在假定是，试验干预仅影响试验单元，而不会波及对照单元。

将合成控制单元的权重记为以下 J 维列向量：

$$w = (w_2, \cdots, w_{J+1})'$$　　　　（公式 9-1）

其中，w_i 表示第 i 个对照单元在合成试验单元所占的权重，以此类推；所有权重皆非负且权重之和为 1。w 的不同取值即构成不同的合成控制单元，简称"合成控制"（synthetic control）。

在试验单元政策变化之前，记其各预测变量的平均值为向量 X_1（$K \times 1$ 维列向量，下标 1 表示"treated region"）。将其他各对照单元相应预测变量的平均值记为矩阵 X_0（$K \times J$ 维矩阵，下标 0 表示"control region"），其中第 j 列为第 j 个单元的相应取值。

显然，我们希望选择权重 w，使得 $X_0 w$ 尽可能地接近于 X_1，即经过加权之后，合成控制单元的预测变量特征应尽量接近试验单元。可使用二次型（类似于欧几里得空间中两点之间的距离）度量此距离（合成控制单元预测变量特征与试验单元预测变量特征的差距）。由于 X_1 中的每个预测变量对于被解释变量（记为 y）的预测能力有大小之别，应在距离函数中享有不同的权重，故考虑以下有约束的最小化问题：

$$\min_w (x_1 - X_0 w)'(x_1 - X_0 w)$$
$$s.t.\ w_j \geqslant 0,\ j = 2, \cdots, J+1;\ \sum_{j=2}^{J+1} w_j = 1$$　　　　（公式 9-2）

其中，V 为（$K \times K$）维对角矩阵，其对角线元素均为非负权重，反映相应的预测变量对于 y 的相对重要性。此最小化问题的目标函数是二次函数，为"二次规划"（quadratic programming）问题，一般进行数值求解。记此约束最小化问题的最优解为 $w^*(V)$；显然，该最优解依赖于对角矩阵 V。

进一步，选择最优的 V，使得在政策变化之前，合成控制单元的 y 与试验单元尽量接近。具体而言，记 z_1 为（$t \times 1$）维列向量，包含试验单元在 t 时间内的 y；记 Z_0 为（$t \times J$）维矩阵，其中每列为相应控制单元在 t 时间的 y。

用 $Z_0 w^*(V)$ 来预测 z_1，然后选择 V，以最小化"均方预测误差"（mean squared prediction error，MSPE），即将每期的预测误差平方后再求各期的平均。

$$\min_v \frac{1}{t}(z_1 - Z_0 w^*(V))'((z_1 - Z_0 w^*(V)))$$　　　　（公式 9-3）

求解此最小化问题，可得构成合成控制单元的最优权重，$w^* = w^*(V^*)$。

9.2.2　模型构建

记 y_{it} 为 i 单元在第 t 期实际观测到的结果变量，其中 $i = 1, \cdots, J+1$，而 $t = 1, \cdots, T$。记 y_{it}^N 为 i 单元在第 t 期未受试验干预的结果变量（上标 N 表示未受干预）。记 T_0 为试验干预开始之前（preintervention）的时期数，且 $1 \leqslant T_0 < T$。记 y_{it}^I 为 i 单元在第 t 期受到干预的结果变量

（上标 I 表示 Intervention），如果 i 单元在第（T_0+1）至第 T 期持续受到试验干预。假设政策在前 T_0 期对于结果变量没有影响，即对于所有 i 与 $t \leqslant T_0$，都有 $y_{it} = y_{it}^N = y_{it}^I$。

如果试验在实施之前即产生影响（比如，通过预期效应），则可重新定义 T_0 为试验实际开始产生影响之前的时期。一个潜在假定是各单元之间不互相影响（no interference between units），尤其是控制单元的结果变量不受处理单元试验冲击的影响。

当 $i = 1$ 而 $t > T_0$ 时的处理效应：

$$\alpha_{1t} = y_{1t}^I - y_{1t}^N = y_{1t} - y_{1t}^N \ (t = T_0 + 1, \cdots, T) \qquad （公式 9\text{-}4）$$

在公式 9-4 中，只要估计 y_{it}^N 即可。

引入因子模型，假设 y_{it}^N 由以下"因子模型"（factor model）所决定：

$$y_{it}^N = \underbrace{\delta_t}_{(1)} + \underbrace{\theta_t' z_i}_{(2)} + \underbrace{\lambda_t' u_i}_{(3)} + \underbrace{\varepsilon_{it}}_{(4)} \qquad （公式 9\text{-}5）$$

其中，公式 9-5 右边第（1）项 δ_t 为时间固定效应（time fixed effects）。第（2）项的 z_i 为可观测的向量（不受政策干预影响，也不随时间而变；比如，干预之前的预测变量之平均值）。z_i 对于 y_{it}^N 的作用随时间而变，故 z_i 的系数 θ_t'（未知参数）带时间下标 t。第（3）项为不可观测的"交互固定效应"（interactive fixed effects），即个体固定效应 u_i 与时间固定效应 λ_t' 的乘积（Bai, 2009）。第（4）项 ε_{it} 为随机扰动项。

根据"因子分析"（factor analysis）的术语，称第（3）项中不可观测的 λ_t' 为"共同因子"（common factors），可理解为不同地区所面临的共同冲击（common shocks）。例如，它有两个分量，分别表示技术冲击（technological shocks）与金融危机（financial crisis）；而各单元对于共同冲击 λ_t' 的反应并不相同，以 u_i 来表示，称为"因子载荷"（factor loading）。如果 λ_t' 是一维且为常数，则公式 9-5 简化为"双向固定效应模型"（two-way fixed effects model），包含个体固定效应 u_i 与时间固定效应 δ_t。由此可知，公式 9-5 是双向固定效应模型的推广，允许不同个体对于共同冲击的异质性反应（heterogeneous impacts）。

9.2.3　模型误差

记构造合成控制的权重向量为：

$$\mathrm{W} = (w_2, \cdots, w_{J+1})' \qquad （公式 9\text{-}6）$$

其中，w_2 表示第 2 个地区在合成控制所占的权重，以此类推；所有权重皆为非负且权重之和为 1。对于任意给定的 w，可将合成控制地区的结果变量写为：

$$\sum_{j=2}^{J+1} w_j y_{jt} = \delta_t + \theta_t' \sum_{j=2}^{J+1} w_j z_j + \lambda_t' \sum_{j=2}^{J+1} w_j u_j + \sum_{j=2}^{J+1} w_j \varepsilon_{jt} \qquad （公式 9\text{-}7）$$

将 y_{1t}^N 减去公式 9-7 可得：

$$y_{1t}^N - \sum_{j=2}^{J+1} w_j y_{jt} = \underbrace{\theta_t'(z_1 - \sum_{j=2}^{J+1} w_j z_j)}_{(1)} + \underbrace{\lambda_t'(u_1 - \sum_{j=2}^{J+1} w_j u_j)}_{(2)} + \sum_{j=2}^{J+1} w_j(\varepsilon_{1t} - \varepsilon_{jt}) \qquad （公式 9-8）$$

显然，如果能找到 w，使得公式 9-8 右边的（1）式与（2）式均为 0，则公式 9-8 的期望为 0，故合成控制为 y_{1t}^N 的无偏估计。但（2）式中的 u_1 不可观测，故不可行。

Abadie 等 [2] 证明，如果能找到 w 使得：

$$z_1 \approx \sum_{j=2}^{J+1} w_j z_j，\text{且} y_{1t} \approx \sum_{j=2}^{J+1} w_j y_{jt} \ (1 \leqslant t \leqslant T_0)$$

则也会有：

$$u_1 \approx \sum_{j=2}^{J+1} w_j u_j$$

即根据可观测的经济特征与干预前结果变量所选择的合成控制 w，也会使得合成控制的不可观测特征接近于处理地区。反之，如果无法找到 w，使得合成控制能很好地复制（reproduce）处理地区的经济特征以及干预之前的结果变量，则不建议使用合成控制法。

9.2.4 模型性质

如果合成控制 w^* 能很好地复制处理地区的经济特征与干预前的结果变量，则可定义如下合成控制估计量（synthetic control estimator）。

$$\hat{\alpha}_{1t} \equiv y_{1t} - \sum_{j=2}^{J+1} w_j^* y_{jt} \ \ (t = T_0 + 1, \cdots, T) \qquad （公式 9-9）$$

Abadie 等 [2] 证明，在一定的正则条件下，如果合成控制 w^* 能完全地复制（perfectly reproduce）处理地区的经济特征与干预前的结果变量，则当干预前期数 T_0 趋向无穷大时，合成控制估计量是渐近无偏（asymptotically unbiased）。

反之，如果合成控制 w^* 只是不完全地复制（imperfectly reproduce）处理地区的经济特征与干预前的结果变量（更为常见的情形），则合成控制估计量将是渐近有偏的。此偏差被称为"内插偏差"（interpolation bias），因为使用内插法构造的合成控制并不是处理地区的完美的反事实替身。

因此，在使用合成控制法时，需要满足一个重要的模型设定假设，即合成控制的经济特征与干预前的结果变量与处理地区足够接近。

9.2.5 模型的 Stata 命令

Abadie 等 [2] 还提供了合成控制法的 Stata 程序 synth，使得该方法的实际使用十分方便。

在 Stata 中输入以下命令：

> ssc install synth, replace（下载并安装 synth 程序）

其中，选择项“replace”表示如有此命令更新版本，可以新命令覆盖旧命令。

命令 synth 的基本句型为：

> synth depvar predictorvars(x1 x2 x3) , trunit(#) trperiod(#) ///
> [counit(numlist) xperiod(numlist) mspeperiod( ) ///
> resultsperiod( ) nested allopt unitnames(varname) ///
> figure keep(file) customV(numlist) optsettings]

具体解释如下：

“y”为结果变量（outcome variable）。

“x1 x2 x3”为预测变量（predictors）。

必选项“trunit(#)”用于指定处理地区（trunit 表示 treated unit）。

必选项“trperiod(#)”用于指定政策干预开始的时期（trperiod 表示 treated period）。

选择项“counit(numlist)”用于指定潜在的控制地区（即 donor pool，其中 counit 表示 control units），默认为数据集中除处理地区以外的所有地区。

选择项“xperiod(numlist)”用于指定将预测变量（predictors）进行平均的期间，默认为政策干预开始之前的所有时期（the entire pre-intervention period）。

选择项“mspeperiod( )”用于指定最小化均方预测误差（MSPE）的时期，默认为政策干预开始之前的所有时期。

选择项“figure”表示画出处理地区与合成控制的结果变量的时间趋势图，而选择项“resultsperiod( )”用于指定此图的时间范围（默认为整个样本期间）。

选择项“nested”表示使用嵌套的数值方法寻找最优的合成控制（推荐使用此选项），这比默认方法更费时间，但可能更精确。在使用选择项“nested”时，如果再加上选择项“allopt”（即“nested allopt”），则比单独使用“nested”更费时间，但精确度可能更高。

选择项“keep(filename)”将估计结果（比如，合成控制的权重、结果变量）存为另一 Stata 数据集（filename.dta），以便进行后续计算。

9.2.6　安慰剂检验

Abadie 等认为，在比较案例研究中，由于潜在的控制地区数目通常并不多，故不适合使用大样本理论进行统计推断。

为此，Abadie 等提出使用“安慰剂检验”（placebo test）来进行统计检验，这种方法类似于统计学中的“排列检验”（permutation test），适用于任何样本容量。“安慰剂”（placebo）一词来自医学的随机试验。例如，检验某种新药疗效时，可将参加试验的人群随机分为两组，其中一组为试验组，服用真药；另一组为控制组，服用安慰剂（比如，无用的糖丸），并且不让参与者知道自己服用的究竟是真药还是安慰剂，以避免由于主观心理作用而影响试验效果，称为"安慰剂效应"（placebo effect）。

安慰剂检验借用了安慰剂的思想。我们想知道，使用合成控制法所估计的政策效应，是否完全由偶然因素所驱动？换言之，如果从 donor pool 随机抽取一个对照单元进行合成控制估计，能否得到类似的效应？

为此，安慰剂检验，依次将 donor pool 中的每个对照单元作为假想的试验单元，而将试验单元作为控制单元对待，然后使用合成控制法估计其试验效应，也称为"安慰剂效应"。通过这一系列的安慰剂检验，即可得到安慰剂效应的分布，并将试验单元的处理效应与之对比。

在此有个技术细节，即在对某个对照单元进行安慰剂检验时，如果在"干预之前"其合成控制的拟合效果很差（均方预测误差 MSPE 很大），则有可能出现在"干预之后"的"效应"波动也很大，故结果不可信。类似的，如果合成控制单元在干预前对于试验单元的拟合很差，则干预之后的合成控制估计结果也不可信。其中，干预之前的 MSPE 可表示为（以试验单元为例）：

$$MSPE_{pre} \equiv \frac{1}{T}\sum_{t=1}^{T_0}(y_{1t}-\sum_{j=2}^{J+1}w_j^* y_{jt})^2 \qquad （公式 9-10）$$

类似的，可以写出干预之后的 MSPE，只是预测误差平方的平均区间不同。

安慰剂检验的另一方式是直接将每个单元"干预后的 MSPE"与"干预前的 MSPE"相比，即计算二者的比值。其基本逻辑如下。

对于处理单元而言，如果试验干预有效果，则合成控制将无法很好地预测真实试验单元干预后的结果变量，导致较大的干预后 MSPE。然而，如果在干预之前，合成试验单元就无法很好地预测真实试验单元的结果变量（较大的干预前 MSPE），也会导致干预后 MSPE 增大，故取二者的比值以控制前者的影响。如果试验干预确实有较大的处理效应，而其他对照单元的安慰剂效应都很小，则应该观测到试验单元的"干预后 MSPE"与"干预前 MSPE"的比值明显高于控制单元。

9.2.7 使用模型的注意事项

在构建潜在控制单元（donor pool）时尤其应小心。首先，也受到此政策影响的单元应从 donor pool 中去掉。其次，在样本期间受到很大特殊冲击（idiosyncratic shocks）的单元应排除在 donor pool 之外。最后，为了避免"内插偏差"（interpolation bias），应将 donor pool 限定为与处理单元具有相似特征的控制单元。

在应用合成控制法时，还要求干预前的期数 T_0 达到一定规模（sizable number of preintervention periods）。这是因为合成控制法的可信度取决于合成控制能在干预前相当一段时期内很好地追踪处理地区的结果变量。如果干预前的拟合不好或干预前期数太短，则不建议使用合成控制法。另外，如果政策冲击的效应需要一段时间才会显现（滞后效应），则要求干预后的期数足够大。

9.3 评估案例

中国在 2009 年启动了一项卫生系统改革，核心内容是医疗价格改革，也称为"药品零加成"，该政策取消了公立医院在开具和销售的所有药品价格上加价的做法，旨在理顺医疗服务价格，改善医疗服务的效率和质量，降低卫生总费用，保障公立医院公益性。药品加成政策可以追溯到 1955 年，其允许公立医院在任何药品的销售价格上加价 15%，该政策的出台是由于新中国成立初期，物资匮乏，政府无力给予公立医院满足其发展的财政补助，因而只能将公立医院推向市场，允许公立医院在药品进价基础上加价销售。然而，这项政策招致了越来越多关于过度处方的投诉，医疗机构的服务动机逐步扭曲，出现了"以药补医"的现象。因此，2009 年国家开始实行新医改，提出要"有效减轻居民就医费用负担，切实缓解群众'看病难、看病贵'问题"，规定要逐步实现公立医院收支结构的合理性，提高服务项目收费额、降低药品收入占比，并通过多种补偿方式对公立医院收入缺口进行填补，以药补医机制由此开始被破除。

公立医院改革实行从县级到市级的试点改革方式，国家先在 300 多个县开展改革，推进县级公立医院改革后，2010 年开始国家公布了第一批城市公立医院试点改革名单，2013 年开展第二批试点改革，2015 年总共 100 多个城市实行改革，2017 年底在全国范围内开展。至此，"药品零加成"政策在全国所有县市级公立医院普遍推开。江苏在 2013 年启动了这项改革，旨在降低药品支出比例，同时保持每次医疗总支出的稳定。镇江市被选为江苏省的试点城市，于 2013 年 1 月 1 日实施价格改革，而江苏的其他城市（除宿迁外共 11 个城市）则于 2015 年 10 月 30 日开始改革。

目前有大量研究对改革进行了评估，但尚未有合成控制模型的引入，通过对政策效应的正式无偏分析，加上对反事实的准确构建，可以识别因果关系并确定改革的真实效果。本章以江苏省公立医院医药价格综合改革效果评估为例，以镇江市为试验单元、以江苏省其他 12 个城市相关特征进行匹配，利用 SCM 评估 2012—2015 年镇江门诊和住院药占比的变化水平，还原镇江试点改革的效果。另一个目的是展现 SCM 工具的有用性，以及它在中国医疗系统背景下的卫生政策评估中的适用性。本案例全部数据结果来自编者团队已发表文献 [3,4]。

9.3.1 构建模型

2012 年 1 月镇江市最早开始改革，2015 年除宿迁外江苏省其他 11 个城市开始改革，2017 年宿迁与全国最后一批城市同步推开改革。由于镇江市最早开始改革，因此选取镇江市为试验单元，将改革前江苏省其他 12 个城市（2008—2011 年）数据与镇江市数据进行匹配，为 12 个城市分配不同权重以使得最终各特征的数值最接近镇江市改革前对应特征的真实数值，得到门诊和住院情况下镇江市的虚拟对照单元，即"合成镇江（synthetic Zhenjiang）"。数据来源于《江苏省卫生年鉴》（2008—2016 卷）及《江苏老年人口信息与发展报告》（2009—2017 年）。药占比模型构建的指标体系详见表 9-1，其中药占比为结果变量，可分为门诊次均费用药占比和住院次均费用药占比；各一级指标为解释变量。

表 9-1　药占比模型构建的指标体系

一级指标	二级指标
社会人口学因素	（1）人口规模
	（2）城市化水平（城镇人口占比）
	（3）老龄化（60 岁以上人口占比）
经济水平	人均 GDP
健康水平	预期寿命
医疗资源	人均卫生事业费

资料来源：唐文熙，张梦然，丁文装，等. 合成控制模型在卫生政策评估中的应用［J］. 中国卫生经济，2020，39（4）：15-18.

门诊和住院"合成镇江"纳入的城市及其权重不同，门诊和住院情况下各城市权重如表 9-2 所示。

表 9-2　"合成镇江"中各城市门诊和住院权重

城市	门诊	住院	城市	门诊	住院
南京	≈0	≈0	连云港	0.12	≈0
无锡	0.19	0.30	淮安	≈0	≈0
徐州	≈0	≈0	盐城	≈0	≈0
常州	0.07	0.04	扬州	≈0	0.25
苏州	≈0	≈0	泰州	≈0	0.41
南通	0.62	≈0	宿迁	≈0	≈0

资料来源：唐文熙，张梦然，丁文装，等. 合成控制模型在卫生政策评估中的应用［J］. 中国卫生经济，2020，39（4）：15-18.

表 9-3 和表 9-4 比较了镇江和"合成镇江"的结果变量和协变量的平均值，以及改革前控制组中所有城市的平均值。

表 9-3　改革前城市基线特征均值对比：门诊患者

门诊	镇江	合成镇江	其他城市
药占比 /%	46.1	46.3	49.2
人口规模 / 人	3 102 780	6 523 473	6 257 958
城市化程度 /%	61.8	57.7	57.5
老龄化程度 /%	23.7	24.8	21.1
人均 GDP/ 元	65 808	56 248	51 899
预期寿命 / 年	80.22	80.86	79.16
医疗支出 / 元	181.3	219.1	232.3

资料来源：唐文熙，张梦然，丁文装，等. 合成控制模型在卫生政策评估中的应用［J］. 中国卫生经济，2020，39（4）：15-18.

表 9-4 改革前城市基线特征均值对比：住院患者

门诊	镇江	合成镇江	其他城市
药占比 /%	37.5	37.5	37.5
人口规模 / 人	3 102 780	5 093 626	6 257 958
城市化程度 /%	61.8	59.6	57.5
老龄化程度 /%	23.7	23.9	21.1
人均 GDP/ 元	65 808	62 659	51 899
预期寿命 / 年	80.22	78.64	79.16
医疗支出 / 元	181.3	188.7	232.3

资料来源：唐文熙，张梦然，丁文裟，等. 合成控制模型在卫生政策评估中的应用［J］. 中国卫生经济，2020，39（4）：15-18.

总体而言，"合成镇江"能够更好地匹配改革前真实镇江的特征，代表未受政策干扰下真实镇江的情况。

9.3.2 构建模型后药占比下降数值

模型构建后，对比改革节点后"合成镇江"和镇江的药占比数据，得到观察期内各时点价格改革的净效应。

图 9-1 和图 9-2 分别显示了镇江以及"合成镇江"在 2008—2015 年门诊和住院药占比的变化趋势。可见，改革前（2008—2011 年）二者匹配程度高。镇江市在 2012 年试点改革之后门诊药占比下降了 7.70%，住院药占比下降了 3.20%。

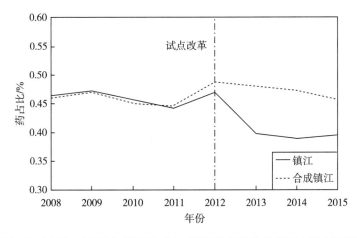

图 9-1 2008—2015 年镇江和"合成镇江"门诊次均费用中药占比变化
资料来源：唐文熙，张梦然，丁文裟，等. 合成控制模型在卫生政策评估中的应用［J］. 中国卫生经济，2020，39（4）：15-18.

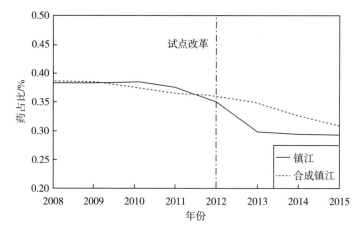

图 9-2　2008—2015 年镇江和"合成镇江"住院次均费用中药占比变化
资料来源：唐文熙，张梦然，丁文裴，等. 合成控制模型在卫生政策评估中的应用［J］.
中国卫生经济，2020，39（4）：15-18.

9.3.3　安慰剂检验

为了检验结果的稳定性，进行安慰剂检验，即每次重新选定不同城市做试验单元，再次应用 SCM 估计干预效果，计算安慰剂检验（placebo tests）干预效果和真正干预效果净效应的比值，以评估镇江市医疗改革的效果是否大于改革随机开始于另一个城市的效果。

如图 9-3 和图 9-4，其他城市作为试验单元的曲线与镇江市作为试验单元的曲线相比差距较大，即未发现有安慰剂检验干预效应能达到镇江的政策效果，说明医疗改革效果具有显著性。

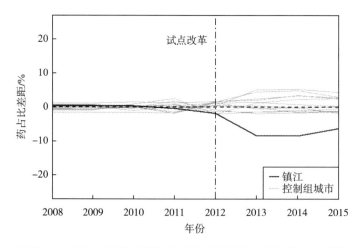

图 9-3　2008—2015 年镇江和安慰剂检验城市门诊药占比差距
资料来源：唐文熙，张梦然，丁文裴，等. 合成控制模型在卫生政策评估中的应用［J］.
中国卫生经济，2020，39（4）：15-18.

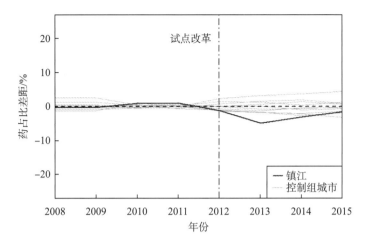

图 9-4　2008—2015 年镇江和安慰剂检验城市住院药占比差距

资料来源：唐文熙，张梦然，丁文裝，等. 合成控制模型在卫生政策评估中的应用［J］.
中国卫生经济，2020，39（4）：15-18.

9.3.4　研究发现与讨论

若将镇江市改革前后进行直接比较，则改革后到 2015 年为止，镇江市门诊和住院的药占
比分别绝对下降 6.90%（从 46.40% 下降到 39.50%）和 9.00%（从 38.30% 下降到 29.30%）。说
明若直接进行比较，门诊和住院改革的效果将分别被低估和高估，不控制改革前后混杂因素
情况会使得改革"净效应"的估计产生偏倚。

9.4　方法评价

9.4.1　多种方法比较

目前最常使用的几种评价工具是双重差分模型（difference-in-differences，DID）、倾向
性得分匹配（propensity score matching，PSM）、断点回归（regression discontinuity design，
RDD）、合成控制模型（synthetic control methods，SCM）、间断时间序列模型（interrupted
time series analysis，ITS）、工具变量法（instrumental variables method，IV）等。国内外学者，
如 Angrist 和 Pischke（2013）[5]、吴滨（2021）[6] 等，对各类政策评价方法进行了系统介绍。
具体方法的设计并不是本章介绍的重点，在此不展开解释。

公共卫生政策的评价有别于普通科研性研究，无法保证干预组与对照组的随机化，反应
变量在基线水平上也未必可比，如果只通过自身前后对照或两组在横断面上的对比，难以得
到政策实施效果的无偏估计。为了尽量减少偏倚，许多研究使用对照组或反事实。在当前主
流的政策评估量化研究中，因果关系的判定主要基于反事实框架（counterfactual）的构建，
根据反事实得到的政策净效应会更加准确。

在建立反事实时，不同的研究设计在没有干预的情况下应使用不同的方法来模拟结果变
量的趋势。一些方法，如 PSM，仅根据观察到的特征选择对照组形成混合数据，不能有效

分析个体情况。RDD 使用截线另一侧的个体作为对照组，而 IV 使用影响解释变量而非因变量的外生变量，从而允许研究人员分离干预效果。

常用于和 SCM 比较的 DID，通过对比干预组和对照组政策实施前后结局的变化来估计干预的效果，将干预组和对照组设定为具有平行的预处理趋势，并且没有其他事件只影响其中一个组，则干预发生后两组将持续存在差异。如果干预后干预组和对照组发生变化，就是政策干预效果。单纯从计量经济学角度而言，DID 就是将虚拟变量及其交叉项增加进入回归方程，方法简单、易用，回归的方法相对成熟。但 DID 的使用具有较为严苛的前提条件，例如平行趋势的假设，例如试验变项（政策冲击）的唯一性。对于大多数政策而言，并不符合严谨的试验设计要求，也就是相关假定条件无法达到，因此适用性有限。

SCM 对 DID 进行了有用的补充，它并不依赖于平行趋势的假设，也允许未被测量的时变混杂因素的存在。SCM 通过从一组与干预组相似的单元中选择结果变量的加权平均值来构建反事实，它并没有在比较中给所有未处理的单位相同的权重，相反，它生成了未处理单元的加权平均值，与预处理期间的处理单元非常匹配，生成了一个近乎完美的对照组（构建对照单元需要借用多个样本信息）。在此之后，使用从干预前比较中确定的权重，将该综合控制的结果预测到干预后阶段，该投影用作处理单元的反事实。

SCM 的局限性在于，当受试单元和控制单元数量较少时，传统的统计推断是不合适的，而且事实上，样本单元的选择不是按概率抽样的。有研究者提出了其他的证伪测试，案例研究中提出了两种方法。其他方法正在开发中。在被处理单元和控制单元之间以一致的形式提供数据也可能被证明是阻碍该方法广泛使用的一个障碍。

在实际运用中，SCM 与其他方法的直接比较产生了不同的结果。O'Neill 等 [7] 一项关于英国医疗保健绩效薪酬的研究中，比较了 SCM 与滞后因变量和混合匹配 /DID 的回归性能。他们得出的结论是，当不满足并行趋势假设时，SCM 的表现优于 DID，但在大多数情况下，具有滞后因变量的回归优于 SCM，建议研究中同时使用多种方法。Linden 和 Adams [8] 在美国加利福尼亚州卷烟销售的背景下将 SCM 与 PSM 进行了比较，与 SCM 相比，作者更喜欢基于 PSM，因为它使用了熟悉的回归技术，可以使用基本的统计软件来实现，并在处理单位数量和干预效果估计量方面具有更大的灵活性。

9.4.2 其他领域应用

Cavallo 等 [9] 用 SCM 对西班牙巴斯克地区遭遇的恐怖事件对该地区 GDP 的影响进行了评估，选取和巴斯克地区特征相似的地区构建巴斯克地区的"合成对照组"，和遭遇恐怖事件后巴斯克地区的 GDP 进行比较，发现遭受恐怖事件下巴斯克地区的 GDP 相比不遭受恐怖事件下巴斯克地区的 GDP 下降 10.00%。

Hubert 和 Stratigaki [10] 利用 SCM 研究 1995 年欧盟 – 土耳其关税同盟（CU）对土耳其贸易和人均 GDP 的影响，发现土耳其向欧盟的出口量和人均 GDP 比形成欧盟 – 土耳其关税同盟后分别减少 38.00% 和 13.00%。

Podestà [11] 利用 SCM 研究 20 世纪 80 年代和 90 年代末期间法国和比利时引入的两项长假计划和支持家庭儿童保育的措施对于女性劳动力参与率的影响，研究表明法国和比利时如果不实行该政策，女性劳动力的参与程度将会高于现在实际的参与程度。

Peri 和 Yasenov [12] 利用 SCM 研究迈阿密难民潮的劳动力市场效应，发现马里尔船运事件这类劳动力涌入短期内对低技能劳动力需求既没有抑制作用，也没有任何后续的持久影响。

何韵文和郭符林 [13] 以江苏撤县设区为研究事件，使用合成控制法测算其对地方教育支出增长的影响。最终选取的处理组样本城市为 22 个，对照组城市为 42 个。研究结果显示，撤县设区的政策能够显著提高大部分城市的教育支出。

在卫生领域，SCM 也有相应的运用。

Abadie 等 [2] 利用 SCM 对美国加利福尼亚州 1988 年实行的烟草控制项目的效果进行了评估，研究发现到 2000 年为止，加利福尼亚州的单位香烟销售量相比不实行烟草控制项目减少了 26 包。

Kreif 等 [14] 比较了 SCM 和 DID 评估医院 P4P 计划对风险调整后的医院死亡率的影响，发现和 DID 相比，SCM 的结果显示 P4P 计划并没有对风险调整后的医院死亡率有下降作用，并且还增加了统计学意义。

Olsen 和 Melberg [15] 利用 SCM 研究 2006—2013 年挪威取消 12～15 岁青少年负担全科医生的共付额对就诊量的影响，发现女性和男性就诊量分别增加了 22.10% 和 13.80%，其中女性比男性更为敏感。

于新亮等（2021）利用 2010—2018 年中国 196 个城市面板数据，基于济南市长期照护保险典型试点实践，首次采用合成控制法量化评估了长期照护保险对女性就业的影响。发现长期照护保险不仅能够促进劳动力供给，而且能够提高劳动力的收入 [16]。

9.5　方法进阶

9.5.1　广义合成控制模型

双重差分法（DID）是当今社会科学中最常用的经验设计之一。DID 的识别假设包括"平行趋势"假设，即在没有试验的情况下，试验单位和控制单位的平均结果会遵循平行的路径。这一假设不能直接检验，但当研究人员发现，在试验前阶段，试验单位和控制单位的平均结果遵循平行的路径时，他们对其有效性更有信心。然而，在许多情况下，试验前的平行趋势未得到数据的支持，这清楚地表明，"平行趋势"的假设在试验后的时期也可能会失败。Xu [17] 试图系统处理这个问题，他提出了一种方法，在"平行趋势"假设不可能成立的情况下，使用时间序列横断面（time series cross-sectional，TSCS）数据来估计对被试验者的平均试验效果。以下内容来源于 Xu 的研究。

未观察到的时变混杂因素的存在导致平行趋势假设无法成立。文献中大致有以下几种方法来处理这个问题。第一种是使用匹配的方法对预处理可观察值进行调节，这可能有助于平衡试验组和对照组之间潜在时变混杂因素的影响。例如，Abadie [18] 建议在 DID 估计之前进行匹配。虽然这种方法很容易实现，但它并不能完全保证试验前趋势的平行。Abadie 等 [2,19] 进一步完善了合成控制法，将试验前的协变量和结果在一个试验单位和一组控制单位之间进行匹配，并将试验前的时期作为良好匹配的标准。具体来说，通过对控制单位进行重新加权，构建一个"合成控制单位"作为试验单位的反事实；为控制单元提供了明确的权重，从而使被处理单元和合成控制单元之间的比较透明。然而，这只适用于一个被处理单位的情况，其所提供的不确定性估计不容易解释。

第二种方法是对未观察到的时间变化的异质性进行明确建模。一个广泛使用的策略是在传统的双向固定效应模型中加入单位特定的线性或二次方时间趋势。通过这样，研究人员基本上依赖于一套替代性识别假设，即试验分配在固定效应和强加的趋势条件下是不可忽略的 [20]。然而，控制这些趋势会消耗大量的自由度，而且，如果潜在的混杂因素不是指定的趋势形式，则不一定能解决问题。

第三种方法是对未观察到的时间变化的混杂因素进行半参数化建模。例如，Bai [21] 提出了一个交互式固定效应（interactive fixed effect，IFE）模型，包含了与时变系数交互的单位特定截距。时变系数也被称为（潜在的）因子，而单位特定的截距被称为因子载荷。这种方法建立在早期关于量化金融中的因子模型的文献基础上。该模型的估计是通过对线性模型的残差进行反复因子分析，并估计考虑了固定数量的最有影响力因子影响的线性模型。Pang [22,23] 在贝叶斯多层次框架中探讨了带有外生协变量的非线性 IFE 模型。Stewart [24] 提供了一个基于贝叶斯变异推理算法的估计 IFE 模型的一般框架。Gobillon 和 Magnac [25] 表明，当处理组和控制组的因子载荷不共享共同支持时，IFE 模型在 DID 设置中的表现优于合成控制方法。

Xu [17] 提出了一种广义的合成控制方法（generalized synthetic control method，GSC），将上述方法联系起来，在一个简单的框架下将合成控制方法与线性固定效应模型统一起来，DID 是其中的一个特例。它首先估计了一个只使用控制组数据的 IFE 模型，得到一个固定数量的潜在因子。然后，通过将试验前的试验结果线性地投射到这些因子所跨越的空间，来估计每个试验单位的因子负荷。最后，根据估计的因子和因子载荷来归纳处理后的反事实。因此，该研究的主要贡献是采用潜在因子方法来解决因果推断问题，并在合理的假设下提供有效的、基于模拟的不确定性估计。

该方法符合合成控制方法的精神，因为从本质上讲，它是一种再加权方案，在选择控制单位的权重时，将处理前的处理结果作为基准，并利用处理单位和控制单位之间的截面相关性来预测处理的反事实。然而，与合成匹配方法不同的是，它在重新加权之前进行了降维处理，从而使要重新加权的向量在各控制单元之间被平滑。该方法也可以理解为当试验效果在各单位之间异质性时，IFE 模型的偏差校正程序。它将试验单位的反事实视为缺失数据，并根据 IFE 模型对试验后的试验结果进行样本外预测。

该方法有几个优点。首先，它将合成控制方法推广到多个被处理单位和／或可变处理期的情况。由于 IFE 模型只被估计一次，所以在一次运行中就可以得到被处理的反事实。因此，用户不再需要为每个被处理单位逐一找到匹配的控制单位。这使得该算法速度快，对少量观察的特异性不那么敏感。其次，GSC 方法产生了频繁的不确定性估计，如标准误差和置信区间，并在正确的模型规格下提高了效率。基于模拟数据的参数化引导程序可以在合理的假设下提供有效的推断。由于没有丢弃控制组的观察值，这种方法使用了控制组的更多信息，因此在模型正确指定时比合成匹配方法更有效率。第三，它嵌入了一个交叉验证方案，自动选择 IFE 模型的因子数量，因此很容易实现。DID 数据结构的一个优点是，试验前时期的试验观测值可以自然地作为模型选择的验证数据集。Xu 的研究表明，在数据充足的情况下，交叉验证程序可以大概率地挑选出正确的因子数量，从而降低过拟合的风险。

GSC 方法有两个主要限制。首先，它需要比固定效应估计器更多的预处理数据。当预处理期的数量较少时，"附带参数"会导致对处理效果的估计出现偏差。其次，与最初的合成匹配方法相比，GSC 方法的建模假设发挥了更大的作用。例如，如果被处理单位和控制单位在因子载荷方面没有共同的支持，合成匹配方法可能就无法构建一个合成控制单位。由于这样的问题对用户来说是显而易见的，所以用户误用该方法的概率很低。然而，GSC 方法仍然会根据模型的推断来归纳出经过处理的反事实，这可能会导致错误的结论。为了防范这种风险，进行各种诊断性检查至关重要，例如绘制原始数据、拟合值和预测的反事实。

9.5.2　贝叶斯替换的合成

随着合成控制法（SCM）的引入 [1,2]，使用时间序列横断面（TSCS）数据或长面板数据的比较案例研究在社会科学中越来越受欢迎。与其他定量社会科学研究相比，比较性案例研究有几个独特的特点：①样本包括少量的总体实体；②少数单位或一个单位接受非随机分配的干预；③试验效果往往需要时间来呈现。因此，在数据有限的情况下，比较案例研究面临两个主要挑战：对被处理单位的"反事实结果轨迹提供良好的预测"，以及对处理效果作出可信的统计推断。

SCM 使用控制结果的凸组合来预测被处理的反事实。在 SCM 的启发下，快速增长的文献提出了各种新的方法来改善 SCM 的反事实预测性能和稳健性，或者扩展 SCM 以适应多个被处理单位。这些方法大致可以分为三类：①匹配或重新加权方法，如最佳子集 [26]、正则化权重 [27] 和面板匹配 [28]；②明确的结果建模方法，如贝叶斯结构时间序列模型 [29]、潜在因素模型（LFMs）[17,21,25]，以及矩阵完成方法 [30]；③双重稳健方法，如增强的 SCM [31] 和合成差分（DID）[32]。

然而，现有的方法并没有完全解决推断和预测的难题。SCM 使用安慰剂检验作为推断工具，但用户不能将其解释为互换测试，因为试验不是随机分配的 [33]。因此，研究人员不能以传统方式量化其估计的不确定性。其他频繁主义推论方法需要重复抽样的解释，这往往与许多比较案例研究的核心是固定的单位人口不一致。此外，从预测的角度来看，研究人员可以利用 TSCS 数据中的多种信息来源进行反事实预测，包括：①每个单位的已知"过去"和未知"未来"之间的时间关系；②反映单位之间基于观察协变量的相似性的截面信息；③单位之间基于其结果轨迹的时间序列关系 [22-24]。虽然更好的预测性能可以转化为更精确的因果估计，但现有的基于模型的方法做出了相对严格的参数化假设，因此没有充分利用数据中的信息。

贝叶斯方法是应对这些挑战的一个有吸引力的选择。首先，贝叶斯的不确定性措施很容易解释。贝叶斯推理通过"以观察到的数据和假设的模型为条件的概率声明"[35]，为推理问题提供了一个解决方案。其次，贝叶斯多层次模型是一个强大的工具，可以捕捉到数据中多种来源的异质性和动态性 [36]。它可以容纳灵活的函数形式，并使用收缩先验来选择模型特征，这就减少了模型的依赖性并纳入了建模的不确定性。

（唐文熙　臧骁　姜山　李帅龙　邢倩）

参考文献

[1] ABADIE A, GARDEAZABAL J. The economic costs of conflict: A case study of the Basque Country[J]. American Economic Review, 2003, 93(1): 113–132.

[2] ABADIE A, DIAMOND A, HAINMUELLER J. Synthetic control methods for comparative case studies: Estimating the effect of California's tobacco control program[J]. Journal of the American Statistical Association, 2010, 105(490): 493–505.

[3] ZANG X, ZHANG M, WEI S, et al. Impact of public hospital pricing reform on medical expenditure structure in Jiangsu, China: a synthetic control analysis[J]. BMC Health Services Research, 2019(19): 512.

[4] 唐文熙，张梦然，丁文裳，等. 合成控制模型在卫生政策评估中的应用 [J]. 中国卫生经济，2020，39（4）：15–18.

[5] ANGRIST J D, PISCHKE J S. Mostly harmless econometrics: An empiricist's companion[M]. Princeton: Princeton University Press, 2009.

[6] 吴滨. 政策评价方法综述 [J]. 统计与管理，2021，36（06）：15–22.

[7] O'NEILL S, KREIF N, GRIEVE R, et al. Estimating causal effects: considering three alternatives to difference-in-differences estimation[J]. Health Services and Outcomes Research Methodology, 2016(16): 1–21.

[8] LINDEN A, ADAMS J L. Applying a propensity score-based weighting model to interrupted time series data: improving causal inference in programme evaluation[J]. Journal of Evaluation in Clinical Practice, 2011, 17(6): 1231–1238.

[9] CAVALLO E, GALIANI S, NOY I, et al. Catastrophic natural disasters and economic growth[J]. Review of Economics and Statistics, 2013, 95(5): 1549–1561.

[10] HUBERT A, STRATIGAKI M. Twenty years of EU gender mainstreaming: Rebirth out of the ashes?[J]. Femina Politica-Zeitschrift für feministische Politikwissenschaft, 2016, 25(2): 21–36.

[11] PODESTÀ F. The impact of 'free choice': Family reforms of France and Belgium, a synthetic control analysis[J]. International Journal of Social Welfare, 2017, 26(4): 340–352.

[12] PERI G, YASENOV V. The labor market effects of a refugee wave: Synthetic control method meets the Mariel boatlift[J]. Journal of Human Resources, 2019, 54(2): 267–309.

[13] 何韵文，郭符林. 浅析撤县设区与地方教育支出增长——基于合成控制法的研究 [J]. 当代经济，2017（22）：122–126.

[14] KREIF N, GRIEVE R, HANGARTNER D, et al. Examination of the synthetic control method for evaluating health policies with multiple treated units[J]. Health Economics, 2016, 25(12): 1514–1528.

[15] OLSEN C B, MELBERG H O. Did adolescents in Norway respond to the elimination of copayments for general practitioner services?[J]. Health Economics, 2018, 27(7): 1120–1130.

[16] 于新亮，刘慧敏，杨文生. 长期护理保险对医疗费用的影响：基于青岛模式的合成控制研究［J］. 保险研究，2019（02）：114–127. DOI:10.13497/j.cnki.is.2019.02.010.

[17] XU Y. Generalized synthetic control method: Causal inference with interactive fixed effects models[J]. Political Analysis, 2017, 25(1): 57–76.

[18] ABADIE A. Semiparametric difference-in-differences estimators[J]. The Review of Economic Studies, 2005, 72(1): 1–19.

[19] ABADIE A, DIAMOND A, HAINMUELLER J. Comparative politics and the synthetic control method[J]. American Journal of Political Science, 2015, 59(2): 495–510.

[20] MORA R, REGGIO I. Treatment effect identification using alternative parallel assumptions[Z/OL]. (2012–12)[2024–7–10]. http://hdl.handle.net/10016/16065.

[21] BAI J. Panel data models with interactive fixed effects[J]. Econometrica, 2009, 77(4): 1229–1279.

[22] PANG X. Modeling heterogeneity and serial correlation in binary time-series cross-sectional data: A Bayesian multilevel model with AR (p) errors[J]. Political Analysis, 2010, 18(4): 470–498.

[23] PANG X. Varying Responses to Common Shocks and Complex Cross-Sectional Dependence: Dynamic Multilevel Modeling with Multifactor Error Structures for Time-Series Cross-Sectional Data[J]. Political Analysis, 2014, 22(4): 464–496.

[24] STEWART B. Latent factor regressions for the social sciences[Z/OL]. (2014–11–30)[2024–7–10]. https://citeseerx.ist.psu.edu/document?repid=rep1&type=pdf&doi=3b6923c75fb55c6ebe118fe664f8277 47c77dd4d.

[25] GOBILLON L, MAGNAC T. Regional policy evaluation: Interactive fixed effects and synthetic controls[J]. Review of Economics and Statistics, 2016, 98(3): 535–551.

[26] HSIAO C, STEVE CHING H, KI WAN S. A panel data approach for program evaluation: measuring the benefits of political and economic integration of Hong Kong with mainland of China[J]. Journal of Applied Econometrics, 2012, 27(5): 705–740.

[27] DOUDCHENKO N, IMBENS G W. Balancing, Regression, Difference-in-Differences and Synthetic Control Methods: A Synthesis[J/OL]. National Bureau of Economic Research Working Paper Series, 2016, No. 22791. https://www.nber.org/papers/w22791.

[28] IMAI K, KIM I S, WANG E H. Matching methods for causal inference with time-series cross-sectional data[J]. American Journal of Political Science, 2023, 67(3): 587–605.

[29] BRODERSEN K H, GALLUSSER F, KOEHLER J, et al. Inferring causal impact using Bayesian structural time-series models[J]. The Annals of Applied Statistics, 2015, 9(1): 247–274.

[30] ATHEY S, BAYATI M, DOUDCHENKO N, et al. Matrix completion methods for causal panel data models[J]. Journal of the American Statistical Association, 2021, 116(536): 1716–1730.

[31] BEN-MICHAEL E, FELLER A, ROTHSTEIN J. The augmented synthetic control method[J]. Journal of the American Statistical Association, 2021, 116(536): 1789–1803.

[32] ARKHANGELSKY D, ATHEY S, HIRSHBERG D A, et al. Synthetic difference-in-differences[J]. American Economic Review, 2021, 111(12): 4088–4118.

[33] HAHN J, SHI R. Synthetic control and inference[J]. Econometrics, 2017, 5(4): 52.

[34] BECK N, KATZ J N. Random coefficient models for time-series—cross-section data: Monte Carlo experiments[J]. Political Analysis, 2007, 15(2): 182–195.

[35] GELMAN A. Objections to Bayesian Statistics (Rejoint)[J]. Bayesian Analysis, 2008, 3(3): 467–478.

[36] GELMAN A. Analysis of Variance[Z/OL]. (2006–03–04)[2024–7–15]. https://citeseerx.ist.psu.edu/document?repid=rep1&type=pdf&doi=13ee5ce7553e9e484acf46cf05b9da94de6c1da9.

第**10**章 断点回归设计

近年来，越来越多的研究使用断点回归设计（regression discontinuity designs，RDD）推断因果效应，一个重要原因是相较于其他因果推断方法（如在前面章节所学习到的双重差分模型和工具变量模型），断点回归设计所需的假设更为宽松，因此来自断点回归设计的因果效应可能会更加可靠。本章主要介绍因果推断中常用的清晰断点回归设计和模糊断点回归设计，剖析依赖该设计的因果推断何时会成功、何时会失效，以及该设计的优缺点。

10.1 清晰断点回归设计

10.1.1 研究问题

本部分采用的案例来自 Lee[1] 与 Imbens 和 Kalyanaraman[2] 的研究。美国国会政治中最引人瞩目的一个事实是现任议员在下一次选举的成功率一直很高，数据显示美国过去 50 年间，国会选区众议院的现任政党或议员继任的概率至少为 80%。众议院现任政党或议员在继任选举中的压倒性优势引发了美国公众的担忧，他们担心这一优势可能来源于现任者职权上的不公平特权或资源，因此现任政党或议员的选举优势是美国众议院选举研究中最常见的研究话题之一。本案例的关注点在于现任优势，即成为一个地区众议院的现任政党对该党在该地区下一任选举中所得选票影响的因果效应。

直观来说，对于这一研究问题，可以在横断面数据中直接比较现任政党和非现任政党在继任选举中所得的选票，或使用 OLS 回归模型调整协变量后对两者进行比较。然而由于遗漏变量问题，这一做法难以准确测度现任优势。例如，现任政党之所以在之前的选举中获得成功，可能由于其具备竞争者没有的特质（如更好的管理水平、更加亲民等），这些难以测度的特质既使得现任政党在之前的选举中获胜也可能让其在下一任选举中获得较高选票。在遗漏变量问题使得 t 检验或 OLS 回归模型结果有偏且不一致的情况下，可以回顾前面章节所学习的因果推断方法，尝试是否能准确测度出现任优势。可惜的是，匹配方法难以解决遗漏变量问题，工具变量在本案例中难以找到，合成控制法、面板数据模型仅适用于面板数据，即便双重差分模型可能适用，也面临遗漏变量的时间异质性（遗漏变量对现任政党和其竞争者影响的效应不同，且这些变量随时间变化），导致平行趋势假设难以满足的问题。

实际上，解决该研究问题的最理想方式是随机对照试验：在控制其他因素不变的情况下，人为改变某一地区的现任政党，如将共和党执政变为民主党执政，那么与民主党在执政前所获得的选票相比，民主党在下一任选举中所得选票的变化即可归因于现任优势。在前面章节所学习到的方法都难以解决该研究问题的情况下，我们可以试想是否有一种设计在一定程度上能够达到随机对照试验的因果推断效果。

本部分尝试使用清晰断点回归设计这一局部随机对照试验设计（local randomized experiment）来回答成为一个地区众议院的现任政党对该党在该地区下一任选举中所得选票的因果效应，即现任优势。

10.1.2 方法原理

（1）起源

断点回归设计最初由 Thistlethwaite 和 Campbell 在关于奖学金对学生未来学术成就影响的研究中提出 [3]。他们利用学生考试成绩 X（即驱动变量，英文文献中为 assignment variable，forcing variable 或 running variable）大于或等于一个阈值 c 时即可获得奖学金这一事实作为断点回归设计的基础，即当 $X \geq c$ 时学生接受奖学金 $D=1$（处理组），$X < c$ 时 $D=0$（对照组）。如图 10-1 所示，结果发现学生未来学术成就（Y）在阈值（断点）c 附近存在明显跳跃，以此断定 Y 的这种明显变化可归因为奖学金带来的因果效应（τ）。理想状态下，通过观察某一个考试成绩 $X=c$ 的学生在接受（$D=1$）和未接受奖学金（$D=0$）时 Y 值的变化来识别出因果效应 τ。然而在真实世界中，由于仅能观察到一个学生 $D=1$ 或 $D=0$ 中的某一种状态，这种策略不可行。那么是否可以从图 10-1 中估计出因果效应 τ 呢？如果"合理"地假设除奖学金发放（D）这一变量外，其他所有因素相对于 X 的变化都没有"跳跃"或者说是"平滑"的，那么图中的 B 就可以被认为是学生考试成绩为 c 且 $D=1$ 时的 Y 值，A 也可以同样被合理地看作是该学生 $X=c$ 时 $D=0$ 的 Y 值，此时 $B-A$ 即为因果效应 τ。上述论断直观地展示了断点回归的估计值应该来源于那些在断点附近的观测值，如本案例中在 c' 和 c'' 范围内的观测值。值得注意的是，越靠近断点 c 可供分析用的观测值越少，在实际数据分析过程中，不得不选择那些距断点较远的观测值。该例中可以通过对适合分析的观测值建立 OLS 回归模型来估计 τ。

$$Y = \alpha + D\tau + X\beta + \epsilon \tag{公式 10-1}$$

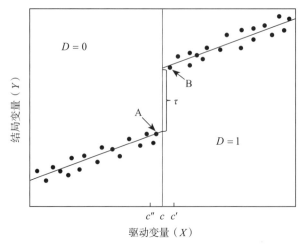

图 10-1　清晰断点回归简单示例

该案例展示了 RDD 的三大重要特征。第一，除"是否接受干预"这一变量外，RDD 只有在其他影响 Y 的因素都相对于 X 平滑时才有效。第二，选择合适的区间（带宽，bandwidth）来定义适用于数据分析的样本十分重要。第三，断点回归的估计值取决于研究者所建立的回归模型，在本例中，若 β 被人为错误地限制为 0（如未在模型中纳入变量 X），那么公式 10-1 中所估计出的 τ 将不是真正的因果效应值。

该案例中驱动变量 X 是学生是否接受奖学金的唯一决定变量，即 $D = 1\{X \geq c\}$，$D = 0\{X < c\}$。这类当驱动变量跨过断点时，受试者接受干预的概率由 0 即刻变为 1 的断点回归设计被称为清晰断点回归设计（sharp regression discontinuity design）。接下来首先介绍清晰断点回归为什么能"识别"因果效应，及其在何时有效。

（2）清晰断点回归设计与潜在结局框架

RDD 识别因果效应的问题在 Hahn 等[4]的文献中得到了正式讨论，研究指出使 RDD 有效的关键假设是"所有其他变量"相对于驱动变量 X 是连续的。此处将利用潜在结局框架（potential outcome framework）来介绍该假设的必要性，并论证 RDD 的因果识别有效性。

试想一下对于每一个个体都有一对潜在结局：$Y_i(1)$ 表示个体 i 接受干预后（$D = 1$）的结局，$Y_i(0)$ 表示该个体未接受干预的结局，则干预对该个体结局的因果效应为 $Y_i(1) - Y_i(0)$。如前文所述，我们无法在真实世界中同时观察到 $Y_i(0)$ 和 $Y_i(1)$，使得无法度量个体层面的因果效应。因此通常关注的是干预所带来的人群平均因果效应，即 $E(Y_i(1) - Y_i(0))$。

在 RDD 中，将 Y 的两个潜在结局平均值和 X 的关系表示为 $E(Y_i(1)|X_i)$ 和 $E(Y_i(0)|X_i)$，如图 10-2 所示，值得注意的是我们仅能观察到前者曲线断点右边的部分和后者曲线断点左边的部分。统计量为 $\tau_{SRD} = E(Y_i(1) - Y_i(0)|X_i = c) = E(Y_i(1)|X_i = c) - E(Y_i(0)|X_i = c)$，以下将阐述为何清晰断点回归设计能够识别出这一统计量。

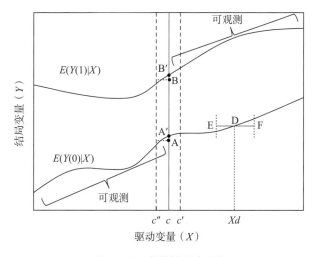

图 10-2　非线性断点回归

【**假设 10-1**】　**条件回归函数的连续性**：$E(Y_i(0)|X_i = c)$ 和 $E(Y_i(1)|X_i = c)$ 在 c 点连续。

该假设可以被看作两个部分，一是 X_i 是连续的，二是 X_i 与潜在结局 $Y_i(0)$ 和 $Y_i(1)$ 间的关系是连续的。

在【假设 10-1】成立的情况下，可得出如下推断。

$$E(Y_i(0) \mid X_i = c) = \lim_{x \uparrow c} E(Y_i(0) \mid X_i = x) =$$
$$\lim_{x \uparrow c} E(Y_i(0) \mid D_i = 0, X_i = x) = \lim_{x \uparrow c} E(Y_i \mid D_i = 0, X_i = x) \quad \text{（公式 10-2）}$$

公式 10-2 证明，若得到了对照组中 $X = c$ 个体的 Y 值，即可得到对照组和处理组中 $X = c$ 的所有个体若在对照状态下其潜在结局的平均值。意味着可以通过图 10-2 中能够观测的 A' 来获得潜在结局 $Y(0) \mid X = c$。

按照相似的思路，可以推论出：

$$E(Y_i(1) \mid X_i = c) = \lim_{x \downarrow c} E(Y_i \mid D_i = 1, X_i = x) \quad \text{（公式 10-3）}$$

因此，可以得出如下结论：在【假设 10-1】满足的情况下，清晰断点回归设计能够识别出平均因果效应（average treatment effect，ATE），即：

$$\tau_{SRD} = B' - A' = \lim_{x \downarrow c} E(Y_i \mid X_i = x) - \lim_{x \uparrow c} E(Y_i \mid X_i = x) \quad \text{（公式 10-4）}$$

（3）清晰断点回归设计：一种局部随机对照试验

前面部分的数学证明相对较难，此处介绍一种直观理解为何清晰断点回归设计能够识别因果效应的方法。

试想这样一个随机对照试验：受试者以所抽取的随机数 r（$r \in [0, 1]$）为依据分组，$r \geq 0.5$ 的人被分到处理组，$r < 0.5$ 的人被分到对照组。清晰断点回归设计就类似于这种随机对照试验，可以将驱动变量看作受试者所抽取的随机数 r，断点 $c = 0.5$。回顾上一个案例，考试成绩在断点附近的学生由于无法"精确"操控其考试成绩，他们的成绩在断点附近会出现"抽取随机数"现象，因此清晰断点回归可以被看作是一种局部随机对照试验。相反，若受试者能够"精确"控制驱动变量，例如学生通过努力学习就一定能使考试成绩略高于断点，那么在断点附近处理组和对照组的结局变量间将变得不可比。此时，清晰断点回归设计将会失效。若受试者只是能对驱动变量施加影响而非"精确"控制，那么清晰断点回归设计仍然有效。比如学生通过努力能够提高其考试成绩高于断点的概率，对于考试成绩在断点附近的学生，他们在这次考试中的成绩是否高于断点仍然是随机的。

接下来对"精确控制"和"施加影响"这两个名词做进一步讨论。设想有两种类型的学生，A 类型学生的能力高于 B 类型学生，且 A 类型学生对考试成绩跨过断点（如 60 分）以此获得奖学金满怀热忱，而 B 类型的学生对奖学金完全不关心。现在假设试卷中刚好有 60 分的题目十分容易，然而学生在答卷中由于粗心并不能将 60 分的题目全部答对，但只要检查一次答卷就可以纠正这些错误（精确控制）。在这一假定场景中，只有 A 类型学生会因想考到 60 分去检查答卷。因此在考试成绩略高于 60 分的学生中，会观察到 A、B 两种类型的学生，而在成绩略低于 60 分的学生中，仅能观察到 B 类型学生，两组样本不可比。另一方面，若那 60 分的题目较难，无论将答卷检查多少次，学生都并不能保证自己一定能考到

60 分（施加影响）。在这个场景中，考试成绩在 60 分附近的学生，是否能考过 60 分关乎一定的"运气"，此时两组样本仍然是可比的。

（4）清晰断点回归设计的进一步探讨

进一步讨论清晰断点回归设计关于因果识别和结果解释的一系列问题，实证研究者可能会对下面三个问题感兴趣。

1）如何判断清晰断点回归设计是否适用于某项研究？或者说【假设 10-1】何时成立？

2）该假设是否能检验？

3）来自清晰断点回归设计结果的推广性如何？

通过前面内容的学习，表面上我们能够很自然地回答上述问题：①当除驱动变量外，其他因素（包括未测量因素）都相对于驱动变量连续时，该设计适用；②【假设 10-1】不能检验；③该设计的结果仅适用于在断点上的亚人群。上面三个答案使清晰断点回归设计不再优于工具变量方法，工具变量方法对于这三个问题的答案是：①关键假设在于工具变量与结局变量的误差项无关；②假设无法检验；③结果适用于是否接受干预受工具变量影响的人群。

通过继续学习，对清晰断点回归设计有更深入了解后，我们可以给出不同的答案。

1）当驱动变量存在分布连续的随机干扰项时（在受试者无法精确控制驱动变量时成立），清晰断点回归可被看作局部随机对照试验。

2）清晰断点回归设计可以像随机对照试验一样检查可观察到协变量的分布情况。

3）结果可以被解释为加权平均因果效应（weighted average treatment effect），且干预前驱动变量在断点附近概率密度越大的样本权重越高。

接下来详细说明这三个回答。

（5）清晰断点回归设计假设的含义

在本章前面部分中，利用潜在结局框架论述了清晰断点回归设计可以识别因果效应。为简单起见，此部分的论述不再利用该框架，但该部分的所有结论在潜在结局框架中仍然成立，详见 Lee 相关研究 [1]。

在清晰断点回归设计中，设想下面公式所代表的数据生成机制：

$$Y = D\tau + W\delta_1 + U$$
$$D = 1[X \geqslant c] \qquad\qquad （公式 10\text{-}5）$$
$$X = W\delta_2 + V$$

Y 是结局变量，D 表示是否接受干预的哑变量，W 代表干预前驱动变量 X 和结局变量间的混杂因素。值得注意的是，公式 10-5 并未对 W，U，V 间的相关性做任何假定，因此 Y 的生成机制函数并未包含 X 变量。

首先定义何为"精确"控制。

定义 10-1：当给定 $W = w$ 和 $U = \mu$，V 的概率密度分布（此时也是 X 的概率密度分布）连续时，个体无法精确控制驱动变量 X。

根据贝叶斯公式，可以得到以下公式：

$$\Pr[W = w, U = \mu \mid X = x] =$$
$$f(x \mid W = w, U = \mu) \frac{\Pr[W = w, U = \mu]}{f(x)}$$

（公式 10-6）

$f(\cdot)$ 表示概率密度函数。公式 10-6 提示，若 $f(x \mid W = w, U = \mu)$ 在 x 处连续时，$\Pr[W = w,$ $U = \mu \mid X = x]$ 同样会在 x 处连续。这意味着 Y 的所有影响因素会在逼近 $x = c$ 极限的两侧呈现相同分布。因此可以认为：若受试者无法精确控制驱动变量，即 $\Pr[W = w, U = \mu \mid X = x]$ 在 x 处连续时，断点附近样本是否接受干预的分组会像随机分组一样，此时断点回归设计可被视为一种局部随机对照试验设计方法。

在受试者无法精确控制驱动变量的条件下，可以从公式 10-5 得到下列公式：

$$\lim_{\epsilon \downarrow 0} E(Y \mid X = c + \epsilon) - \lim_{\epsilon \uparrow 0} E(Y \mid X = c + \epsilon)$$
$$= \tau + \lim_{\epsilon \downarrow 0} \Sigma_{w,\mu}(w\delta_1 + \mu) \times \Pr(W = w, U = \mu \mid X = c + \epsilon)$$
$$- \lim_{\epsilon \uparrow 0} \Sigma_{w,\mu}(w\delta_1 + \mu) \times \Pr(W = w, U = \mu \mid X = c + \epsilon)$$
$$= \tau$$

（公式 10-7）

最后一个等号来源于 $\Pr(W = w, U = \mu \mid X = c + \epsilon)$ 的连续性。公式 10-7 证明了在受试者无法精确控制驱动变量的情况下，清晰断点回归设计能够有效识别因果效应 τ（在潜在结局框架下的严格证明详见 Lee 相关研究 [1]）。

在此，我们简单论证了使【假设 10-1】成立的现实场景是"受试者无法精确控制驱动变量"。接下来，讨论清晰断点回归设计识别出的因果效应到底代表什么，或者说结果的推广性如何。

同样是在奖学金案例中，若奖学金对不同学生未来学术成就的影响不同，则在公式 10-5 中 τ 不再是一个常数，而是关于 W 和 U 的函数，即 $\tau(W, U)$，这时称奖学金对学生未来学术成就的因果作用具有效应异质性（heterogeneous treatment effect）。公式 10-5 的第一个式子会相应变成：

$$Y = D\tau(W, U) + W\delta_1 + U$$

（公式 10-8）

若受试者无法精确控制驱动变量，此时同样可以推导出以下公式：

$$\lim_{\epsilon \downarrow 0} E(Y \mid X = c + \epsilon) - \lim_{\epsilon \uparrow 0} E(Y \mid X = c + \epsilon)$$
$$= \Sigma_{w,\mu} \tau(w, \mu) \Pr(W = w, U = \mu \mid X = c)$$
$$= \Sigma_{w,\mu} \tau(w, \mu) \frac{f(c \mid W = w, U = \mu)}{f(c)} \times \Pr(W = w, U = \mu)$$

（公式 10-9）

若 $f(c \mid W = w, U = \mu) / f(c)$ 为常数，那么清晰断点回归设计得到的是全人群的平均因果效应。若不为常数，则清晰断点回归设计得到的是加权平均因果效应，权重与受试者在干预前其驱动变量落在断点处的概率成正比。

这是一个非常重要的结论，意味着清晰断点回归所识别出的因果效应不仅是在干预前

驱动变量 $X = c$ 人群的平均因果效应（即 $E(Y(1) - Y(0) \mid X = c)$），相反，在因果效应异质性存在的情况下（真实世界中这是一种非常常见的情况），这是一种全人群的加权平均因果效应。尽管无法获知每个人的具体权重，但干预前驱动变量取值越靠近断点处的人群，其权重越高。

通过上面内容的学习，我们进一步了解到清晰断点回归设计在受试者无法精确控制驱动变量取值的条件下有效，在因果效应异质性存在的情况下，它可以识别出全人群的加权平均因果效应。接下来将介绍清晰断点回归设计的统计推断，即如何使用统计模型将因果效应估计出来。

（6）清晰断点回归设计假设的检验

在进行统计推断前，研究者通常会对清晰断点回归的前提假设进行检验，即检验 $\Pr(W = w, U = \mu \mid X = c)$ 是否在 c 处连续。在此简要介绍三种方法。

1）检验受试者在干预前的协变量：由于 U 是未测量变量，所以仅能检验 $\Pr(W = w \mid X = x)$ 是否会在断点处连续。正如随机对照试验会检验处理组和对照组协变量的"平衡性"一样，我们可以通过直方图来观察断点两侧附近的样本频次是否相似，也可以使用 McCrary 检验[5] 定量检查协变量在断点两侧概率密度分布的相似情况。该方法的核心思想在于若受试者无法精确控制驱动变量，那么受试者的特征（如社会人口学因素）在断点两侧将会相似。

2）检验驱动变量：同样可以通过直方图或 McCrary 检验直接检查驱动变量的分布，其核心思想类似于上一种方法。

3）安慰剂检验：这种方法的核心思想在于是否接受干预取决于受试者的驱动变量是否"跨过"断点，因此有统计学意义的因果效应理论上只存在于真实断点处，若人为构造一个不同值的"虚假"断点，断点回归设计所推断出的因果效应将不再有统计学意义。可以通过不断构造"虚假"断点来判断因果效应是否只在断点处出现统计学意义。

（7）清晰断点回归设计假设的统计推断

1）是否纳入协变量：通过前面内容的学习可以知道，清晰断点回归设计可被看作是一种局部随机对照试验，因此在理论上无论是否在统计模型中加入协变量都不会改变此事实：所估计出来的效应值代表干预所带来的因果效应。但在实际数据分析中，将协变量加入统计模型能够降低估计量的抽样误差，这意味着加入协变量后，得到效应值的标准误通常会更小。

2）参数模型还是非参数模型：回顾公式 10-1 所代表的参数模型 $Y = \alpha + D\tau + X\beta + \epsilon$，通常并没有充分理由证明模型真的是线性的。我们"不喜欢"参数模型的原因在于并不能知道模型的真正形式，而错误地指定参数模型会让我们关心的因果效应 τ 有偏。此外研究者若不对纳入分析的样本加以限制，参数模型通常提供的是"全局估计"，而并非清晰断点回归设计中关心的断点附近效应值。

那么是否可以找到一类对模型指定更为灵活，且可以获得断点附近效应估计值的方法呢？一些非参数估计方法例如核回归似乎可以达到这个要求。核回归作为局部效应值的估计方法非常适合估计某一点的效应值。然而，核回归并不完全满足断点回归设计中对于断点处效应值估计的要求。如果想要估计图 10-2 中 X_d 点的效应值，核回归估计是将该点附近

样本 Y 值进行加权回归，越靠近该点的样本被赋予的权重越大。以矩形核估计为例，此时 X_d 点的效应值是处于 E 和 F 范围内样本的 Y 值的平均数。这意味着矩形核估计只能通过计算断点左右两侧某范围内 Y 的平均值来估计断点处的效应值，此时得到的是（ $B-A$ ）而非（ $B'-A'$ ）。换句话说，用核估计来获得清晰断点回归设计所识别的因果效应值是有偏的 [4]。

为解决这一问题，Hahn 等 [4] 建议使用局部线性回归模型来提高估计的准确性。

3）局部线性回归：该方法的核心在于在断点左右两侧一定范围内使用 OLS 回归分别拟合数据，如下述公式：

$$Y = \alpha_l + \beta_l(X-c) + \epsilon$$
$$Y = \alpha_r + \beta_r(X-c) + \epsilon$$

（公式 10-10）

通过（ $\alpha_r - \alpha_l$ ）即可估计出因果效应值。另一种直接方式是对断点左右两侧的集合样本直接进行回归。

$$Y = \alpha_l + \tau D + \beta(X-c) + \epsilon$$

（公式 10-11）

其中， $\tau = \alpha_r - \alpha_l$ ， $\beta(X-c) = \beta_l(X-c) + D[f_r(X-c) - f_l(X-c)]$ 。公式 10-11 的优势在于可以直接获得因果效应值 τ 以及其标准误。值得注意的是，我们通常在该模型中加入 D 和 X 的交互项来放松断点左右两侧斜率（ β_l， β_r ）相同的假设，否则相当于用了断点右侧的数据去估计 α_l（ 反之亦然）。

若模型在 X 的所有取值范围内并非线性时，可以选取合适的带宽来避免线性假定带来非常大的偏误，在数据分析中也可以通过选取不同的带宽进行敏感性分析来检查线性假定是否合理。

由此可见，带宽的选择尤为重要，下面简要介绍带宽选择的方法。

4）带宽选择：我们希望纳入驱动变量取值在断点附近的样本进行统计推断，即 X 取值在 $c-h \leqslant x \leqslant c+h$ 范围内的样本。值得注意的是当 h 越小时，尽管统计分析的结果更可靠，但可选取的样本越少导致统计分析结果的方差越大；当 h 越大时可分析的样本数量越大，但由于太过远离断点导致结果的可靠性越差。因此当选择带宽 h 的大小时，会面临方差 - 误差权衡（ variance-bias tradeoff）问题。

在计量经济学和统计方法学文献中，通常有两种方法来确定带宽。第一种是在特定假设场景下，结合所有变量的未知联合分布直接找出最合适带宽，如 Imbens 和 Kalyanaraman 的方法 [2]。第二种则是机器学习中常用的交叉验证（ cross-validation），如 Imbens 和 Lemieux 的研究 [6]。由于带宽选择涉及相当多的统计知识和技术细节，此处不详细介绍。

至此，上述内容介绍了清晰断点回归设计是什么，为什么能识别出因果效应，它的假设是什么以及如何检验，如何通过选择合适的带宽使用局部线性回归来估计因果效应值。接下来回到美国众议院选举的案例，进行实证分析。

10.1.3 分析思路

研究问题是美国众议院选举中的现任优势，即成为一个地区众议院的现任政党对该地区下一任选举中该党所得选票的因果效应。利用当某一政党的选票超过其竞争对手时即可成为现任政党这一事实，可以将美国某地区共和党和民主党所获选票的差值作为驱动变量开展清晰断点回归设计。由于可以合理地假设政党无法完全操控选票，此时清晰断点回归设计应该是有效的。

因此，我们使用清晰断点回归设计结合局部线性回归的方法估计现任优势的因果效应。分析的基本单位是国会选区（即美国众议院选举的选区），驱动变量是美国民主党和共和党在现任选举中得票率的差值，关键自变量是民主党是否成为某选区的现任政党，因变量是民主党在下任选举中的得票率。

（1）实证分析步骤

首先，利用断点回归设计的可视化优势，画出驱动变量 X 与结局变量 Y 的散点图。具体做法为根据某一标准划分驱动变量的区间，将断点左右两侧的样本分入相应区间，计算区间内所有样本 Y 值的平均值，然后画出散点图。这一做法有三个优势：第一，所绘图形能够描述出断点左右两侧 Y 和 X 的变化趋势，方便后续检查回归模型的线性假定是否合理；第二，通过定性比较断点附近左右两侧 Y 值的差距，能够直观感受出 Y 值是否会在驱动变量刚好跨过断点发生"跳跃"，若不存在这种情况，那回归模型拟合出的效应值也不太可能具有统计显著性；第三，通过图形可以检查 Y 值是否会在驱动变量其他取值处发生"跳跃"，若存在这种情况且没有专业意义上的解释，那么清晰断点回归设计可能无法识别出因果效应，或者说该设计可能失效。

其次，将通过图形和统计模型（McCrary 检验）两种方式来检验清晰断点回归设计的假设是否有可能被违背。

再次，在确定出合适带宽（使用 Imbens-Kalyanaraman 方法）的基础上，通过局部线性回归模型推断出因果效应值。

最后，通过安慰剂检验的方式来检查结果的稳健性。

（2）数据

本案例数据包括了 1946—1998 年美国所有选区中众议院选举情况，详见表 10-1。如前所述，驱动变量是美国民主党和共和党在现任选举中得票率的差值，因变量是民主党在下任选举中的得票率。$X > 0$ 表示民主党即成为某选区的现任政党。

表 10-1　数据统计量

变量	最小值	中位数	均值	最大值
驱动变量 X	−1.00	0.08	0.13	1.00
结局变量 Y	0.00	0.54	0.55	1.00
样本量		6 558		

资料来源：[1] LEE D S. Randomized experiments from non-random selection in US House elections[J]. Journal of Econometrics, 2008, 142(2): 675–697.
[2] IMBENS G, KALYANARAMAN K. Optimal bandwidth choice for the regression discontinuity estimator[J]. The Review of Economic Studies, 2012, 79(3): 933–959.

（3）*X*和*Y*的散点图

根据*X*每变化 0.01 个单位划分出 200 个区间，通过计算断点左右两侧每个区间内*Y*的平均值画出图 10-3。该图提示*Y*与*X*的关系在断点附近可被近似为线性形式，且*Y*值在断点外其他地方均未发生"跳跃"。这一提示为后续的回归分析奠定了基础。

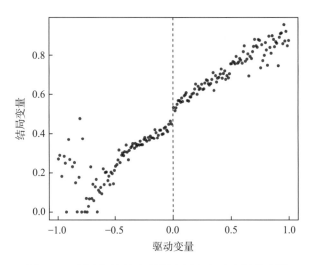

图 10-3　清晰断点回归结局变量和驱动变量散点图

资料来源：[1]LEE D S. Randomized experiments from non-random selection in US House elections[J].
Journal of Econometrics, 2008, 142(2): 675–697.

[2]IMBENS G, KALYANARAMAN K. Optimal bandwidth choice for the regression discontinuity estimator[J]. The Review of Economic Studies, 2012, 79(3): 933–959.

（4）模型假设的检验

由于该案例中没有协变量，因此只检验了*X*变量分布的连续性，本部分介绍的方法同样适用于协变量连续性的检验。首先，绘制该变量的频率分布图。由图 10-4 可以看出，至

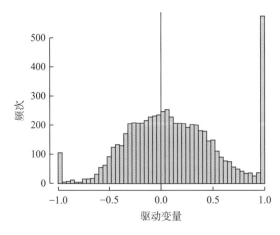

图 10-4　驱动变量的频率直方图

资料来源：[1] LEE D S. Randomized experiments from non-random selection in US House elections[J].
Journal of Econometrics, 2008, 142(2): 675–697.

[2] IMBENS G, KALYANARAMAN K. Optimal bandwidth choice for the regression discontinuity estimator[J]. The Review of Economic Studies, 2012, 79(3): 933–959.

少在断点附近，驱动变量的频率分布相似，这提示政党可能真的无法精确操控选票。

接着，采用 McCrary 检验测试驱动变量在断点处的连续性。该检验结果显示 $P = 0.20$，大于 0.05 的检验水准，无法拒绝驱动变量在断点处不连续的零假设。

结合两种检验方法的结果可以得出如下结论：无法认为清晰断点回归设计的假设在本案例中被违背。这意味着清晰断点回归设计在本案例中是有效的。

（5）局部线性回归结果

首先通过 Imbens-Kalyanaraman 方法确定 0.294 是本案例的最优带宽。然后按照公式 10-12 进行局部线性回归。

$$Y = \alpha + \tau I(X \geqslant c) + \beta(X - c) + \epsilon \qquad （公式 10-12）$$

τ 是本研究关心的参数，即现任优势。Y 表示民主党在下任选举中的得票率，驱动变量 X 表示民主党和共和党在现任选举中得票率的差值。$I(X \geqslant c) = 1$ 表示民主党成为某选区的现任政党，当驱动变量 X 大于等于 c 时，$I(X \geqslant c) = 1$，反之为 0。c 为断点，为常数 0。为了放松模型假定，并未限制断点左右两侧的 β 一定相等。

根据确定的最优带宽，按照公式 10-12 拟合模型，表 10-2 的结果提示现任优势确实存在，成为某地区现任政党会使该党在下一任选举中的得票率提高 0.08（严格来说应该是民主党成为某地区现任政党会使该党在下一任选举中的得票率提高 0.08）。

表 10-2　局部线性回归结果

参数	点估计值	标准误	P 值
τ	0.08	0.008	< 0.001

资料来源：[1] LEE D S. Randomized experiments from non-random selection in US House elections[J]. Journal of Econometrics, 2008, 142(2): 675–697.
[2] IMBENS G, KALYANARAMAN K. Optimal bandwidth choice for the regression discontinuity estimator[J]. The Review of Economic Studies, 2012, 79(3): 933–959.

（6）安慰剂检验

通过不断改变断点位置后反复拟合局部线性回归模型，可以探查 $\hat{\tau}$ 是否只在断点处有统计显著性。图 10-5 显示确实只在断点处存在统计显著性，这同样意味着清晰断点回归设计的假设没有被违背。

10.1.4　结果解读

X 和 Y 的散点图提示了局部线性回归的适用性，且清晰断点回归的假设得到检验后，局部线性回归的结果显示成为某地区现任政党会使该政党在下一任选举中的得票率提高 0.08（$P < 0.001$），这说明现任优势确实存在。通过安慰剂检验验证了回归结果的稳健性。

然而所估计的结果可能无法推广到一些极端情况：例如将成为现任政党的规则改为某政党的得票率超过其竞争对手 0.9。然而我们并未将回归结果解释为当某政党得票率超过其竞争对手即可成为现任政党（即本案例中断点为 $c = 0$）的情况下，现任优势效应值为 0.08，

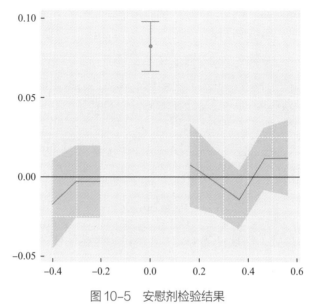

图 10-5　安慰剂检验结果

资料来源：[1] LEE D S. Randomized experiments from non-random selection in US House elections[J]. Journal of Econometrics, 2008, 142(2): 675–697.

[2] IMBENS G, KALYANARAMAN K. Optimal bandwidth choice for the regression discontinuity estimator[J]. The Review of Economic Studies, 2012, 79(3): 933–959.

即 $E(Y_i(1) - Y_i(0) \mid X_i = c)$。这是因为前面的内容论证了清晰断点回归所识别的因果效应可解释为加权平均因果效应，且受试者在干预前驱动变量处于断点位置的概率越大权重越高。

10.1.5　总结与扩展

本部分基于美国众议院选举中现任优势的问题，介绍了清晰断点回归设计。重点论证了清晰断点回归设计为何能识别因果效应，效应的解释和推广性，以及有效性条件。还对清晰断点设计有效性假设的检验、回归模型形式指定、回归稳健性分析等一系列统计推断问题进行了讨论。读者可以参考 Lee、Imbens 和 Kalyanaraman、Hahn 等文献资料 [1,2,4] 进行进一步学习。

10.2　模糊断点回归设计

10.2.1　研究问题

本部分案例来源于编者自己构造的模拟研究。初一学生在某学期开学时将参加入学考试（百分制），考试成绩不超过 60 分的学生将在该学期参加一个免费的课外辅导班，研究问题是参加课外辅导班时是否有助于学生考试成绩的提高（期末考试成绩相较于开学考试成绩）。

在清晰断点回归设计的数据结构中，学生是否参加辅导班完全取决于事先所定的规则，即考试成绩是否超过 60 分。但在实际情况中，数据结构可能更加复杂：入学考试成绩超过 60 分的学生可能也参加了课外辅导班，入学考试成绩低于或等于 60 分的学生可能未参加辅导班。因此，本模拟案例的数据结构如图 10-6 所示。本案例中有 36 个学生应该参加课外辅导班但没有参加，有 116 个学生本不应该参加课外辅导班但实际上参加了。

在这种情况下，断点回归设计是否还能识别出因果效应，此时需要的假设是什么，如何进行统计推断？本部分将围绕这些问题，介绍断点回归设计的另一种形式——模糊断点回归。

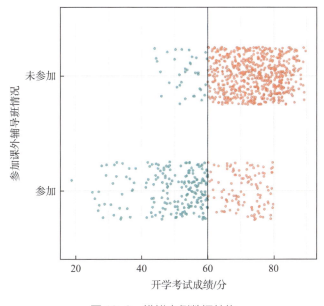

图 10-6　模拟案例数据结构

10.2.2　方法原理

（1）定义

在许多现实场景中，是否接受干预仅部分取决于驱动变量 X 是否跨过断点 c，这意味着人群对干预分组的规则并非完全依从。相较于当 X 跨过 c 时受试者接受干预的概率即刻从 0 变为 1 这一清晰断点回归设计的设定（ $\Pr(D=1\,|\,X\geqslant c)=1$，$\Pr(D=1\,|\,X<c)=0$，$D=1$ 表示受试者接受干预），模糊断点回归设计只要求：

$$\lim_{\epsilon\downarrow0}\Pr(D=1\,|\,X=c+\epsilon)\neq\lim_{\epsilon\uparrow0}\Pr(D=1\,|\,X=c+\epsilon)\qquad（公式 10-13）$$

在模糊断点回归设计中，根据受试者驱动变量是否跨过断点及最终是否接受干预，可以将人群划分为四类。$\psi_i=nt$ 表示受试者 i 的驱动变量无论是否跨过断点都不会接受干预（never taker）；$\psi_i=co$ 表示驱动变量跨过断点即接受干预，未跨过断点则不接受（complier）；$\psi_i=at$ 表示无论驱动变量是否跨过断点都会接受干预（always taker）；$\psi_i=de$ 表示驱动变量跨过断点不接受干预，未跨过断点则接受干预（defier）。

可以推测本案例中 36 个应该参加但没有参加课外辅导班的学生中既包括 nt 也包括 de，116 个本不应该参加但实际上参加了课外辅导班的学生中既包括 at 也包括 de。不同于清晰断点回归设计中人群只包括 co，若仍然按照之前的因果效应识别策略将断点附近左右两侧的 Y 值进行比较，把四类人群混合在一起，将导致构建的待估参数（如公式 10-4 中的 τ_{SRD}）

无法识别出因果效应。

可能读者会发现，现在面临的情况非常近似于工具变量方法中存在依从异质性（compliance classes）时的情况。因此，能否参照瓦尔德统计量（Wald estimator）来识别出局部平均因果效应（local average treatment effect，LATE）呢？接下来将介绍模糊断点回归中因果效应的识别策略。

（2）识别策略

参照瓦尔德统计量的识别策略，在模糊断点回归中能够识别出的因果效应为：

$$\tau_{FRD} = E(Y_i(1) - Y_i(0) \mid X_i = c, \psi_i = co) \qquad （公式10-14）$$

其中，$Y_i(1)$ 和 $Y_i(0)$ 表示个体 i 的潜在结局。与 τ_{SRD} 相比，可以注意到 τ_{FRD} 仅多了 $\psi_i = co$ 这一个条件。由于模糊断点回归设计中不仅包括依从者（co）一类人群，因此将 τ_{FRD} 称为依从者平均因果效应（complier average causal effect）或局部平均因果效应（LATE），而非平均因果效应 ATE。

识别 τ_{FRD} 所需的假设可与工具变量中所需假设相同 [7]，即单调性假设（即不存在"对抗者 de"）和排他性假设（即驱动变量跨过断点仅能通过影响受试者是否接受干预来影响结局变量 Y）。为与清晰断点回归设计中的假设对应，此处介绍另一种假设来替换排他性假设。

【假设 10-2】局部平滑性：对于 $Y_i(1)$，$Y_i(0)$ 和 ψ_i 的任意取值，$f(X_i \mid Y_i(1), Y_i(0), \psi_i)$ 都在断点 $X_i = c$ 附近连续，$f_{X_i}(\cdot)$ 在断点 $X_i = c$ 附近连续且取值为正。

$f(\cdot)$ 表示概率密度函数。【假设 10-2】规定了驱动变量条件和非条件概率密度的局部平滑性。值得注意的是，【假设 10-2】与定义 10-1 没有本质区别，这意味着仍然可以给予【假设 10-2】一个现实场景：当受试者在断点 c 附近无法精确控制驱动变量 X 时，【假设 10-2】成立。此外，仍然可以按照清晰断点回归设计中介绍的方法（如 McCrary 检验）去检验【假设 10-2】。

在单调性假设、公式 10-13 和【假设 10-2】成立的情况下，可以通过公式 10-15 来识别局部平均因果效应 τ_{FRD} [8]。

$$\tau_{FRD} = \frac{\lim\limits_{\epsilon \downarrow 0} E(Y \mid X = c + \epsilon) - \lim\limits_{\epsilon \uparrow 0} E(Y \mid X = c + \epsilon)}{\lim\limits_{\epsilon \downarrow 0} E(D \mid X = c + \epsilon) - \lim\limits_{\epsilon \uparrow 0} E(D \mid X = c + \epsilon)} \qquad （公式10-15）$$

由于【假设 10-2】拥有与【假设 10-1】同样的现实场景（受试者在断点附近无法精确控制驱动变量），因此模糊断点回归设计同样可以被看作是一种局部随机试验。清晰和模糊断点回归设计的区别在于前者全是依从者，而后者还包括其他类型人群。

值得注意的是，当【假设 10-2】成立时，排他性假设同样成立，反之则不行 [4]。从这一点来说，模糊断点回归设计的假设弱于工具变量的假设。

（3）推断

比较公式 10-15 与工具变量方法中的瓦尔德统计量，除了想估计的是 $X = c$ 处的比值之外，并没有什么不同。在清晰断点回归设计中局部线性回归可以用于断点处参数的估计，这意味着可以使用局部线性回归结合两阶段最小二乘法来推断 τ_{FRD}[2]，这种情况下，同样可以采用 Imbens-Kalyanaraman 方法来选择带宽。

10.2.3　分析思路

回顾学生参加课外辅导班的例子，研究问题是参加课外辅导班时是否有助于学生考试成绩的提高。由于学生是否参加课外辅导班并非完全依从于事先拟定的规则，因此可以通过模糊断点回归设计来识别因果效应。本案例将通过局部线性回归结合两阶段最小二乘法来估计因果效应。分析的基本单位是每个初一学生，驱动变量为开学考试成绩，关键自变量为学生实际上是否参加了课外辅导班，结局变量为期末考试成绩。实证研究策略如下。

（1）实证分析步骤

首先，画出驱动变量 X 与结局变量 Y 的关系曲线，以观察 X 和 Y 的关系是否会在断点两侧发生跳跃，以及局部线性回归的线性假设在断点附近是否合理。

接着，通过直方图的方式描绘开学考试成绩不同的学生参加课外辅导班的概率，以观察概率在断点两侧是否不同，验证公式 10-13。

继而，通过 McCrary 检验来检验模糊断点回归设计所需的【假设 10-2】是否有可能被违背。

然后，在确定出合适带宽（Imbens-Kalyanaraman 方法）的基础上，通过局部线性回归结合两阶段最小二乘法推断出局部平均因果效应值。

最后，通过安慰剂检验的方式来检查结果的稳健性。

（2）数据

表 10-3 展示了该模拟案例的数据。如前所述，驱动变量是开学考试成绩，因变量是期末考试成绩。$X \leqslant 60$ 表示学生被鼓励参加课外辅导班。学生开学考试成绩和实际参加课外辅导班情况如图 10-6 所示。

表 10-3　数据统计量

变量	最小值	中位数	均值	最大值
驱动变量 X	18.84	70.18	68.14	89.78
结局变量 Y	30.89	57.38	56.94	78.68
样本量		1 000		

（3）X 和 Y 的关系曲线

图 10-7 展示了 X 和 Y 的 LOWESS（locally weighted scatterplot smoothing）平滑曲线。尽管与清晰断点回归设计不同的是由于存在依从异质性，此时关系曲线并不能带来太多信息，但观察断点左侧红线和断点右侧蓝线可以看出 Y 值在断点左右两侧存在明显"跳跃"，且在断点附近假设 X 和 Y 的关系为线性是合理的。

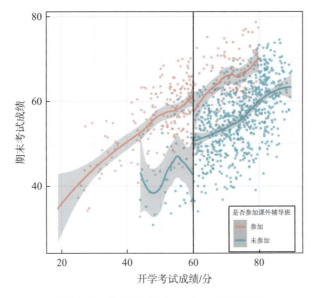

图 10-7　模糊断点回归 X 和 Y 关系曲线

（4）模糊断点回归设计假设的检验

图 10-8 描绘了开学考试成绩不同的学生课外辅导班参加的比例。观察断点左右两侧的直方图可以看出，学生参加课外辅导班的概率在驱动变量跨过断点时会即刻发生变化，这意味着不能断言公式 10-13 在本案例中不成立。

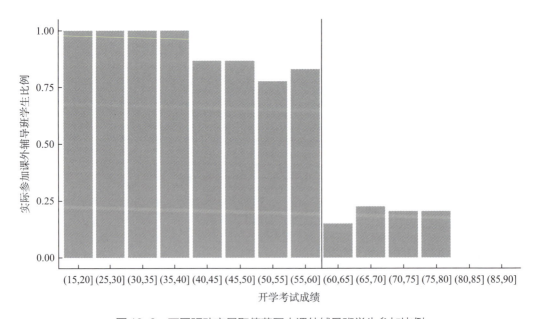

图 10-8　不同驱动变量取值范围内课外辅导班学生参加比例

McCrary 检验的结果显示 $P = 0.85$ ，大于 0.05 的检验水准，这意味着尚不能认为驱动变量在断点附近两侧不连续，因此在本案例中无法拒绝【假设 10-2】。

（5）两阶段最小二乘结果

首先依据 Imbens-Kalyanaraman 方法确定局部线性回归模型中的带宽。结果显示本案例数据最适宜带宽为 7.74。

然后，根据所确定的最优带宽用局部线性回归结合两阶段最小二乘法来拟合数据。表 10-4 的结果提示，参加课外辅导班确实能够将依从者学生的考试成绩提高 9.98 分（严格来说应该是对于开学考试成绩为 60 分的依从者，参加课外辅导班平均能将他们的期末考试成绩提高 9.98 分）。

表 10-4　两阶段最小二乘法结果

参数	点估计值	标准误	P 值
τ_{FRD}	9.980	2.471	< 0.001

（6）安慰剂检验结果

使用清晰断点回归设计中所介绍的安慰剂检验方法查看了两阶段最小二乘结果是否只在断点为 60 时出现统计显著性结果。如图 10-9 所示，在所取得 11 个断点值中，只有断点为 60 时两阶段最小二乘结果有统计显著性，这意味着模糊断点回归设计的假设在模拟案例中没有被违背。

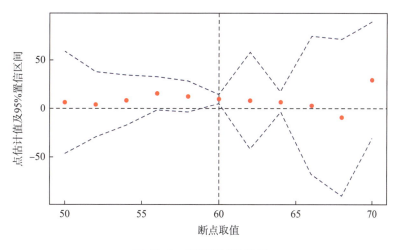

图 10-9　安慰剂检验结果

10.2.4　结果解读

X 和 Y 的关系曲线图提示了局部线性回归的适用性，且模糊断点回归的假设得到检验后，局部线性回归结合两阶段最小二乘法的结果显示参加课外辅导班确实能够将依从者学生的考试成绩提高 9.98 分。通过安慰剂检验验证了回归结果的稳健性。

值得注意的是，由于模糊断点回归设计所识别的因果效应为局部平均因果效应，故模型结果只能推广到依从者。类似于清晰断点回归设计，我可以将本案例中模型结果解释为加权局部平均因果效应（weighted LATE），权重仍然反映受试者在干预前驱动变量靠近断点的概率。因此，可以不将本案例的结果局限于断点处的局部因果效应。

10.2.5　总结与扩展

本部分基于学生参加课外辅导班这一模拟案例，介绍了模糊断点回归设计。重点介绍了模糊断点回归设计识别局部平均因果效应所需的条件和一系列统计推断问题。

读者可以参考 Imbens 和 Angrist、Hahn 等、Imbens 和 Lemieux 等文献资料 [4,6,7] 进一步学习。

（蓝天骄）

参考文献

[1]　LEE D S. Randomized experiments from non-random selection in US House elections[J]. Journal of Econometrics, 2008, 142(2): 675–697.

[2]　IMBENS G, KALYANARAMAN K. Optimal bandwidth choice for the regression discontinuity estimator[J]. The Review of Economic Studies, 2012, 79(3): 933–959.

[3]　THISTLETHWAITE D L, CAMPBELL D T. Regression-discontinuity analysis: An alternative to the ex post facto experiment[J]. Journal of Educational Psychology, 1960, 51(6): 309–317.

[4]　HAHN J, TODD P, VAN DER KLAAUW W. Identification and estimation of treatment effects with a regression-discontinuity design[J]. Econometrica, 2001, 69(1): 201–209.

[5]　MCCRARY J. Manipulation of the running variable in the regression discontinuity design: A density test[J]. Journal of Econometrics, 2008, 142(2): 698–714.

[6]　IMBENS G W, LEMIEUX T. Regression discontinuity designs: A guide to practice[J]. Journal of Econometrics, 2008, 142(2): 615–635.

[7]　IMBENS G W, ANGRIST J D. Identification and Estimation of Local Average Treatment Effects[J]. Econometrica, 1994, 62(2): 467–475.

[8]　FRANDSEN B R, FRÖLICH M, MELLY B. Quantile treatment effects in the regression discontinuity design[J]. Journal of Econometrics, 2012, 168(2): 382–395.

3

进阶篇

第11章 多水平回归模型

多水平数据（multilevel data）或具有多水平层次结构（hierarchical structure）的数据是多水平统计模型（multilevel statistical models）发展和应用的基础。此类数据的主要特征是反应变量的分布在层次（或水平）间不具备独立性，但在层次内（如地理距离内、某行政划区内或特定空间范围内）具有聚集性（clustering）。例如，在医疗卫生服务研究中，患者对所在服务区域医疗机构医疗服务质量的意见，由于各保健机构的医疗资源和医生的经验、态度的不同，其所服务患者的意见也有所不同。服务好的机构，多数患者会给出好的评价；而服务差的机构将收到较多的批评意见。如果将患者作为一个水平或层次单位，且定义为水平1的单位（level 1 unit）；将诊所定为高一个水平即水平2的单位（level 2 unit），所收集到的意见可能呈现出在水平2内（诊所内）的相似性（similarity），又称聚集性。换句话说，各患者的意见作为反应变量不具有独立性。又例如，对高血压的危险因素作调查分析，不同地区的经济文化背景和人群的长期生活饮食习惯可能导致高血压的发病率不同，即高发地区和低发地区之分。如果要研究地区环境因素对高血压的影响，发病的地区聚集则是一个不可忽略的数据特征。此数据也呈现了水平1的个体在水平2地区内的相似现象。如果还使用传统的多元回归模型将会有两个问题：①传统回归模型的估计方法是建立在个体测量值相互独立的假设上，当这个假设不成立时，回归模型中的各参数估计值的有效性和统计特性均会受到影响，从而最终的统计推断结论将可能偏倚；②同一地区个体的地区变量取值是一样的，即该变量的自由度在同一地区内已经人为扩大了，其结果可能会影响该变量参数估计值的统计推断，因为该估计值的标准误会有偏差。多水平统计模型充分考虑了数据的层次结构，将误差项分解到不同水平，为这类问题的解决提供了新的分析思路和框架。本章将介绍三个多水平统计模型应用的案例，以了解多水平统计模型在卫生服务研究中的应用。

11.1 随机截距模型

11.1.1 研究问题

以某研究调查的2型糖尿病患者对社区医疗服务的满意程度为例。研究采用两阶段随机抽样，先在某地随机抽取69名社区医生，然后在每名医生的诊所抽取若干2型糖尿病患者，共计纳入1 482名患者。每名入选医生需填写个人相关资料，包括个人背景、从业时间等。每名入选患者除提供基本资料（年龄、性别、病史等）外，需完成一份满意度调查的问卷。该问卷总分为100分，分数越高，表示患者对医疗服务的满意程度越高。本例旨在分析患者对医生的评价是否受患者年龄的影响 [1]。

11.1.2　方法原理

随机截距模型又称方差成分模型（variance component model），是最基本、最简单的多水平模型形式。有时，研究者对每个分层各自的截距大小并不感兴趣，且如果只有固定效应，其实从某种程度上忽略了数据层与层之间变异的方差（between cluster variation）。于是，在模型中考虑这些问题的解决方案就是让各层的截距呈现随机效应（treat the variation in cluster intercepts not as fixed），把这些截距视为来自某种分布的随机呈现（randomly draws from some distribution）。于是原先的只有固定效应部分的模型，就增加了随机截距部分。

$$y_{ij} = \beta_{0j} + \beta_1 x_{ij} + e_{0ij} \qquad （公式 11-1）$$

$$\beta_{0j} = \beta_0 + u_{0j},\ u_{0j} \sim N(0, \sigma_{u_0}^2),\ e_{0ij} \sim N(0, \sigma_{e_0}^2) \qquad （公式 11-2）$$

其中，$i = 1, 2, \cdots, n_j$，表示水平 1 单位；$j = 1, 2, \cdots, J$，表示水平 2 单位，其中水平 2 单位为高水平单位。y_{ij} 和 x_{ij} 分别为第 j 个水平 2 单位的第 i 个水平 1 单位的反应变量观测值和解释变量观测值，β_{0j} 为截距，β_1 为解释变量 x 的回归系数，e_{0ij} 为随机误差项，即水平 1 单位的随机误差。

该模型与普通回归模型的区别在于，普通回归模型中，截距估计值 β_0 为固定效应，而在随机截距模型中 β_{0j} 为随机变量，通常假定其服从正态分布，进一步表达为 $\beta_{0j} = \beta_0 + u_{0j}$，$u_{0j} \sim N(0, \sigma_{u_0}^2)$，模型可估计 j 个截距值。作为截距，β_{0j} 表示当 x 取 0 时，第 j 个水平 2 单位在基线水平时 y 的平均估计值。β_0 为平均截距，即当所有解释变量取值为 0 时，所有 y_{ij} 的总平均估计值（平均截距）。u_{0j} 为随机变量，表示第 j 个水平 2 单位的 y 平均估计值 β_{0j} 与总均数 β_0 的离差，因此 u_{0j} 又有水平 2 单位的残差项之称，反映了第 j 个水平 2 单位对 y 的随机效应。这里假定其服从均数为 0、方差为 $\sigma_{u_0}^2$ 的正态分布。u_{0j} 的方差 $\sigma_{u_0}^2$ 反映水平 2 单位的变异，称为随机系数（random coefficient）。模型中的 β_1 表示解释变量 x 的固定效应估计值，可见，随机截距模型拟合的是 j 条平行的回归线，因为各条回归线截距不同（β_{0j}），而斜率相同（β_1）。

此外，模型对水平 1 单位的残差 e_{0ij} 的假定通常为均数为 0、方差为 $\sigma_{e_0}^2$ 的正态分布变量，即 $e_{0ij} \sim N(0, \sigma_{e_0}^2)$，具有如下期望值和方差。

$$E(e_{ij}) = 0,\ \mathrm{var}(e_{0ij}) = \sigma_{e_0}^2 \qquad （公式 11-3）$$

同时，还假定两水平的残差是相互独立的，即：

$$\mathrm{cov}(u_{0j}, e_{0ij}) = 0 \qquad （公式 11-4）$$

因此，该模型也可表示为：

$$y_{ij} = (\beta_0 + \beta_1 x_{ij}) + (u_{0j} + e_{0ij}) \qquad （公式 11-5）$$

由此可见，反应变量 y_{ij} 可表达为固定部分（$\beta_0 + \beta_1 x_{ij}$）与随机部分（$u_{0j} + e_{0ij}$）两部分之和，回归系数 β_0 和 β_1 描述模型的固定效应（fixed effects）；随机部分的方差 $\sigma_{u_0}^2$ 和 $\sigma_{e_0}^2$ 描

述模型的随机效应（random effects）。

由于数据具有层次结构，同一高水平单位间的低水平的单位数据可能更为相似，即数据存在聚集性，这就违背了传统统计模型的独立性假设，此时可以用组内相关系数（interclass correlation，ICC）ρ 来判断数据间的相关程度，从而决定是否使用多水平统计模型。假设反应变量存在两个方差成分 σ_α^2 和 σ_e^2，分别代表组间和组内的随机误差，则具体计算公式为：

$$\rho = \frac{\sigma_{u_0}^2}{\sigma_{u_0}^2 + \sigma_{e_0}^2} \qquad （公式 11-6）$$

ρ 的取值为 $0 \sim 1$ 之间，ρ 越大表示水平 1 单位个体值间聚集性（非独立性）越大，同时也表示水平 2 单位均值间的变异程度越大；$\rho = 0$ 时，反应变量没有聚集现象。

11.1.3 分析思路

本例中社区医生为水平 2 单位，患者为水平 1 单位，社区医生为相应总体的随机样本，为典型的两水平资料。

（1）首先，判断数据是否具有层次结构，这种模型不含有任何解释变量，又称为零模型（zero model），具体模型如下。

水平 1（患者）模型：

$$y_{ij} = \beta_{0j} + e_{0ij} \qquad （公式 11-7）$$

水平 2（医生）模型：

$$\beta_{0j} = \beta_0 + u_{0j} \qquad （公式 11-8）$$

组合模型：

$$y_{ij} = \beta_0 + u_{0j} + e_{0ij} \qquad （公式 11-9）$$

$$u_{0j} \sim N(0, \sigma_{u_0}^2),\ e_{0ij} \sim N(0, \sigma_{e_0}^2) \qquad （公式 11-10）$$

其中，i 代表患者，j 代表社区医生，y_{ij} 指第 j 个社区医生的第 i 个患者的满意度分值。e_{0ij} 是患者水平的随机误差；β_0 是截距项，u_{0j} 是水平 2 的残差项；$\sigma_{u_0}^2$ 是 u_{0j} 的方差，即医生水平的方差成分，$\sigma_{u_0}^2$ 越大，表示同一社区医生的患者满意度分值的聚集性越明显，分析时越不能忽略数据的层次结构。

在得到零模型的拟合结果之后，可以通过三种方法查看数据的层次结构。第一种是对 $\sigma_{u_0}^2$ 进行假设检验，可根据是否有统计学意义判定数据是否有层次结构。第二种是结合专业知识判断数据是否具有层次结构。第三种是通过计算组内相关系数来判断数据是否存在层次结构。若经判定发现数据存在层次结构，则分析时应该采用多水平模型。

（2）拟合两水平随机截距模型

在判定数据的层次结构之后，进一步纳入主要解释变量：患者年龄；本模型未纳入医生水平的变量，拟合两水平随机截距模型，具体拟合过程如下。

水平 1（患者）模型：

$$y_{ij} = \beta_{0j} + \beta_1 age_{ij} + e_{0ij} \qquad （公式 11-11）$$

水平 2（医生）模型：

$$\beta_{0j} = \beta_0 + u_{0j} \qquad （公式 11-12）$$

组合模型：

$$y_{ij} = \beta_{0ij} + \beta_1 age_{ij} + u_{0j} + e_{0ij} \qquad （公式 11-13）$$

$$u_{0j} \sim N(0, \sigma_{u_0}^2),\ e_{0ij} \sim N(0, \sigma_{e_0}^2) \qquad （公式 11-14）$$

其中，i 代表患者，j 代表社区医生，age_{ij} 表示患者年龄，通过对固定系数 β_1 的估计值和推断来回答所关心的问题。$\sigma_{u_0}^2$ 是医生水平的方差成分，即不同医生之间满意程度与满意程度总均值之间的方差；$\sigma_{e_0}^2$ 是患者水平的方差成分，即为同一医生的不同患者之间满意程度的随机误差的方差。

11.1.4　结果解读

由表 11-1 可知，医生水平的方差成分 $\sigma_{u_0}^2$ 为 0.003，患者水平的方差成分 $\sigma_{e_0}^2$ 为 0.129，数据间的相关程度，$\rho = 0.003/(0.003 + 0.129) = 0.023$。

表 11-1　社区医生对患者服务水平差别的两水平零模型拟合结果

变量	估计值	标准误	P 值
固定参数			
截距	4.323	0.012	< 0.001
随机参数			
$\sigma_{u_0}^2$（水平 2）	0.003	0.012	< 0.001
$\sigma_{e_0}^2$（水平 1）	0.129	0.005	< 0.001

表 11-2 展示了患者对社区医生的评价是否受患者年龄的影响。对于年龄系数估计值 β_1 的 Z Score 检验获得正态分数为 4.125，$P < 0.001$，可认为年龄越大的患者对社区医生的服务越满意。

表 11-2　年龄对患者评价医生影响的两水平随机截距模型拟合结果

变量	估计值	标准误	P 值
固定参数			
截距	4.314	0.012	<0.001
年龄	0.003	0.001	<0.001
随机参数			
$\sigma^2_{u_0}$（水平 2）	0.003	0.012	<0.001
$\sigma^2_{e_0}$（水平 1）	0.128	0.005	<0.001

11.1.5　总结与扩展

随机截距模型是集方差成分模型和多元回归分析为一体的分析方法，充分考虑了数据层次结构，将变量的总误差按照数据的层次结构进行相应分解，假设回归线的截距在高水平单位间服从随机样本分布；研究者可根据研究目的和需要，灵活有效地纳入不同水平的协变量，同时可以对随机效应系数和固定效应系数分别做统计检验。用实际数据拟合模型时，为探究高水平效应是否存在，除密切结合专业知识和具体情况判断外，还可从以下几方面考虑：①拟合零模型，并检验随机参数 $\sigma^2_{u_0}$，若具有统计学意义则存在高水平效应；②计算组内相关系数，即表示高水平变异或方差占总变异或总方差的比例；③考察高水平残差是否为 0。若综合以上各方法后判断数据层次结构无实际意义，则直接选用传统模型进行分析即可。

感兴趣的读者可以参考杨珉等文献资料 [1] 进一步学习。

11.2　二分类资料的多水平模型

11.2.1　研究问题

糖尿病是最常见的慢性非传染性疾病之一，全球患病率约为 8.4% [2]，2017 年我国糖尿病患病率高达 12.8% [3]，糖尿病已经成为中国的第七位死因 [4]。随着糖尿病患病率的攀升、糖尿病负担的加重，越来越多的学者关注糖尿病可避免住院。根据经济合作与发展组织（Organization for Economic Cooperation and Development，OECD）的定义，可避免住院是指通过基层医疗卫生机构提供的、及时的院外医疗卫生服务，能够避免因某些慢性疾病导致的住院 [5]。糖尿病患者能够通过基层医疗卫生机构提供的早期疾病干预、疾病管理等服务，比如健康教育、生活方式干预、口服降糖药、注射胰岛素等方式控制血糖水平，从而预防严重症状或并发症的发生，进而减少患者因糖尿病导致的住院 [6]。因此，糖尿病患者因糖尿病导致的住院被定义为糖尿病可避免住院，因为如果及时采取有效措施，实现更好的糖尿病管理，这些住院是可以避免的。

2016 年我国慢性病导致的可避免住院的费用高达 1 492.63 亿元，并且糖尿病、慢性阻塞性肺疾病、高血压的可避免住院费用占到了可避免住院总费用的 73% [7]。如果能减少糖尿病可避免住院的发生，不仅能够提高患者的生命质量，还能减缓医疗费用的上涨。

本例将利用四川省 2014—2016 年新型农村合作医疗保险数据库、四川省卫生和计划生育统计年鉴和四川省统计年鉴，采用 OECD 的纳入排除标准识别糖尿病可避免住院，构建两水平 logistic 回归模型，探索糖尿病患者发生可避免住院的影响因素 [8]。

11.2.2　方法原理

多水平统计模型主要用于处理具有层次结构特征的数据，可将传统模型中的随机误差项分解到与数据层次结构相应的水平上，同时，提供了进一步拟合研究水平上复杂误差结构的可能性。

假定在某试验中对某事件的测量为发生或不发生，若将其作为反应变量，则在多水平框架内，处理这类资料的统计模型一般称为多水平广义线性模型（multi-level generalized linear model）。广义线性函数模型的一般形式如下。

$$g(\mu_i) = \sum_{j=1}^{p} X_{ij}\beta_i,\ i=1,2,\cdots,n \qquad （公式 11-15）$$

$X = (x_{ij})_{n\times p}$ 是已知的设计矩阵，$\beta = (\beta_1,\cdots,\beta_p)^T$ 是待估计的未知参数，$g(\cdot)$ 是严格单调的可微函数。可以把广义线性模型简单表示为以下三部分。

（1）随机部分：结果变量 Y，服从指数族概率分布，$E(Y)=\mu$。

（2）系统部分：通过协变量 $X_1,\cdots,X_p$ 产生线性预测值 η。

（3）连接函数：随机部分和系统部分由以下公式联系在一起。

$$\eta = g(\mu) \qquad （公式 11-16）$$

其中，$g(\cdot)$ 通常被称为连接函数（link function）。连接函数有很多种，应变量与不同连接函数构成不同的回归模型。表 11-3 展示因变量为二项分布时一些常用的连接函数。

表 11-3　因变量为二项分布时常用的连接函数

名称	$f^{-1}(\pi)$
logit	$log\{(\pi)/(1-\pi)\}$
自然对数（*Poisson* 回归）	$log(\pi)$
probit 函数	$\phi^{-1}(\pi)$
多项式 *logit*	$logit(\pi_s/\pi_t)(s=1,\cdots,t-1)$
幂函数	π^n

当反应变量为比数（率），一般采用二项分布（binomial distribution）。标准二项分布假定的比数（率）：

$$y_{ij} \sim Bin(n_{ij},\pi_{ij}) \qquad （公式 11-17）$$

其中，i 代表水平 1 单位，j 代表水平 2 单位，n_{ij} 为比数（率）的分母，在未分组数据的情况下，$n_{ij}=1$。下面主要以二分类两水平的 logistic 回归模型为例对模型进行介绍。两水平 logistic 回归模型表示为：

$$logit(P_{ij}) = (\beta_0 + u_{0j}) + \beta_1 x_{ij} \qquad （公式 11-18）$$

$$u_{0j} = \beta_{0j} - \beta_0 \qquad （公式 11-19）$$

$$u_{0j} \sim N(0, \sigma_{u_0}^2), \ var(P_{ij}) = \delta \pi_{ij}(1 - \pi_{ij}) / n_{ij} \qquad （公式 11-20）$$

式中，β_1 为处理因素的效应参数，又称固定效应（fixed effects）参数。u_{0j} 为水平 2 单位的 logit 均值 β_{0j} 与总均值 β_0 之差，又称为随机效应（random effects）或高水平的残差，其方差 $\sigma_{u_0}^2$ 又称随机参数（random coefficient），反映了高水平单位间比数（率）的差别。$\sigma_{u_0}^2$ 越大说明数据在高水平单位内的聚集性越强。$\sigma_{u_0}^2$ 为 0 时，该模型演变为一般的 logistic 回归模型。

模型中需要估计的随机参数仅有 $\sigma_{u_0}^2$，这种只有截距为随机效应的模型称为方差成分模型（variance component model）。

公式 11-20 中 δ 为尺度参数（scale parameter）。当反应变量确定服从二项分布，则尺度参数 δ 应该为 1 或接近 1。即当模型的固定效应参数 β_1 和随机效应参数 $\sigma_{u_0}^2$ 的估计值确定后，反应变量的方差估计值为 $\pi_{ij}(1 - \pi_{ij}) / n_{ij}$。

拟合模型时，若假设二项方差（binomial variance）成立，则设置尺度参数 δ 为 1；否则可允许 δ 为待估参数，进一步对水平 1 方差是否"超二项变异"（extra binomial variation）进行检验，即考察水平 1 方差是否满足二项分布的假定，可根据估计的尺度参数值 δ 和 1 的差值与 δ 的估计标准误之比作正态性 Z 检验而得。

在实际拟合时，究竟是否存在高水平的效应，一方面应密切结合专业知识和具体情况进行判断，也可以对随机参数的估计值 $\sigma_{u_0}^2$ 做检验；另一方面可以用方差分解系数（variance partition coefficient，VPC）来进行度量，它表示高水平的方差占总方差的比例。当因变量为连续型变量时，VPC 等价于组内相关系数 ICC。以两水平的随机截距模型为例，它表示了水平 2 的方差占总方差的比例，$\sigma_{u_0}^2 / \sigma_{u_0}^2 + \sigma_{e_0}^2$。但当因变量为离散型变量时，两者不等价，以二项分布的资料为例，水平 1 的方差依赖于模型中解释变量的值，因此没有一个简单的方法来计算 VPC。有研究者提出了几种估计 VPC 的方法 [9]，其中一种方法是根据水平 2 残差分布为正态的假设，即 $u_{0j} \sim N(0, \sigma_e^2)$，如果能得到 m 个水平 2 方差 Ω 的样本，在已知的固定效应（与特定 x 值联系的）$x\hat{\beta}$ 估计下，m 个水平 2 单位的方差均值在二项分布前提下可由公式 11-21 按经验方法估计。

$$
\begin{aligned}
v_2 = var(\pi_m) &= var\left\{ exp\left(\sqrt{\Omega_m} + x\hat{\beta}\right)\left[1 + exp\left(\sqrt{\Omega_m} + x\hat{\beta}\right)\right]^{-1} \right\} \\
&= var\left\{ exp(L_m)\left[1 + exp(L_m)\right]^{-1} \right\}
\end{aligned}
\qquad （公式 11-21）
$$

水平 1 的二项分布的误差可以通过计算 $\pi_m(1-\pi_m)$ 的均值获得，记为 v_1。再根据 VPC 为 ICC 的定义关系获得 $VPC = v_2/(v_2 + v_1)$。

此方法的操作过程如下：

（1）产生 m 个正态分布的随机数，记为 r，例如 $m = 5\,000$，通常大样本为佳。

（2）确定 x 变量的值 x_c，根据已拟合的模型计算中的线性部分（L 指示的部分）；如果是随机截距模型，L 部分为：

$$\left[r\sqrt{\left(\widehat{\sigma}_{u_0}^2 + 2\widehat{\sigma}_{u_{01}}x_c + \widehat{\sigma}_{u_1}^2 x_c^2\right)} + \left(\widehat{\beta_0} + \widehat{\beta_1}x_c\right) \right] \qquad （公式 11\text{-}22）$$

由此获得 m 个所估计模型的样本。

（3）计算 m 个模型样本的估计反应率 $\widehat{\pi}_m = exp(L_m)\left[1 + exp(L_m)\right]^{-1}$。

（4）对 m 个 $\widehat{\pi}$ 计算水平 2 的方差获得 v_2，即 $v_2 = \sum\limits_m \left[\widehat{\pi}_m - E(\widehat{\pi}_m)\right]^2/m$。

（5）计算 m 个 $\widehat{\pi}$ 的水平 1 的二项分布误差，然后取其平均值得到水平 1 误差的经验值，即 $v_1 = \sum\limits_m \left[\widehat{\pi}_m(1 - \widehat{\pi}_m)\right]/m$。

（6）计算 $VPC = v_2/(v_2 + v_1)$。

11.2.3　分析思路

考虑到患者和区县之间存在明显的嵌套关系，即数据具有层次结构，本例采用二分类资料的两水平 logistic 回归，在控制个人和区县层面协变量的基础上，评估糖尿病患者发生可避免住院的影响因素，并计算相应的效应值以及其 95% 置信区间。

本例采用二分类资料的 logistic 模型进行分析糖尿病患者发生可避免住院的影响因素。具体公式如下。

水平 1（患者）模型：

$$logit(P_{ij}) = \beta_{0j} + \gamma_1 individual_{ij} + \delta_t + \varepsilon_{ij} \qquad （公式 11\text{-}23）$$

水平 2（区县）模型：

$$\beta_{0j} = \gamma_0 + \gamma_2 county_j + \pi_{0j} \qquad （公式 11\text{-}24）$$

组合模型：

$$logit(P_{ij}) = \gamma_{0j} + \gamma_1 individual_{ij} + \gamma_2 county_j + \delta_t + \varepsilon_{ij} + \pi_{0j} \qquad （公式 11\text{-}25）$$

其中，P_{ij} 表示 j 区县中第 i 个糖尿病患者是否发生可避免住院的概率，$individual_{ij}$ 表示患者水平的协变量（包括年龄、性别和民族等），$county_j$ 表示区县层面的协变量（包括医生数和床位数等）。β_{0j} 表示随机截距（区县之间的变异），γ_1 表示患者层面协变量的系数，δ_t 表示年份哑变量，ε_{ij} 表示个人层面的误差项，服从正态分布 $\varepsilon_{ij} \sim N(0, \sigma_{individual}^2)$。$\gamma_0$ 表示区县层面的截距，γ_2 表示区县层面协变量系数，π_{0j} 表示区县层面的误差项，服从正态分布 $\pi_{0j} \sim N(0, \sigma_{county}^2)$。

糖尿病患者是否发生可避免住院是一个二分类结局指标。纳入的自变量分别包括患者层面的和区县层面的。患者的特征包括：年龄、性别、民族、婚姻状况、文化程度、是否进行门诊管理、是否为所在家庭的户主、参加新型农村合作医疗保险的时长及所在家庭是否为一般农户。其中民族分为：汉族和其他民族；婚姻状况分为：已婚及其他；文化程度分为：文盲或半文盲、小学、初中和高中及以上；参加新型农村合作医疗保险的时长分为：少于等于8年、9年、10年和11年；加入入院年份哑变量控制时间趋势。

11.2.4　结果解读

从个体层面的因素来看，男性糖尿病患者发生可避免住院的可能性低于女性（$OR = 0.914$，$P < 0.001$）。年龄是发生可避免住院的危险因素（$OR = 1.007$，$P < 0.001$）。相较于少数民族患者，汉族糖尿病患者发生可避免住院的可能性更低（$OR = 0.987$，$P = 0.014$）。进行门诊管理的患者发生可避免住院的可能性更低（$OR = 0.254$，$P < 0.001$）。参加新型农村合作医疗的时长每增加一年，糖尿病患者发生可避免住院的优势比将乘以 0.977（$P < 0.001$）。一般农户是发生可避免住院的保护因素（$OR = 0.669$，$P < 0.001$）。

从区县层面的因素来看，每千农村人口乡镇卫生院医生数越多的区县，患者发生可避免住院的可能性越低（$OR = 0.319$，$P = 0.015$）；每千农村人口乡镇卫生院床位数越多的区县，患者发生可避免住院的可能性越高（$OR = 1.533$，$P = 0.001$）；贫困县的糖尿病患者更易发生可避免住院（$OR = 1.925$，$P = 0.009$），详见表 11-4。

表 11-4　可避免住院的个体影响因素 logistic 回归结果

变量	OR 值	标准误	OR 值的 95% 置信区间	P 值
固定部分				
截距	0.337	0.474	（0.133，0.853）	0.021
男性	0.914	0.021	（0.877，0.952）	< 0.001
年龄	1.007	0.001	（1.006，1.009）	< 0.001
汉族	0.987	0.052	（0.793，0.974）	0.014
已婚	0.987	0.025	（0.940，1.035）	0.583
文化程度				
小学	1.028	0.024	（0.981，1.078）	0.245
初中	1.010	0.030	（0.952，1.071）	0.752
高中及以上	0.861	0.084	（0.731，1.014）	0.072
进行门诊管理 [1]	0.254	0.026	（0.242，0.268）	< 0.001
户主	1.004	0.020	（0.965，1.045）	0.842
参合时长 [2]	0.977	0.006	（0.966，0.989）	< 0.001

续表

变量	OR 值	标准误	OR 值的95% 置信区间	P 值
一般农户[3]	0.669	0.023	（0.640，0.699）	<0.001
每千农村人口乡镇卫生院医生数	0.319	0.469	（0.127，0.799）	0.015
每千农村人口村卫生室医生数	0.919	0.186	（0.638，1.323）	0.649
每千农村人口乡镇卫生院床位数	1.533	0.133	（1.181，1.990）	0.001
是否为贫困县	1.925	0.249	（1.181，3.138）	0.009
随机部分				
水平2	0.446	0.668	—	—
水平1尺度参数	1.000	—	—	—

注：[1] 进行门诊管理是指2016年有门诊就诊记录；[2] 参合时长是指第一次参加新型农村合作医疗保险的时间和2016年之间的时长；[3] 非一般农户包括五保户、贫困户、特困户、烈军属、残疾人等，一般农户则为除非一般农户的农户。

11.2.5 总结与扩展

当研究对某事件的测量为发生或不发生且数据存在结构层次时，考虑使用二分类资料的多水平模型。在实际拟合模型，评估是否存在高水平效应，应结合专业知识和具体情况判断，也可以用VPC进行度量。

11.3 重复测量资料的多水平模型

11.3.1 研究问题

糖尿病患者的住院通常被认为是可避免住院。糖尿病患者的病情，如果通过基层医疗卫生机构良好的管理，包括健康教育、生活方式干预、定期测量血糖、口服降糖药、注射胰岛素等方式控制血糖水平，通常不会发展为需要接受住院治疗的症状或并发症。因此，糖尿病患者的住院被认为是可避免的。

我国糖尿病患病率高，且因糖尿病导致的可避免住院负担重，从常用于反映疾病负担的指标来看，中国因糖尿病导致的寿命损失年（year of life lost，YLLs）从1990年的7.05万年增长到2010年的16.01万年，伤残调整生命年（disability adjusted life years，DALYs）从1990年的484.58万年增长到2010年的783.47万年[10]。与此同时，与糖尿病相关的医疗卫生支出也呈显著增长趋势。1993年我国用于糖尿病的卫生支出为24.73亿元，占国内生产总值（gross domestic product，GDP）的0.07%；2008年相应支出增长到659.50亿元，占GDP的0.21%[11]。随着糖尿病患病率的不断攀升、糖尿病负担的日益加重，糖尿病可避免住院也受到越来越多国内外学者的关注。本例分析旨在探索基层医生配置与糖尿病可避免住院以及不同亚组糖尿病可避免住院之间的关系[12]，揭示我国目前基层医疗卫生机构的糖尿病管理能力。

11.3.2 方法原理

重复测量设计（repeated measurement design）又称受试者内设计（within-subject design），是指对同一观察对象的某观察指标在相继的不同时间点上的多次观察，是医学研究中一种常见的设计方法。

这类资料的特点是：①同一观察对象的重复测量值之间是非独立的（non-independent），后一次测量的数据可能受前一次测量结果的影响，这不符合传统统计分析方法中关于独立性（independence）的假设，给统计分析工作带来了一定的复杂性。②观察指标在所测量的时间范围内可能呈趋势性变化或有可寻的时间函数。③观察值的变异来源较多，有来自个体内的变异、个体间的变异或更高水平上的变异；变异可能与时间有关，或与其他协变量有关。如果每个个体重复测量的时间和次数是相同的，这种重复测量设计称为平衡设计（balanced design），其数据是（n 个个体 × k 个观察值）的结构；而实际工作中，不同个体重复测量的时间点可能不同，重复的次数也不尽相同，这种数据结构称为非平衡设计（imbalanced design）。④数据可能随机缺失，个体在 t 时间点的缺失不受其（$t-1$）时间点的影响。⑤结局变量可为正态资料（如身高、体重）或二分类变量（如阳性、阴性）或可数变量（如某事件发生次数）或多分类变量。

由于重复测量资料中同一研究对象某指标的重复测量值之间具有明显的相关性，而不是相互独立的，若直接拟合普通线性回归模型，用普通最小二乘法（OLS）进行参数估计，则违背了 OLS 的基本假定之一（研究对象之间相互独立）。此类资料由于存在数据的嵌套关系，即重复测量值嵌套于观察对象中，因此形成了层次数据结构。其中，研究对象是高水平单位，通常称为水平 2；而时间是低水平单位，通常称为水平 1。

但在实际工作中，常见有如下几点误用。

一是对平衡的重复测量资料，分别在各时间点上进行分析。若直接在各个时间点分别进行分析，由于未充分利用各研究对象不同时间点的测量值，会降低检验效能；并且由于进行了多次重复检验，发生 I 型错误的概率增加。

二是将各个体的几次不同观察值相加，得到该个体的一个综合值，再进行比较分析，称为集合分析（aggregated analysis）。若将各研究对象的多个测量值相加，得到一个综合测量值之后再进行分析，会忽略测量值在各时间点上的变化规律，导致损失很多信息。

三是直接将时间点作为哑变量纳入普通线性回归模型中进行分析。这样做虽然利用了各时点的数据，但忽略了观察对象在不同观察时点间的内部相关性（intercorrelation），即个体内相关（intra-subject correlation），而误将其看作独立样本。由于同一观察对象在 k 个不同观察时点间的相关性，其 k 个观察值间存在共性，它们所提供的信息不及 k 个独立的来自不同个体的观察值所提供的信息，且内部相关性越大，其信息量越少。用上述 n 个观察值进行分析会夸大资料的信息量，从而增加假阳性的概率[13]。

四是若对每一个观察对象分别拟合时间函数，再求平均时间函数，会导致观察次数少的那些研究对象被舍弃，导致浪费了信息[1]。

重复资料的多水平模型方法应用于本例研究问题较为合适，且具有多种优势。第一，考虑了各区县三年糖尿病可避免住院率之间的相关性[14]，不需要假设三年测量值之间是相互独立的，因而可以修正因为观测值间的非独立性导致的参数标准误的估计偏倚。第二，各区县的糖尿病可避免住院率测量值只有三个，数量较少，多水平模型可以从所有高水平单位（所有区县）中借助信息，对高水平单位的参数进行"收缩估计"，从而弥补数据的"稀疏"问题[15]。

11.3.3 分析思路

在区县层面分析 2016—2018 年基层医生配置与糖尿病可避免住院率的关系。这是一个典型的两水平重复测量资料。其中区县为水平 2 单位，同一区县不同时间点的糖尿病可避免住院率为水平 1 单位。因此，可以拟合一个重复测量资料的两水平模型。其中被解释变量为各区县标准化的糖尿病可避免住院率，关键解释变量为每万人基层医生数 / 每万人基层医生数占比。由于每万人基层医生数呈现为明显的右偏态分布，因此将其进行对数转换。除了关键解释变量以外，还纳入了其他控制变量，包括每万人医院医生数、人均 GDP 和是否为贫困县，并且将每万人医院医生数和人均 GDP 进行对数转换后再纳入回归模型中，将是否为贫困县以哑变量形式纳入回归模型中。本例运用统计软件 MLwin 2.30 进行多水平模型的拟合[16]。具体模型如下。

（1）拟合零模型

首先以区县 j 为高水平（水平 2），年份 i 为低水平（水平 1）拟合零模型，即只含有截距项而不含有任何解释变量的模型，具体拟合过程如下。

水平 1（年份）模型：

$$SAH_{ij} = \beta_{0j} + \varepsilon_{0ij} \qquad （公式 11-26）$$

水平 2（区县）模型：

$$\beta_{0j} = \gamma_{00} + u_{0j} \qquad （公式 11-27）$$

$$u_{0j} \sim N(0, \sigma_{u_0}^2), \ \varepsilon_{0ij} \sim N(0, \sigma_{\varepsilon_0}^2) \qquad （公式 11-28）$$

组合模型：

$$SAH_{ij} = \gamma_{00} + u_{0j} + \varepsilon_{0ij} \qquad （公式 11-29）$$

其中，i 代表年份，j 代表区县，SAH_{ij} 指不同年份各区县的标准化糖尿病可避免住院率。ε_{0ij} 是 j 区县第 i 年的标准化糖尿病可避免住院率的随机误差；γ_{00} 是截距项，u_{0j} 是水平 2 的残差项；$\sigma_{u_0}^2$ 是 u_{0j} 的方差，即区县水平的方差成分，$\sigma_{u_0}^2$ 越大，表示标准化糖尿病可避免住院率在区县水平的聚集性越明显，分析时越不能忽略数据的层次结构。

在得到零模型的拟合结果之后，可以通过三种方法来查看数据的层次结构。第一种是对 $\sigma_{u_0}^2$ 进行假设检验，可根据是否有统计学意义判定数据是否有层次结构。第二种是结合专业知识判断数据是否具有层次结构。第三种是通过计算组内相关系数（ICC）来判断数据是否存在层次结构。若经判定发现数据存在层次结构，则分析时应该采用多水平模型。

（2）拟合两水平重复测量模型

在判定数据的层次结构之后，进一步纳入主要解释变量和其他控制变量，拟合两水平重复测量模型，具体拟合过程如下。

水平1（年份）模型：

$$SAH_{ij} = \beta_{0j} + \gamma_{01}PD_{ij} + \gamma_{02}HD_{ij} + \gamma_{03}GDP_{ij} + \varepsilon_{0ij} \qquad （公式11-30）$$

水平2（区县）模型：

$$\beta_{0j} = \gamma_{00} + \gamma_{04}Impoverished_j + \mu_{0j} \qquad （公式11-31）$$

$$u_{0j} \sim N(0, \sigma_{u_0}^2), \ \varepsilon_{0ij} \sim N(0, \sigma_{\varepsilon_0}^2) \qquad （公式11-32）$$

组合模型：

$$SAH_{ij} = \gamma_{00} + \gamma_{01}PD_{ij} + \gamma_{02}HD_{ij} + \gamma_{03}GDP_{ij} + \gamma_{04}Impoverished_j + \varepsilon_{0ij} + \mu_{0j} \qquad （公式11-33）$$

其中，i 代表年份，j 代表区县，SAH_{ij} 指不同年份各区县的标准化糖尿病可避免住院率，PD_{ij} 表示每万人基层医生数，HD_{ij} 表示每万人医院医生数，GDP_{ij} 表示人均 GDP，$Impoverished_j$ 表示某区县是否为贫困县。γ_{01} 衡量了每万人基层医生数与糖尿病可避免住院率之间的关系。当 γ_{01} 为负值时，提示每万人基层医生数与糖尿病可避免住院率呈负相关关系。

为了进一步探索在总医生数不变的情况下，每万人基层医生数的占比与糖尿病可避免住院之间的关系，因变量保持各区县标准化的糖尿病可避免住院率不变，但将主要解释变量从每万人基层医生数换为每万人基层医生数占每万人总医生数（包括基层医生数和医院医生数）的比例，同时控制每万人总医生数，将每万人总医生数进行对数转换后纳入回归模型，其他控制变量及其纳入模型中的形式保持不变，拟合零模型的过程与上述相同，拟合重复测量资料的两水平模型的过程如下。

水平1（年份）模型：

$$SAH_{ij} = \beta_{0j} + \gamma_{01}PDP_{ij} + \gamma_{02}TD_{ij} + \gamma_{03}GDP_{ij} + \varepsilon_{0ij} \qquad （公式11-34）$$

水平2（区县）模型：

$$\beta_{0j} = \gamma_{00} + \gamma_{04}Impoverished_j + \mu_{0j} \qquad （公式11-35）$$

$$u_{0j} \sim N(0, \sigma_{u_0}^2), \ \varepsilon_{0ij} \sim N(0, \sigma_{\varepsilon_0}^2) \qquad （公式11-36）$$

组合模型：

$$SAH_{ij} = \gamma_{00} + \gamma_{01}PDP_{ij} + \gamma_{02}TD_{ij} + \gamma_{03}GDP_{ij} + \gamma_{04}Impoverished_j + \varepsilon_{0ij} + \mu_{0j} \qquad （公式11-37）$$

其中，i 代表年份，j 代表区县，PDP_{ij} 表示每万人基层医生数占每万人总医生数的比例，TD_{ij} 表示每万人总医生数，其他控制变量与公式 11-33 完全相同。γ_{01} 是关键解释变量的系数，衡量基层医生数占比与糖尿病可避免住院率之间的关系，也是研究者关心的研究问题。

在分析了每万人基层医生数和每万人基层医生数占比与总的糖尿病可避免住院率的关系之后，进一步将各区县糖尿病亚组的标准化可避免住院率作为因变量，分别以每万人基层医生数和每万人基层医生数占比作为主要解释变量拟合多水平回归模型。其中糖尿病亚组包括伴有长期并发症的糖尿病和不伴有并发症的糖尿病。具体模型拟合过程如下。

$$s\_SAH_{ij} = \gamma_{00} + u_{0j} + \varepsilon_{0ij} \qquad （公式 11-38）$$

其中，i 代表年份，j 代表区县，s_SAH_{ij} 指不同年份各区县的糖尿病亚组（伴有长期并发症的糖尿病或不伴有并发症的糖尿病）的标准化可避免住院率。u_{0j} 是水平 2 的残差项。拟合零模型后，通过对 $\sigma_{u_0}^2$ 进行假设检验、结合专业知识或计算 ICC 这三种方法来判定数据的层次结构。

（3）以每万人基层医生数为主要解释变量拟合随机截距模型（组合模型）。

$$s\_SAH_{ij} = \gamma_{00} + \gamma_{01}PD + \gamma_{02}HD_{ij} + \gamma_{03}GDP_{ij} + \gamma_{04}Impoverished_j + \varepsilon_{ij} + \mu_{0j} \qquad （公式 11-39）$$

其中，i 代表年份，j 代表区县，s_SAH_{ij} 指不同年份各区县的糖尿病亚组（伴有长期并发症的糖尿病或不伴有并发症的糖尿病）的标准化可避免住院率，主要解释变量和其他控制变量及其纳入形式与公式 11-33 完全相同。

（4）以每万人基层医生数占比为主要解释变量拟合随机截距模型（组合模型）。

$$s\_SAH_{ij} = \gamma_{00} + \gamma_{01}PDP + \gamma_{02}TD_{ij} + \gamma_{03}GDP_{ij} + \gamma_{04}Impoverished_j + \varepsilon_{ij} + \mu_{0j} \qquad （公式 11-40）$$

其中，i 代表年份，j 代表区县，s_SAH_{ij} 指不同年份各区县的糖尿病亚组（伴有长期并发症的糖尿病或不伴有并发症的糖尿病）的标准化可避免住院率，主要解释变量和其他控制变量及其纳入形式与公式 11-37 完全相同。

11.3.4 结果解读

以每万人基层医生数作为主要解释变量进行回归分析时，首先将区县作为高水平单位（水平 2），以年份作为低水平单位（水平 1），拟合重复测量的两水平零模型，结果见表 11-5。

表 11-5 每万人基层医生数为主要解释变量的重复测量的两水平零模型拟合结果

变量	估计值	标准误	P 值
固定参数			
截距	244.562	9.972	< 0.001

续表

变量	估计值	标准误	P 值
随机参数			
$\sigma^2_{u_0}$（水平 2）	17 520.498	1 902.999	<0.001
$\sigma^2_{e_0}$（水平 1）	2 029.407	150.018	<0.001

拟合结果在水平 2 方差上具有统计学意义；同时，可计算得到 ICC 为 0.896；另外，结合专业知识，数据在年份水平上是重复测量的，故具有聚集性，因此，在后续分析中不能忽视数据的层次结构，在进一步的回归分析中需要拟合重复测量的两水平模型。

在判定了数据的层次结构之后，进一步纳入自变量，拟合重复测量的两水平模型，结果见表 11-6。表中三个模型的关键解释变量都是每万人基层医生数。可以看出，随着控制变量的逐步纳入，模型中每万人基层医生数系数的方向和显著性几乎不变，结果比较稳健。从模型（3）可看出，每万人基层医生数每增加 10%，总的糖尿病可避免住院率约降低 3.22 人 /10 万人。每万人医院医生数每增加 10%，每十万人的糖尿病可避免住院数约增加 7.46 人。另外，人均 GDP 也与糖尿病可避免住院率呈正相关关系，人均 GDP 每增加 10%，糖尿病可避免住院率约增加 7.70 人 /10 万人。

表 11-6　每万人基层医生数为主要解释变量的重复测量的两水平随机截距模型拟合结果

变量	模型（1）	模型（2）	模型（3）
固定参数			
截距	536.934*** （46.040）	131.449* （56.464）	−101.356（76.233）
每万人基层医生数	−110.314*** （17.057）	−51.580** （15.946）	−32.236（16.667）
每万人医院医生数	—	115.162*** （10.775）	74.561*** （13.320）
人均 GDP	—	—	76.961*** （17.200）
是否为贫困县	—	—	−4.297（17.963）
随机参数			
$\sigma^2_{u_0}$（水平 2）	13 201.030（1 450.760）	8 669 980（970.712）	8 574.965（961.108）
$\sigma^2_{e_0}$（水平 1）	2 114.003（156.489）	1 978.841（147.176）	1 864.154（137.905）

注：***$P<0.001$，**$P<0.01$，*$P<0.05$。

以每万人基层医生数占比作为主要解释变量进行回归分析时，同样首先需要判定数据的层次结构，即以区县作为高水平单位（水平 2），以年份作为低水平单位（水平 1），拟合重复测量的两水平零模型，结果与表 11-5 完全相同。因此，可知数据存在层次结构，后续分析需要拟合重复测量的两水平模型。

当主要解释变量为每万人基层医生数占比时，拟合重复测量的两水平模型结果见表 11-7。控制变量中的每万人医院医生数换作每万人总医生数，其余控制变量与表 11-6 中的模型完全一致。同样可以看出，随着控制变量的纳入，模型中关键解释变量的方向和统计学显著性保持一致，结果比较稳健。从模型（3）可知，每万人基层医生数占比也与糖尿病可避免住院率呈负相关关系，平均而言，每万人基层医生数占比每增加 10%，每十万人的糖尿病可避免住院数将减少 26.3 人。此外，每十万人总医生数每增加 10%，糖尿病可避免住院率约增加 8.19 人 /10 万人。人均 GDP 越高，每十万人的糖尿病可避免住院数也会越多，但是否是贫困县与糖尿病可避免住院率之间的关系不具有统计学显著性。

表 11-7 每万人基层医生数占比为主要解释变量重复测量两水平模型拟合结果

变量	模型（1）	模型（2）	模型（3）
固定参数			
截距	520.502***（21.836）	189.068*（81.407）	−88.417（101.686）
每万人基层医生数占比	−4.528***（0.339）	−4.058***（0.347）	−2.629***（0.464）
每十万人总医生数	—	93.668***（22.167）	81.941***（22.698）
人均 GDP	—	—	66.227***（16.849）
是否为贫困县	—	—	−11.360（17.550）
随机参数			
$\sigma_{u_0}^2$（水平 2）	8 707.109（978.714）	8 044.876（908.537）	7 874.178（888.968）
$\sigma_{e_0}^2$（水平 1）	1 993.599（147.707）	1 973.176（146.284）	1 885.255（139.452）

注：$^{***}P < 0.001$，$^{*}P < 0.05$。

每万人基层医生数和每万人基层医生数占比均与糖尿病可避免住院率之间存在负向关系的原因可能是，在基层医疗卫生机构配备有更多医生的地区，糖尿病患者利用基层医疗卫生服务的可及性更高，从而能在并发症发生的早期发现健康问题，进而最终将患者住院的必要性降到最低。

值得注意的是，与每万人基层医生数相比，每万人基层医生数占比对糖尿病可避免住院率的影响系数更大且统计学更显著。这意味着比起仅增加基层医生数，优化基层和医院之间医生的分配对改善基层医疗卫生机构的糖尿病管理能力更有效。这一点对于发展中国家来说具有重要意义，发展中国家中医疗卫生资源匮乏，因而导致这些地区患者的医疗结局较差，若能在医疗卫生资源有限的情况下，激励更多医生去基层医疗卫生机构工作，将改善该地区的糖尿病管理现状。

当以糖尿病两个亚组的可避免住院率作为主要解释变量时，同样先拟合零模型以判定数据的层次结构，表 11-8 展示了零模型回归结果。

表 11-8　亚组分析的重复测量的两水平零模型拟合结果

变量	伴有长期并发症的糖尿病可避免住院			不伴有并发症的糖尿病可避免住院		
	估计值	标准误	P 值	估计值	标准误	P 值
固定参数						
截距	105.098	6.425	<0.001	121.681	4.594	<0.001
随机参数						
$\sigma_{u_0}^2$（水平 2）	6 982.648	790.961	<0.001	3 319.613	405.722	<0.001
$\sigma_{e_0}^2$（水平 1）	1 717.483	126.960	<0.001	1 627.069	120.276	<0.001

　　可以看出，伴有长期并发症和不伴有并发症的糖尿病可避免住院，拟合结果在水平 2 方差上都具有统计学意义。ICC 分别为 0.803 和 0.671，同时结合专业知识，数据在年份水平上具有聚集性，因此，可以判定数据是具有层次结构的。然后进一步纳入主要解释变量和控制变量拟合随机截距模型，结果见表 11-9。对于伴有长期并发症的糖尿病患者来说，基层医生数与可避免住院率之间存在统计学显著的负相关关系。具体来说，每万人基层医生数增加 10%，可避免住院率将降低 2.654 人 /10 万人；如果每万人基层医生数占比增加 10%，每十万人口中发生的可避免住院数会减少 19.81 人。对于不伴有并发症的糖尿病患者而言，每万人基层医生的占比增加 10%，平均每十万人口的可避免住院数将减少 8.04 人；而每万人口基层医生数与可避免住院率之间没有发现统计学意义上的相关性。每万人医院医生数与糖尿病两个亚组的可避免住院率均呈现正相关关系，即每万人口医院医生数增加 10%，伴有长期并发症和不伴有并发症的糖尿病可避免住院率分别增加 4.222 人 /10 万人和 4.177 人 /10 万人。同时，每万人口总医生数也与糖尿病两个亚组的可避免住院率呈正相关关系。此外，人均 GDP 与伴有长期并发症的糖尿病可避免住院率呈正相关。

表 11-9　亚组分析的重复测量两水平随机截距模型拟合结果

变量	伴有长期并发症的糖尿病可避免住院		不伴有并发症的糖尿病可避免住院	
	模型（1）	模型（2）	模型（3）	模型（4）
固定参数				
截距	7.536（40.959）	−106.905（74.804）	48.862（38.017）	35.446（68.809）
每万人基层医生数	−26.537*（11.928）	—	0.836（11.016）	—
每万人医院医生数	42.221***（8.640）	—	41.767***（7.928）	—
每万人基层医生数占比	—	−1.981***（0.324）	—	−0.804**（0.294）
每十万人总医生数	—	48.742**（16.216）	—	40.573**（14.811）
人均 GDP	1.695***（0.246）	47.841***（11.913）	−0.171（0.227）	4.614（10.851）
是否为贫困县	17.690（10.812）	13.077（11.632）	−27.351*（9.734）	−25.390*（10.442）

续表

变量	伴有长期并发症的糖尿病可避免住院		不伴有并发症的糖尿病可避免住院	
	模型（1）	模型（2）	模型（3）	模型（4）
随机参数				
$\sigma_{u_0}^2$（水平 2）	3 055.389（374.897）	3 008.593（372.231）	2 336.815（302.601）	2 285.619（297.633）
$\sigma_{e_0}^2$（水平 1）	1 549.042（114.579）	1 611.907（119.253）	1 600.518（118.323）	1 616.828（119.641）

注：[***]$P<0.001$，[**]$P<0.01$，[*]$P<0.05$。

11.3.5　总结

重复测量资料具有个体测量值非独立、相关性强和变异来源多等特点。在实际分析中，对重复测量资料应引起足够的重视。避免进行如下错误分析：①对平衡的重复测量资料，分别在各时间点上进行分析；②将各个体的几次不同观察值相加，得到个体的一个综合值再进行集合比较分析；③将 n 个个体的几次不同观察值作为因变量，时间以及其他变量作为自变量，拟合线性或广义线性模型；④对每一个个体独立拟合时间函数，再对 n 条时间函数求平均时间函数。以上四种错误做法都不同程度地降低了检验效能，或因未考虑其他协变量与时间的交互作用而对结果产生影响、夸大信息量从而增加了发生 I 型错误（假阳性）的概率等。

（曹裴娅）

参考文献

[1] 杨珉，李晓松. 医学和公共卫生研究常用多水平统计模型［M］. 北京：北京大学医学出版社，2007.

[2] ROGLIC G. WHO Global report on diabetes: A summary[J]. International Journal of Noncommunicable Diseases, 2016, 1(1): 3–8.

[3] LI Y, TENG D I, SHI X, et al. Prevalence of diabetes recorded in Chinese mainland using 2018 diagnostic criteria from the American Diabetes Association: national cross sectional study[J]. BMJ, 2020(369): m997.

[4] ZHU J, CUI L, WANG K, et al. Mortality pattern trends and disparities among Chinese from 2004 to 2016[J]. BMC Public Health, 2019(19): 780.

[5] BERLIN C, BUSATO A, ROSEMANN T, et al. Avoidable hospitalizations in Switzerland: a small area analysis on regional variation, density of physicians, hospital supply and rurality[J]. BMC health services research, 2014(14): 289.

[6] 李飞成，简伟研，孙美平. 农村居民糖尿病可避免住院研究［J］. 中国全科医学，2019，22（22）：2735–2738.

[7] 柴培培，张毓辉，万泉，等. 基于卫生费用核算的我国慢性病可避免住院费用分析［J］. 中国卫生经济，2019，38（4）：13-16.

[8] 赵小双，潘杰，张雨萌. 四川省农村居民糖尿病可避免住院的影响因素研究［J］. 现代预防医学，2021，48（09）：1614-1617.

[9] GOLDSTEIN H, BROWNE W, RASBASH J. Partitioning variation in multilevel models[J]. Understanding statistics, 2002, 1(4): 223-231.

[10] YANG G, WANG Y, ZENG Y, et al. Rapid health transition in China, 1990—2010: findings from the Global Burden of Disease Study 2010[J]. The Lancet, 2013, 381(9882): 1987-2015.

[11] HU H, SAWHNEY M, SHI L, et al. A systematic review of the direct economic burden of type 2 diabetes in China[J]. Diabete s Therapy, 2015(6): 7-16.

[12] ZHAO X, ZHANG Y, YANG Y, et al. Diabetes-related avoidable hospitalisations and its relationship with primary healthcare resourcing in China: A cross-sectional study from Sichuan Province[J]. Health & Social Care in the Community, 2022, 30(4): e1143-e1156.

[13] DIEZ-ROUX A V. Multilevel analysis in public health research[J]. Annual Review of Public Health, 2000, 21(1): 171-192.

[14] 何岳娟. 多水平分析的产生与发展［J］. 国外医学：卫生学分册，1998，25（6）：368-372.

[15] GAVIN M. Hierarchical linear models: Applications and data analysis methods[J]. Organizational Research Methods, 2004, 7(2): 228-231.

[16] 赵小双. 糖尿病可避免住院现状及其影响因素研究——以四川省为例［D］. 成都：四川大学，2021.

第12章 分位数回归模型

传统经典的线性回归一直是社会科学计量方法中的重要部分。从前面章节可以发现，经典线性回归模型一般基于自变量（解释变量）来估计因变量（被解释变量）的均值，即条件均值。但均值只是反映数据集中趋势的其中一个指标，并且当被解释变量的分布不对称时，被解释变量的条件均值很难准确反映被解释变量的集中趋势，也无法反映被解释变量整个条件分布的全貌。此外，使用经典的 OLS 方法估计模型时，最小化的目标函数是残差的平方和，当数据中存在极大、极小等极端值时，OLS 方法容易受到影响。为了弥补经典线性回归的不足，Koenker 和 Bassett 在 1978 年提出了分位数回归模型，它是线性回归模型的自然扩展，提供了一个新视角，研究被解释变量的条件分布的全面信息 [1]。

12.1 截面数据分位数回归

12.1.1 研究问题

就医旅途负担，是患者就医负担的重要组成部分，也是评价一个地区居民医疗卫生服务地理可及性的重要维度。就医旅途负担增加不仅会增加患者的经济成本，还可能带来不良的治疗结局。有研究显示，就医距离已成为限制我国农村居民及时就医的主要原因。本例研究以就医旅途时间作为就医旅途负担的代理变量，通过估计四川省 2017 年住院患者的实际就医旅途时间（不考虑路况情况下，从患者居住地到实际住院医院之间的驾车时间），发现四川省不同市（州）住院患者的就医旅途负担存在较大差异 [2]。表 12-1 展示了 2017 年第四季度四川省 21 个市（州）住院患者的平均就医旅途时间和平均最短就医距离。

表 12-1　2017 年四川省 21 个市（州）住院患者就医旅途时间和最短就医距离

市（州）	就医旅途时间 /min	最短就医距离 /km
阿坝藏族羌族自治州	24.42	15.81
巴中市	11.70	7.59
成都市	3.23	3.13
达州市	10.07	7.84
德阳市	5.61	5.62
甘孜藏族自治州	27.67	21.47

市（州）	就医旅途时间 /min	最短就医距离 /km
广安市	6.13	5.66
广元市	10.42	7.98
乐山市	6.07	4.20
凉山彝族自治州	12.20	5.10
泸州市	5.77	4.18
眉山市	5.60	4.83
绵阳市	7.40	5.83
南充市	7.06	5.68
内江市	6.20	5.00
攀枝花市	18.97	21.73
遂宁市	6.18	5.71
雅安市	7.68	6.23
宜宾市	7.50	5.76
资阳市	7.87	7.37
自贡市	5.35	4.59

资料来源：WANG Q Y, JIANG Q L, YANG Y L, et al. The burden of travel for care and its influencing factors in China: An inpatient-based study of travel time[J]. Journal of Transport & Health, 2022(25): 101353.

  2016 年习近平总书记在全国卫生与健康大会上提出要让人民享有公平可及的健康服务。从表 12-1 可以看出，四川省 21 个市（州）的平均就医旅途时间存在较大差距，甘孜藏族自治州就医旅途时间最长，为 27.67 分钟；成都市最低，为 3.23 分钟。哪些因素导致了不同地区间就医旅途时间的巨大差异？患者的医疗卫生服务潜在地理可及性（最短就医距离——患者居住地离最近医院的距离）应该是原因之一。从表 12-1 可以看出，甘孜藏族自治州的就医旅途时间最长，其最短就医距离也最长；成都市的就医旅途时间和就医距离都最短，这可能说明，最短就医距离一定程度上可以解释就医旅途时间上的差异。但从表中也可以发现，泸州市的最短就医距离 4.18km 小于眉山市 4.83km，但泸州市的平均就医旅途时间却大于眉山市，这说明最短就医距离并不足以充分解释不同地区之间就医旅途时间之间的差异，也就是说还存在其他因素影响不同地区之间就医旅途负担。为了实现"人民享有公平可及的健康服务"，应该从哪些方面降低不同地区的就医旅途负担差距？这是值得深入研究的课题。

  本部分研究问题为四川省住院患者的就医旅途时间的决定因素有哪些。患者数据显示，就医旅途时间呈偏态分布，存在极大、极小离群值。用一般线性回归模型估计结果可能出现偏误。另外，对于不同就医旅途负担的患者，可能存在就医负担较大人群或者较小人群的影响因素不一致的情况。那些对具有较重就医旅途负担人群产生更大影响的因素需要优先关注。为了回答这些问题，研究者收集了四川省 2017 年第四季度的住院患者数据，采用分位数回归模型展开实证分析。

12.1.2　方法原理

（1）分位数与分位数回归

设连续型随机变量，其累积分布函数为 $F_Y(y) = P(Y \leq y)$，对任意 $0 < \tau < 1$ 的 $F_Y(y) = \tau$，那么 τ 分位数定义为：

$$Q_\tau = \inf\{y : F_Y(y) \geq \tau\} \qquad （公式 12-1）$$

即在变量 Y 的所有取值中，在分位数 Q_τ 之下的取值所占比例为 τ，在分位数 Q_τ 之上的取值所占比例为（$1 - \tau$）。简单来说，τ 分位数是变量 Y 的所有取值中使 $F_Y(y) = P(Y \leq y) \geq \tau$ 的最小值。当 $\tau = \dfrac{1}{2}$ 时，分位数 Q_τ 就是中位数。

总体未知，包含 $y_1, y_2, y_3, \cdots, y_n$ 的样本，类似于总体的分布函数，样本的分布函数 $\hat{F}$ 表示样本值小于或等于任意值 y 的样本在所有样本中的占比。假设有一个样本中，包含 9 个患者的就医旅途时间（单位：分钟）$\{6, 6.5, 6.5, 7, 7.3, 7.5, 8, 10, 15\}$。由于 8 个患者的就医旅途时间在 10 分钟及以下，则有 $F(10) = 8/9$。这组样本的中位数是 7.3，可以发现样本中有两个 6.5，意味着样本的分布函数 $\hat{F}$ 存在平坦部分，所以在某些位置 $\hat{F}$ 存在多个反函数，因此需要注意，无论是总体分位数还是样本分位数，τ 分位数都是变量总体或样本的所有值中使 $F \geq \tau$ 的最小值 [3,4]。

总体分位数具有一个特征就是对离群值不敏感，样本分位数也具有一样的特性。假设中位数为 M 的样本数据 $y_1, y_2, y_3, \cdots, y_n$，如果将大于 M 的某一 y_i 替换成 $1000y_i$，此时样本均值会受到较大影响，而中位数则不会发生改变，以此类推，样本的其他分位数也基本不会受到影响。

在分析变量之间的关系时，传统的线性回归模型一般是构造基于解释变量的被解释变量的条件均值即 $y\,|\,x$，以两变量回归为例，一般的均值线性回归模型为：

$$y_i = \beta_0 + \beta_1 x_i + \varepsilon_i, \ i = 1, 2, \cdots, n \qquad （公式 12-2）$$

一般线性回归比较常用的估计方法是最小二乘法，最小二乘法的参数估计是通过最小化残差的平方和实现 [5]。

$$\min \sum_{i=1}^{n} \left[y_i - (\beta_0 + \beta_1 x_i) \right]^2, \ i = 1, 2, \cdots, n \qquad （公式 12-3）$$

此时，当样本中存在极值时，残差的平方和将变大，最小二乘法的估计结果可能不稳健，并且最小二乘法要求残差满足同方差性。相比而言，分位数回归对误差项不要求很强的假设条件，另外正如前文提到的，当数据不是对称分布或者存在异常值时，样本的均值会受到影响，而分位数则基本不会受影响。因此，对于非正态分布而言，分位数回归的估计结果更加稳健。

以两变量回归为例，线性分位数回归模型可以表示为：

$$y_i = \beta_0(\tau) + \beta_1(\tau)x_i + \varepsilon_i, \ i = 1, 2, \cdots, n \qquad （公式12-4）$$

其中 $0 < \tau < 1$，定义 $Q(\tau | x_i) = \beta_0(\tau) + \beta_1(\tau)x_i + \varepsilon_i$ 为 τ 分位点处的样本条件分位数函数。假设待估参数的取值随分位点变化，也就是说当分位点 τ 值改变，分位数函数具体形式也随之改变。另外，一般假设分位数回归中不同分位点上误差项 ε_i 是独立同分布的。与最小二乘法类似，分位数参数的估计也是通过最小化目标函数的方法实现。

假设随机变量 Y 的 τ 分位数为 q，根据 Y 与 q 的位置（左、右）有不同的距离权重 w_τ。

$$w_\tau = \begin{cases} 1 - \tau, & Y < q \\ \tau, & Y \geq q \end{cases} \qquad （公式12-5）$$

此时，随机变量 Y 到 q 的加权绝对距离为：

$$D = \begin{cases} (1 - \tau) | Y - q |, & Y < q \\ \tau | Y - q |, & Y \geq q \end{cases} \qquad （公式12-6）$$

一般情况，记分位数损失函数 $\rho_\tau(u) = u(\tau - I(u < 0))$，其中 $I(\cdot)$ 代表指示函数，当 $u < 0$ 时，I 为 1，否则为 0，那么：

$$\rho_\tau(Y - q) = \begin{cases} (\tau - 1)(Y - q), & Y < q \\ \tau(Y - q), & Y \geq q \end{cases} \qquad （公式12-7）$$

分位数的参数估计通过最小化绝对加权距离实现：

$$\min \left(\sum_{i=1}^{n} \rho_\tau(y_i - (\beta_0(\tau) - \beta_1(\tau)x_i)) \right), \ i = 1, 2, \cdots, n \qquad （公式12-8）$$

其中，$\beta_0(\tau)$、$\beta_1(\tau)$ 是 τ 分位数的估计参数。需要注意的是，估计 τ 分位数的回归模型是基于所有样本数据计算的，只是对 τ 分位数以上和以下的点赋予不同的权重，并不是只选取了整个样本中特定分位数上的部分样本 [3,4,6]。

可以发现，研究者既可以通过设定多个有意义的 τ，求解一系列分位数回归模型，得到样本整体范围内变量间的关系及关系的变化趋势，也可以通过设定特定的 τ 值了解特定样本（就医旅途时间极长或极短人群）中的数据信息。

（2）分位数回归的参数估计

如上所述，分位数的参数估计可以通过最小化绝对加权距离实现。最小二乘法优化的目标函数为残差平方和，而优化最小离差绝对值即最小化绝对加权距离的方法被称为最小一乘法。求解上式参数点估计的方法主要有两类：一类是直接优化方法，例如单纯形算法、内点算法；另一类是参数化方法，例如平滑算法 [7]。

单纯形算法是线性规划问题中最常用、有效的算法之一。最小化绝对加权距离的计算可等价转化为线性规划问题，其基本思路是：先找出可行域的一个基本可行解（顶点），据一定规则判断其是否最优；若否，则转换到与之相邻的另一可行解，并使目标函数值更优；如此下去，直到找到某最优解为止。通过单纯形算法求解分位数回归的参数估计得到的结果较稳定，但随着数据量的增大，单纯形算法的计算量有可能呈指数增加，因此在大样本计算时，单纯形算法的运算速度会明显降低。内点算法也是线性规划中一个较常用的方法，它也是在可行域内找一初始点并开始迭代，与单纯形算法不同的是，其初始点不是顶点即可行解。内点算法是多项式算法，大量研究表明，在处理大样本数据时，内点算法的运算速度优于单纯形算法，但当变量较多时，内点算法的运算效率会受到影响。与前两种方法相比，平滑算法具有较大优势，它可以兼顾运算速度和运算结果的稳健性，是利用平滑函数不断逼近目标函数来求解参数的一种方法。

参数的区间估计方法有直接估计法、秩得分法、自举法等。1978 年 Koenker 和 Bassett 证明了在分位数回归误差项服从独立同分布的条件下，分位数的回归系数是渐进正态的。直接估计法是利用分位数回归估计量的渐近正态分布特征来构造回归系数的区间估计。自举法又称为重复抽样法，它通过在观察到的数据中采取有放回的重复抽样抽取若干样本，进而估计回归系数，是一种特殊的蒙特卡罗模拟法，能够提高效率，不需要满足误差项独立同分布的假设，估计结果更加稳健。

均值线性模型的参数检验和回归模型检验方法一般可扩展至分位数回归，比如 Wald 检验、似然比检验、拟合优度等。

12.1.3 分析思路

本例研究的主要问题是四川省住院患者的就医旅途时间的决定因素。经典线性回归的做法是收集四川省住院患者的就医旅途时间作为被解释变量，将感兴趣的变量（患者最短就医距离、所在市 / 州卫生事业水平、经济水平、路网密度等）作为解释变量纳入模型，获得被解释变量的条件均值与解释变量间的关系。但患者的就医旅途时间、医疗费用一般呈偏态分布，不满足 OLS 的假设条件。此时用均值线性回归模型估计结果可能出现偏误。另外，对于不同就医旅途负担的患者，可能存在就医负担较大人群或较小人群其决定因素或作用强度不一样的情况，并且对于此研究问题而言，对具有较重就医旅途负担人群产生更大影响的因素是需要优先关注的。此时可以通过多设定几个分位数得到一系列分位数回归模型，认识整体范围内就医旅途时间与其决定因素的关系及关系的变化趋势，以下是具体的分析思路。

（1）确定被解释变量与解释变量

本例研究的被解释变量是就医旅途时间（不考虑道路拥堵等路况情况下，患者驾车从居住地出发到患者实际发生住院的医院之间的时间），但解释变量（即就医旅途时间的决定因素）却并不十分清楚。为此，首先需要确定一个研究分析框架，用以指导后续就医旅途时间的决定因素分析。根据安德森医疗服务利用修正模型，影响患者卫生服务利用的因素可分为情景特征、个体特征、医疗行为、医疗结果。情景特征是指个体所在地区的医疗卫生服务体系、卫生政策、外部环境。个体特征是指可能影响个体医疗服务利用行为的特征，包括人口学特征、社会结构特征等。医疗行为包括患者的个人自我医疗、医疗服务过程和医疗服务利用。医疗结果包括患者的个人认知健康状况、评估的健康状况、患者满意度。从横断面研究的视角来看，个人特征和情景特征是影响医疗行为、医疗结果的前置因素，医疗结果会以反馈回路的方式直接或间接影响情景特征、个人特征、医疗行为。本例研究选择个体特征和情景特征两个维度。个体特征包括人口学（年龄、性别）、社会结构（教育程度、婚姻、职业）、使能资源（个人距离最近医院的最短距离、医疗保险类型）、疾病情况（疾病分类、共患病指数、入院疾病严重程度、入院途径）；情景特征包括社会经济状况（人均 GDP）、卫生事业发展水平（每千人床位数、地区内是否有三级医疗机构）、环境（路网密度）。

综上所述，本例研究构建了一个框架用于分析四川省住院患者就医旅途时间的决定因素，用公式表示为：

$$Q_\tau(Time_i) = \beta_0(\tau) + Individual_i\,\alpha(\tau) + Contextual_i\,\beta(\tau) + \varepsilon_i \qquad （公式 12-9）$$

其中，i 表示患者个体，τ 取 0.56、0.83、0.92、0.96 四个值，其对应的分位数值分别是 10、30、60、120 分钟。10 分钟和 60 分钟是临床医学中比较有意义的时间点，患者发生意外事故或急性创伤后，如果能在 60 分钟尤其是在 10 分钟以内接受治疗，死亡风险将明显降低；30 分钟是原国家卫生计生委提出要在 2020 年实现的基层医疗服务圈目标时间；120 分钟是研究中设定的旅行负担较重的就医旅途时间。$Individual_i$ 表示患者的个体特征，$Contextual_i$ 表示患者的情景特征。

在模型设定之前，需要先做一些检验来合理设定模型。比如是否存在多重共线性问题，是指线性回归模型中的解释变量之间由于存在精确相关关系或高度相关关系而使模型估计失真或难以估计准确。本例研究利用方差膨胀因子法检验模型解释变量的共线性情况，结果显示模型 VIF 值小于 5，说明模型没有多重共线性问题，模型构建良好。

（2）数据准备

研究数据主要有患者、医疗机构、地区三个层面的数据，具体来源见表 12-2。对数据清理后，最终纳入 3 001 237 条患者数据进行分析。

表 12-2　数据列表

数据类别	数据名称	具体数据情况
需方	四川省 2017 年第四季度病案首页	患者基本信息（性别、年龄、民族、婚姻状况等） 患者地理位置信息
供方	四川省 2017 年医院年报数据	医疗卫生机构基本信息 医疗卫生机构地理位置信息
地区	四川省 2018 年统计年鉴	地区经济、社会人口学特征、社会发展信息 地区道路交通发展信息（每平方公里面积道路长度）

整合清理患者的就医旅途负担及其他相关特征信息，进行描述性统计分析，结果见表 12-3。

表 12-3　描述性统计结果

变量	数量（占比 /%）
性别	
女	1 550 174（51.65）
男	1 451 063（48.35）
年龄	
0 ~ 20 岁	421 814（14.05）
20 ~ 40 岁	466 510（15.54）
40 ~ 60 岁	842 304（28.07）
60 ~ 80 岁	1 061 076（35.35）
80 岁以上	209 533（6.98）
婚姻	
未婚	645 935（21.52）
已婚	2 274 948（75.8）
其他	80 354（2.68）
医疗保险	
新农合	892 875（29.75）
城镇职工	642 624（21.41）
城镇居民	883 454（29.44）
全自费	303 188（10.1）
其他	279 096（9.30）
最短就医距离［均数（标准差）］	7.33（31.94）
入院途径	
急诊	620 025（20.66）
门诊	2 340 628（77.99）
转诊	14 138（0.47）
其他	26 446（0.88）
入院病情	
一般	2 307 384（76.88）
紧急	564 873（18.82）
危急	128 980（4.30）
共患病指数［均数（标准差）］	0.85（1.32）
人均 GDP［均数（标准差）］	4.85（2.77）
每千人床位数［均数（标准差）］	5.38（3.16）
所在区县是否有三级医疗机构	
有	1 889 918（62.97）
无	1 111 319（37.03）
路网密度［均数（标准差）］	1.54（0.73）

注：新农合，新型农村合作医疗；城镇职工，城镇职工医疗保险；城镇居民，城镇居民医疗保险。

至此，完成了对就医旅途负担决定因素问题的模型构建和数据清理，首先确定了被解释变量与解释变量，然后进行数据准备，最后设定了合理的模型形式并得到了分析结果（表 12-4）。

表 12-4　回归结果

变量	0.56q （1）	0.83q （2）	0.92q （3）	0.96q （4）	均值模型 （5）
性别	（vs 女性）				
男性	0.18（0.01）**	0.82（0.04）**	0.79（0.08）**	0.90（0.17）**	0.69（0.05）**
年龄	（vs 0~20 岁）				
20~40 岁	1.11（0.02）**	8.48（0.15）**	19.42（0.34）**	34.36（0.74）**	9.80（0.12）**
40~60 岁	1.04（0.02）**	4.93（0.11）**	7.81（0.24）**	13.27（0.5）**	8.65（0.12）**
60~80 岁	0.61（0.02）**	1.84（0.10）**	2.56（0.23）**	4.73（0.47）**	5.76（0.12）**
80 岁以上	0.22（0.02）**	−0.06（0.10）	−0.19（0.24）	0.58（0.49）	3.87（0.14）**
医疗保险	（vs 新农合）				
城镇职工	0.57（0.01）**	4.41（0.07）**	11.38（0.18）**	30.96（0.64）**	9.29（0.09）**
城镇居民	0.38（0.01）**	−0.22（0.05）**	−2.08（0.09）**	−4.82（0.17）**	1.31（0.07）**
全自费	3.21（0.04）**	38.89（0.37）**	87.52（0.73）**	120.42（0.99）**	24.28（0.10）**
其他	1.55（0.02）**	16.16（0.23）**	56.73（0.73）**	93.46（1.05）**	16.13（0.10）**
共患病指数	0.23（<0.01）**	1.29（0.02）**	2.37（0.05）**	3.65（0.10）**	1.63（0.02）**
每千人床位数	−0.10（<0.01）**	−0.39（0.01）**	−0.13（0.02）**	0.25（0.04）**	−1.61（1.26）
优质医疗资源	（vs 否）				
是	0.12（0.01）**	−7.17（0.07）**	−14.92（0.15）**	−25.35（0.37）**	−9.63（6.33）
路网密度	0.14（0.01）**	−1.70（0.03）**	−4.94（0.06）**	−10.39（0.11）**	−19.23（3.71）**

注：q 表示分位数；*P<0.05，**P<0.01。

12.1.4　结果解读

表 12-4 的（1）~（4）列展示了 0.56、0.83、0.92、0.96 四个分位数回归的部分估计结果，为方便描述，以下采用"轻""合理""重""较重"的就医旅途负担对应阐述。第（5）列是研究者利用两水平线性均值模型估计不同决定因素对就医旅途负担平均效应影响的回归结果。分位数回归估计结果的解释与均值回归模型类似，以此研究为例，在线性均值模型的假设条件下，对于任何患者，路网密度的单位变化引起的就医旅途负担的条件均值的减少量是相同的，即可以理解为患者居住地的路网密度每增加 1km/km²，就医旅途时间的条件均值减少 19.23 分钟。分位数回归模型的估计系数类似于条件均值，系数估计值也可理解成解释变量每变化一个单位对应于被解释变量特定分位数的变化，如患者居住地的路网密度每增加 1km/km²，就医旅途时间的 0.56 条件分位数增加 0.14 分钟。除此之外，也可以将不同分位

数点之间的参数估计量进行对比。例如，当患者的就医旅途时间条件分布位于 0.96 分位点处，路网密度的增加会让其就医旅途时间减少 10.39 分钟。通过与 0.56 条件分位数的参数估计量对比可以发现，当患者的就医旅途负担较重时，加强当地交通道路建设缓解就医旅途负担的作用最为显著，而在其他分位点，道路建设缓解就医旅途负担作用相对较弱，即对于总体的多数人来说，就医旅途时间的减少没有那么明显。

分位数回归与多水平回归显示：在平均和不同分位数水平，男性、并发症较多的患者就医旅途时间较长，就医旅途负担较重。相较于 0 ~ 20 岁人群，20 ~ 40 岁、40 ~ 60 岁、60 ~ 80 岁人群的就医旅途时间较长，且随着人群就医旅途负担的增加，年龄对就医旅途时间的作用强度增加；仅在平均效应和就医旅途负担轻的患者中，80 岁以上患者的就医旅途时间长于 0 ~ 20 岁患者，且有统计学意义。相较于新农合保险，城镇职工医疗保险患者的就医时间较长，并且作用强度随着就医负担的增加而增加，而城镇居民医疗保险患者仅在平均效应和就医旅途负担轻的患者中，就医旅途时间长于新农合患者。

在就医旅途负担合理、重、较重的患者中，居住在有三级医院地区的患者，就医旅途时间明显要短一些，并且在旅途负担较重的患者人群中，其作用强度明显增强。相较于就医旅途负担合理、重、较重的患者，就医旅途负担轻的患者系数为正，绝对值较小，这可能是因为就医旅途负担轻的患者一般住在医疗资源密集、交通方便的地方，他们可能为了获取更好的医疗资源绕过较近的医院去远处就医，但因为交通便利由此增加的就医旅途负担不高，因此系数的绝对值也比较小。在中国，三级医疗机构往往提供的医疗服务质量较高，是否居住在有三级医院的地区对就医旅途负担较重的患者影响最大，这似乎侧面反映了将优质医疗资源下沉的重要性。居住地的路网密度对就医旅途时间的影响与居住在有三级医院的影响趋势一致。通过与多水平模型结果对比，分位数回归模型展示了不同就医旅途负担患者的决定因素估计量及其变化趋势，提供了更丰富的信息。

12.1.5 总结与扩展

本部分基于就医旅途负担决定因素问题，介绍了分位数回归的特点及其估计方法。普通线性回归模型关注的是均值，研究的是在解释变量取值固定的条件下被解释变量的期望均值，模型估计方法是最小二乘法，通过使样本残差平方和最小求解。但线性回归的基本假设是残差满足正态分布、随机独立、方差齐同，现实中这些条件常常无法满足。如果样本数据中存在异常值、离群点，线性回归模型估计结果可能会存在偏差。而且，有时候研究者不仅希望研究被解释变量的期望均值，还希望能探索被解释变量的全局分布（比如被解释变量的某个分位数），这时就需要采用分位数回归。分位数回归应用条件相对更为宽松，可以描述被解释变量的全局特征，可以挖掘到更丰富的信息。另外，分位数回归估计采用的是加权的最小绝对离差和（weighted lest absolute deviation，WLAD）法进行估计，通常不受离群点的影响，结果更为稳健。随着分位数回归方法相关理论的不断成熟，现有传统计量经济学方法与分位数回归的结合成为趋势，分位数回归的应用日益广泛，比如离散型被解释变量的分位数回归、分位数自回归、非线性分位数回归、多水平分位数回归、面板数据分位数回归等。

12.2　面板数据分位数回归

12.2.1　研究问题

教育作为人力资本的一个重要组成部分，与收入关系密切。教育程度对工资收入的影响是劳动经济学中的经典课题之一。大多数研究表明，教育水平的增加可以提高个体的工资收入，在均值回归模型中，得到的结果是个体工资收入的条件均值。随着分位数回归理论的不断扩张，Buchinsky 在 1994 年就利用分位数回归分析教育水平、是否为工会成员及工作经验对不同的工资收入分位点的效应[8]。本部分将利用面板数据继续探讨教育水平对工资收入分布的影响。

12.2.2　方法原理

（1）面板分位数回归

面板数据是指在一段时间内对一个样本的观察指标在不同时间点反复收集得到的数据，如 2009—2022 年四川省各区县的人均医疗费用。它不仅包括样本中每个个体横截面的数据（如 2009 年四川省成都市武侯区的人均医疗费用），还包括每个个体在不同时间点的数据（2009—2022 年四川省成都市武侯区的人均医疗费用），个体可以是个人、班级、企业、区县或者国家，时间维度可以是秒、分、时、日、月、年等。根据期数 T 和个体数 n 的大小，面板数据可以分为"短面板"（T 较小 n 较大）和"长面板"（T 较大 n 较小）。根据面板模型的解释变量中是否含有被解释变量的滞后值，可以分为"动态面板"和"静态面板"。根据各期个体是否一样，可以分为"平衡面板"和"非平衡面板"。

正如第 8 章提到的，面板数据样本容量一般较大，估计的精确度较高，同时面板数据一定程度上可以解决遗漏变量问题，目前应用广泛。分位数回归方法提出后，无论从理论还是应用方面都得到了很大发展，面板分位数回归也随之出现。

结合分位数回归与面板数据，采用分位数回归的方法对面板数据变量的参数进行估计，不仅能更好地控制个体的异质性，而且能够分析在特定的分位数处自变量对因变量的边际效应，所以采用面板分位数回归可以使各变量参数结果更加稳健，具有更强的实际意义。以下将介绍面板分位数回归模型中固定效应面板分位数回归模型的估计[9]。

固定效应模型和随机效应模型是分析面板数据的常用方法。在估计面板数据时，为了同时捕捉个体间的共性和个体的异质性，通常假定个体的回归方程具有相同的斜率，不同个体可以有不同的截距。这种估计模型被称为"个体效应模型"（individual-specific effects model），以二变量固定效应均值回归模型为例。

$$y_{it} = \beta_0 + \beta_1 x_{it} + u_i + \varepsilon_{it}$$

（公式 12-10）

其中，i 表示个体（$i = 1, 2, \cdots, n$），t 表示时间（$t = 1, 2, \cdots, T$），x_{it} 为个体 i 在时间 t 的特征。$u_i + \varepsilon_{it}$ 为复合扰动项，由不可观测的随机变量 u_i 和扰动项 ε_{it} 两部分组成。u_i 是代表个体异质性的截距项（未被包括在回归模型中，但和个体相关的其他变量），ε_{it} 是随个体与时间改变的扰动项。这里关注的是短面板，时间维度较小，每个个体的信息较少，无法探讨扰动项是否存在自相关。因此，一般假设 ε_{it} 为独立同分布且与 u_i 不相关。如果 u_i 与某个解释变量相关，称公式 12-10 为固定效应模型（fixed effects model，FE）。如果 u_i 与所有解释变量都不相关，则称之为随机效应模型（random effects model，RE）。本部分关注的是固定效应模型，u_i 与某个解释变量相关。

将公式 12-10 扩展为固定效应分位数回归模型，对于任意的分位 τ：

$$Q_{y_{it}}(\tau \mid x_{it}) = \beta_0(\tau) + \beta_1(\tau)x_{it} + u_i + \varepsilon_{it} \qquad （公式 12-11）$$

其中，i 表示个体（$i = 1, 2, \cdots, n$），t 表示时间（$t = 1, 2, \cdots, T$），$\beta(\tau)$ 是 τ 分位点变量的系数，x_{it} 为个体 i 在时间 t 的特征。u_i 是代表个体异质性的截距项，即个体的固定效应。

（2）面板分位数回归模型估计

前文提到横截面分位数回归模型的参数估计通过最小化加权绝对距离实现：$\min \sum_{i=1}^{n} \rho_\tau(y_i - X_i\beta(\tau))$。类似的，面板数据分位数回归的参数估计通过最小化加权绝对距离之和进行求解。

$$\min_{(\mu,\beta)} \sum_{k=1}^{q} \sum_{t=1}^{m} \sum_{i=1}^{n} w_k \rho_{\tau k}(y_{it} - X_{it}\beta(\tau) - u_i) \qquad （公式 12-12）$$

其中，w_k 是权重系数，决定特定分位数点 $\tau_1, \tau_2, \cdots, \tau_q$ 在估计参数时的相对影响程度，$\rho_\tau(u) = u(\tau - I(u < 0))$ 是分位数的分段线性损失函数，其中 $I(\cdot)$ 代表指示函数，当 $u < 0$ 时，I 为 1，否则为 0，即：$\rho_\tau(Y - q) = \begin{cases} (\tau - 1)(Y - q), Y < q \\ \tau(Y - q) \qquad , Y \geq q \end{cases}$。对于系数 $\beta(\tau)$ 和 u_i 的估计方法，目前大致可以分为两类，第一类方法与截面数据固定效应模型的组内估计或一阶差分类似，通过对解释变量和被解释变量进行均值或差分处理，消去个体效应 u_i，然后利用最小二乘法实现参数估计求得 $\beta(\tau)$。这种参数求解的方法减少了需要估计的参数量，操作比较简单，但改变了分位数回归方程的含义，得到的结果难以合理解释。第二类方法则是从公式 12-12 的整体出发，根据模型的特点，通过数据迭代算法求解，这类方法可以得到所有参数的估计值，但计算过程较为复杂，软件实现也比较困难。

（3）两阶段面板数据分位数回归

对于任意分位点 τ 的面板数据分位数回归模型：$Q_{y_{it}}(\tau \mid X_{it}) = X_{it}\beta(\tau) + u_i + \varepsilon_{it}$，其中，$i$ 表示个体（$i = 1, 2, \cdots, n$），t 表示时间（$t = 1, 2, \cdots, T$），u_i 是个体固定效应，$\beta(\tau)$ 和 u_i 都是在模型估计过程中需要求解的参数。

Canay 提出的适应于面板数据的两阶段分位数回归求解方式[10]，其假设 u_i 不随分位数点 τ 的变化而变化，$\hat{\mu}_i$ 是 u_i 的一致估计量。

首先通过面板数据模型估计个体固定效应 $\hat{\mu}_i$，记为 $\hat{\mu}_i \equiv E_T[y_{it} - X_{it}^T\hat{\beta}]$，然后从被解释变量 y_{it} 中去除个体固定效应 $\hat{\mu}_i$，即 $y_{it} - \hat{\mu}_i = X_{it}\beta(\tau) + \varepsilon_{it}$，记 $\hat{y}_{it} = y_{it} - \hat{\mu}_i$。

此时对应的分位数回归函数为：

$$Q_{it}(\tau \mid x_{it}) = X_{it}\beta(\tau)$$

（公式 12-13）

$\beta(\tau)$ 的估计值可通过最小化 $\sum_{i=1}^{N}\sum_{t=1}^{T}\rho_{\tau}(\hat{y}_{it} - \beta(\tau)x_{it})$ 来获得。

这种方法侧重于对 $\beta(\tau)$ 的估计而对 u_i 不做计算，Canay 证明了在满足特定条件时，$T \to \infty$ 时，$\beta(\tau)$ 的估计量是一致的且具有渐进正态性。这种参数求解的方法减少了需要估计的参数量，操作比较简单，计算所用时间较少。

（4）**面板数据的惩罚分位数回归模型**

Koenker 提出固定效应面板分位数回归[9]，指出当面板数据中个体数量相对较多、期数较少时，可以通过引入惩罚项对个体效应进行有效控制，减少由于个体数量太多待估参数 u_i 增加引起的估计结果方差增加，具体过程如下。

假设面板数据的分位数回归模型为：$Q_{yit}(\tau \mid x_{it}) = X_{it}\beta(\tau) + u_i + \varepsilon_{it}$，其中，$x_{it}$ 包含截距项，为减少待估系数，增加估计结果的准确性，假设 u_i 与 τ 不相关，即个体固定效应只与个体有关，与分位数 τ 无关。

假设线性惩罚项为：$P(\mu) = \sum_{i=1}^{n}\mu_i$。在 $\min\limits_{(\mu,\beta)}\sum_{k=1}^{q}\sum_{t=1}^{m}\sum_{i=1}^{n}w_k\rho_{\tau k}(y_{it} - X_{it}\beta(\tau) - u_i)$ 的基础上引入惩罚项，即：

$$\min_{(\mu,\beta)}\sum_{k=1}^{q}\sum_{t=1}^{m}\sum_{i=1}^{n}w_k\rho_{\tau k}(y_{it} - X_{it}\beta(\tau) - u_i) + \lambda\sum_{i=1}^{n}|\mu_i|$$

（公式 12-14）

其中，λ 是调节系数，当 $\lambda \to 0$，得到与没有惩罚项时一样的个体固定效应估计值；当 $\lambda \to \infty$ 且对于任意个体 i 都有 $\mu_i \to 0$ 时，可以得到没有个体固定效应时的其他参数的估计值。但因为 X_{it} 包含截距项，所以任何情况下，任一分位数回归方程都有截距项。但 μ_{it} 的估计值与 λ 的取值相关。

Koenker 采用内点算法来解决了引入惩罚项的加权绝对距离最小化问题，并且证明了在一定条件下，惩罚分位数回归估计的 $\beta(\tau)$ 具有渐进正态性。同时他使用蒙特卡罗模拟比较研究结果显示，相较于一般的面板数据分位数回归，惩罚分位数回归估计结果的均方误差明显降低，有效性提高。

12.2.3 分析思路

相较于用某一年横截面数据的分位数回归，面板数据可以提供更大的样本量，并在一定程度上解决遗漏变量的问题。但固定效应的均值模型不能展示教育水平对工资收入全局的影响。此处将利用面板数据探讨教育水平对工资收入全局分布的影响。以下是具体的分析过程。

（1）**数据准备**

首先利用 Verbeek 和 Leuven 在分析年轻男性是否为工会成员在工资收入上的差异时收集的 1980—1987 年间 545 名男性个人特征和工资收入的数据集作为分析样本[11]。该样本集合来自美国青年队列调查数据库，纳入样本的 545 名青年男性已在 1980 年前完成了学业，并在 1980—1987 年间全职工作。该数据集中每一个个体在 1980—1987 年间都有观察值，没有缺失，是一个平衡面板数据。

（2）确定解释变量和被解释变量

本例研究感兴趣的问题是教育水平对工资收入分布的影响，因此被解释变量是个体在某年的工资收入，这里用某年个体的时薪（美元）作为代理变量，最关注的解释变量是个体的教育水平，研究中用受教育年限表示。以往研究表明，工会成员的工资收入存在溢价的可能，个体的工作经历和身体状况对工资收入也有影响。普遍认为，个体的工作经历越丰富，工资收入越高。因此，研究中同时纳入了可能对工资收入有影响的其他解释变量 [是否工会成员、工作年限、种族（黑人、西班牙裔、其他）、婚姻、健康（是否伤残）]，具体信息见表 12-5。

表 12-5 描述性分析

	1980 年	1981 年	1982 年	1983 年	1984 年	1985 年	1986 年	1987 年
时薪（均值）/ 美元	4.59	5.12	5.41	5.64	6.10	6.47	6.82	7.20
标准差	2.20	2.43	2.82	2.79	3.21	3.86	3.44	3.61
教育年限（均值）/ 年				11.77				
标准差				1.75				
工作年限 / 年	3.02	4.02	5.02	6.02	7.02	8.02	9.02	10.02
标准差				1.65				
是否工会成员								
是	137	136	140	134	137	122	115	143
否	408	409	405	411	408	423	430	402
婚姻状况								
已婚	101	157	195	244	273	295	314	335
未婚	444	388	350	301	272	250	231	210
是否伤残								
是	12	11	10	8	13	6	7	7
否	533	534	535	537	532	539	538	538
种族								
黑人				63				
西班牙裔				85				
其他				397				

注：定量变量展示均值，标准差；分类变量展示数量。

至此，已基本构建了一个模型用于分析教育水平对工资收入的影响，用公式可以表示为：$Q_{yit}(\tau \mid x_{it}) = X_{it}\beta(\tau) + u_i + \varepsilon_{it}$，其中，$i$ 表示男性个体（$i = 1, 2, \cdots, 545$），t 表示时间（$t = 1980, \cdots, 1987$），τ 分别是 0.10、0.25、0.50、0.75 和 0.90。X_{it} 为个体 i 在时间 t 的特征，包括教育水平、婚姻、种族、是否有伤残、是否工会成员、工作年限。$\beta(\tau)$ 是各解释变量的系数，u_i 是代表个体异质性的截距项，即个体的固定效应。

在分析过程中，本例采用了公式 12-14 固定效应的惩罚分位数回归的方法估计参数，其中，τ 分别是 0.10、0.25、0.50、0.75 和 0.90，在估算过程中对每个分位数点赋予相同的权重，即 $w_k = 1/5$，λ 取 1，最终分析结果见表 12-6。

表 12-6　固定效应的惩罚分位数回归估计结果

	$\tau = 0.10$	$\tau = 0.25$	$\tau = 0.50$	$\tau = 0.75$	$\tau = 0.90$
教育年限	0.45（0.03）**	0.49（0.02）**	0.55（0.02）**	0.61（0.02）**	0.73（0.04）**
工作年限	0.30（0.02）**	0.26（0.02）**	0.26（0.02）**	0.29（0.02）**	0.36（0.03）**
是否工会（vs 否）					
是	0.54（0.13）**	0.50（0.1）**	0.47（0.1）**	0.47（0.13）**	0.64（0.2）**
种族（vs 其他）					
黑人	−0.38（0.14）**	−0.43（0.12）**	−0.50（0.1）**	−0.59（0.12）**	−0.75（0.19）**
西班牙裔	0.25（0.16）	0.21（0.12）	0.28（0.09）**	0.28（0.12）**	0.28（0.17）
婚姻（vs 否）					
已婚	0.41（0.12）**	0.38（0.1）**	0.33（0.09）**	0.37（0.10）**	0.30（0.15）*
是否伤残（vs 否）					
是	−0.33（0.5）**	−0.22（0.25）	−0.13（0.22）	0.11（0.27）	0.12（0.60）

注：** 表示 $P < 0.001$；* 表示 $P < 0.05$。

12.2.4　结果解读

面板数据分位数回归能够估计被解释变量在给定解释变量下全面的条件分布。表 12-6 展示了 0.10、0.25、0.50、0.75、0.90 分位数回归的估计结果。从教育水平与工资收入增加的实证研究结果中可以看出，分位数回归的系数符号在不同分位数点是一致的，但系数大小随着工资收入分布的不同位置发生变动，且表现出一定的变化规律。从结果看，受教育年限的系数在所考察分位点的值随着条件分布由低端向高端变动，其系数逐渐增大。如在 0.10 低分位点值为 0.45，在 0.50 分位点值为 0.55，而在 0.90 分位点处为 0.73。这表明，当一个年轻男性的工资收入条件分布位于 0.90 分位点处，教育对工资收入的促进作用最为显著，而在其他分位点，教育的促进作用相对较弱，这是固定效应均值回归模型所无法反映的信息。

从工作年限与工资收入的回归结果可以看出，分位数回归的系数符号在不同分位数点也是一致的，均为正，也就是说随着工作时间的增加，工资收入也是在增加的。但其系数大小随着工资收入分布的不同位置的变动似乎没有特别的规律。是否是工会成员与工资收入的回归结果可以看出，在工资收入的不同分位数点，工会成员的工资收入会有不同程度的增加，当一个年轻男性的工资收入条件分布位于 0.90 分位点处，工会成员的溢价作用最为显著。

12.2.5　总结与扩展

面板分位数回归同时具有面板数据和分位数回归的优势。Koenker 提出固定效应面板分位数回归 [9] 之后，陆续有研究者对面板数据分位数回归参数估计问题进行研究 [3,12]。目前大致可以分为两类，第一类方法是通过对变量进行转换，消去个体效应，利用最小二乘法实现参数估计。这种方法减少了需要估计的参数量，操作比较简单，但解释比较复杂。另一类则是从模型整体出发，通过数据迭代算法求解，这类方法可以得到所有参数的估计值，但计算过程较为复杂，软件实现也比较困难，近年来对这类问题的研究已成为面板分位数的主流研究方向，目前多侧重于固定效应的面板分位数回归模型的参数估计。Koenker 提出的惩罚面板分位数回归，有效控制了个体效应的影响，估计结果更有效；多维无约束优化理论中的直接法——模式搜索法也是通过数据迭代的方式求解问题，估计结果更稳健和有效。随机效应的面板分位数回归的参数求解比较复杂，基于 Coopula 和极大似然估计的随机效应的面板分位数回归的参数求解可在一定程度上解决面板分位数回归的截面内相关性问题。除此之外，面板分位数回归还有不同程度的扩展，如动态面板分位数回归、工具变量面板数据分位数回归、多水平分位数回归模型等。

（王庆瑜）

参考文献

[1] KOENKER R, BASSETT G. Regression quantiles[J]. Econometrica, 1978, 46(1): 33–50.

[2] WANG Q Y, JIANG Q L, YANG Y L, et al. The burden of travel for care and its influencing factors in China: An inpatient-based study of travel time[J]. Journal of Transport & Health, 2022(25): 101353.

[3] KOENKER R. Quantile regression [M]. Cambridge: Cambridge University Press, 2005.

[4] KOENKER R, HALLOCK K. Quantile Regression: An introduction[J]. Journal of Economic Perspectives, 2001, 15(4): 143–156.

[5] 伍德里奇. 计量经济学导论：现代观点［M］. 6 版. 北京：中国人民大学出版社，2018.

[6] 陈强. 高级计量经济学及 Stata 应用［M］. 2 版. 北京：高等教育出版社，2014.

[7] 王娜. 面板数据分位数回归模型求解及应用研究［D］. 济南：山东大学，2017.

[8] BUCHINSKY M. Changes in the U.S. wage structure 1963–1987: applications of quantile regression[J]. Econometrica, 1994, 62(2): 405–458.

[9] KOENKER R. Quantile regression for longitudinal data[J]. Journal of Multivariate Analysis, 2004, 91(1): 74–89.

[10] CANAY I A. A simple approach to quantile regression for panel data[J]. Econometrics Journal, 2011, 14(3): 368–386.

[11] VERBEEK M, LEUVEN K U. Whose Wages Do Unions Raise? A Dynamic Model of Unionism and Wage Rate Determination for Young Men[J]. Journal of Applied Econometrics,1998, 13(2): 163–183.

[12] GERACI M, BOTTAI M. Quantile regression for longitudinal data using the asymmetric Laplace distribution[J]. Biostatistics, 2007, 8(1): 140–154.

第13章 空间描述与测度

对医疗卫生资源进行合理的空间配置是提高健康水平的重要保障。从 1978 年阿拉木图宣言提出人人享有卫生保健（Health For All），到 2005 年世界卫生大会提出全民健康覆盖（Universal Health Coverage，UHC），均强调了保证每个人在需要的时候能及时获得高质量的医疗服务是消除健康差距，促进健康公平的重要举措。然而，没有一个医疗系统可以为每个需求者提供无限的医疗卫生资源，与需求相比，医疗卫生资源总是有限的。随着现代社会医疗负担的不断加重，以及人口老龄化和慢性非传染性疾病的日益流行，如何有效地对有限的医疗卫生资源进行科学高效的配置正受到越来越多的关注 [1]。医疗卫生资源的空间配置反映了在不考虑经济能力、个人信仰、就医偏好等个体因素的情况下，需求者获取医疗卫生服务的潜在便捷程度 [2]，对政策制定者合理配置医疗卫生投入，改善居民就医条件，进而整体提升居民健康水平具有重要意义。目前医疗卫生资源的空间配置情况通常基于空间可及性（spatial accessibility）进行度量，一般应用以 ArcGIS 软件平台为代表的地理信息系统（geographical information system，GIS）来完成相关分析。

13.1 最短路径法

13.1.1 研究问题

医疗卫生机构的服务能力以及机构与患者之间的空间关系对于评价医疗卫生资源空间配置的合理性非常必要，例如传统的供需比法即是利用一定区域内医疗卫生机构、床位、卫生技术人员等医疗卫生资源的数量与总人口之比来衡量该区域医疗卫生资源的空间可及性 [3]。然而当医疗卫生机构的选择有限并且最近的医疗机构被使用的可能性较高的情况下，到达最近的医疗卫生机构的空间成本则被认为是空间可及性的良好测度手段。例如，针对紧急医疗服务如事故造成的严重创伤，及时获取医疗服务对患者的健康结局有重大影响，患者普遍优先选择最近的医疗卫生机构就诊；孕妇和贫困人口等特殊人群，由于出行方式受限，普遍在就近的医疗机构获取医疗服务；在中低收入国家和农村地区，交通可及范围内可选择的医疗机构有限，因此最近的医疗机构同时也是患者最有可能选择的医疗机构 [4]。而就医的空间成本通常可以采用欧几里得距离（直线距离）、交通路网距离以及基于交通路网的交通时间进行测度。

本例研究以湖北省恩施土家族苗族自治州（后文简称为恩施州）为例，采用最短路径法分别评价居民获取门诊服务和住院服务的便捷性（空间可及性）。

13.1.2　方法原理

医疗卫生资源空间可及性研究主要涉及三方面数据，一是医疗卫生服务供给侧数据，二是医疗卫生服务需求侧数据，三是供需双方之间的空间关系[5]。

由于最短路径法通过测度患者到达最近的医疗机构的空间成本评价空间可及性，因此在最短路径法中，供给侧数据为医疗机构的空间位置，一般以医疗机构的经纬度表示。需求侧数据为患者的空间位置，为方便计算和分析通常对位于相同居民点的患者进行聚合，以该居民点的经纬度和该居民点的患者数量表示，基于数据基础和分析目的，通常采用的居民点包括可获得的最小单位的行政单元中心（人口普查单元、邮政编码单元、乡镇等）以及栅格形式的人口单元中心（例如 WorldPop 提供全球 100m×100m 尺度的人口密度数据）。供需双方之间的空间关系则是从患者的空间位置到达医疗机构的空间位置的最低空间成本（距离或时间）。通常针对每个居民点，分别计算其到达所有备选医疗机构的空间成本，并从中选择最小值，而空间成本可以通过直线距离、交通路网距离、利用不同交通工具的交通时间等进行测度。应用 GIS 计算最短路径时，首先需要基于供需双方的经纬度明确其在空间上的位置，其次运用 ArcGIS 提供的分析工具（网络分析模块中的最近设施、服务区、OD 成本矩阵等），计算两者之间的最小空间成本，最后对计算结果进行空间分析和地图展示。

图 13-1 为最短路径法的一个示例。对于人口普查单元 1，距离最近的供给点显然在 a 处，其空间成本为 d_{1a}，即为人口普查单元 1 处的最短路径成本。对于人口普查单元 11，其

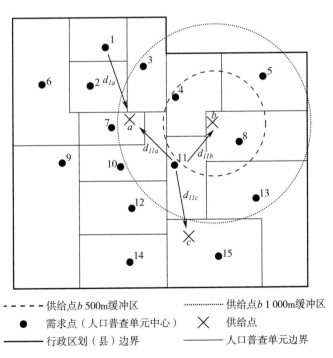

- - - - - 供给点 b 500m缓冲区	·············· 供给点 b 1 000m缓冲区
● 需求点（人口普查单元中心）	✕ 供给点
——— 行政区划（县）边界	——— 人口普查单元边界

图 13-1　最短路径法示例

距离供给点的空间成本分别为 d_{11a}、d_{11b} 与 d_{11c}，而该处的最短路径成本为 $min\,(d_{11a},\,d_{11b},\,d_{11c})$。当对最短路径成本的精确度要求不高时，也可以以供给点为中心做缓冲区（搜索区），通过识别需求点所处缓冲区范围，判断其最短路径成本，例如人口普查单元 4、8 处于供给点 b 的 500m 缓冲范围内，说明其获取服务的最短路径成本在 0～500m 范围内，而人口普查单元 5 处于供给点 b 的 500～1 000m 缓冲范围内，说明其获取服务的最短路径成本在 500～1 000m 范围内。

图 13-1 示例展示了以欧几里得距离作为空间成本时的情况。在 ArcGIS 软件平台进行上述计算时，可以采用邻域分析下的近邻分析工具计算距离各需求点最近的供给点的距离，即直接获取 d_{1a}。也可以采用邻域分析下的点距离工具，计算各供给点与需求点之间的距离，即分别计算 d_{11a}、d_{11b} 与 d_{11c}。还可以采用缓冲区工具将距供给点不同范围的需求点进行划分，通过识别需求点所处的缓冲区范围，判别其最短路径成本。

而当以交通路网或交通时间作为空间成本时，需要用需求点与供给点之间的实际交通路网/时间代替上述直线。具体在 ArcGIS 软件平台计算时，首先需要构建基于实际交通网络的网络数据集，其次采用网络分析下的最近设施（对应近邻分析工具）、OD 成本矩阵（对应点距离工具）、服务区（对应缓冲区工具）操作计算得到最短路径。随着地理空间大数据的发展，越来越多的研究利用公开的地理信息平台例如百度地图、高德地图等，通过应用程序编程接口（application program interface，API）批量计算不同出行方式下需求点到达供给点的出行时间，获取空间成本用于相关研究。

13.1.3　分析思路

对恩施州居民获取门诊服务和住院服务的便捷性进行分析，首先需要对供方、需方、影响空间成本的环境三方面数据进行收集和梳理。

针对服务的提供方，准确识别提供门诊服务和住院服务的医疗机构是关键。通过对恩施州居民实际的就医行为进行问卷调查，发现当发生门诊需求时，居民最常选择的三类医疗机构分别为村卫生室（约 75%）、乡镇卫生院（约 8%）、县域内的医院（约 6%），因此将这三类机构作为恩施州门诊服务的供给点。发生住院需求时，居民最常选择的医疗机构为县域内的医院（约 44%）和乡镇卫生院（约 35%），另有一定比例的居民选择省医院（约 18%）。由于省医院距离较远，不属于恩施州本地医疗资源，本研究将乡镇卫生院和县域内的医院作为恩施州住院服务的供给点。供给点的位置利用百度 POI（Points of Interest）获取，共识别出 39 家医院与 113 家乡镇卫生院，与恩施州统计年鉴一致。但百度 POI 识别出的村卫生室数量与统计年鉴差别较大，考虑到我国政策要求每个行政村有一个村卫生室，且村卫生室一般位于村委会附近，因此利用 POI 中识别的行政村中心替代村卫生室所处的位置，共识别出 2 567 个村卫生室。

针对服务的需求方，其空间分布越精细，空间可及性计算结果越准确。本研究的需求方为所有居民，并假设居民在恩施州内均匀分布。同时为了便于计算，将恩施州内各村的行政中心（一般为村委会所处位置）设为各村人口的聚集点，用于计算基于百度 API 的最短就医时间。

　　针对空间成本，考虑的环境因素越多，与现实情况越接近，计算得到的空间可及性结果越准确。直线距离是在不考虑任何环境因素的影响下最简单的空间成本。然而在现实生活中，人们的出行依靠各种交通工具和道路网络，同时受自然因素（比如地形）和社会经济因素（比如私家车保有量、地铁建成情况）等的影响，进而影响空间成本。问卷调查结果显示，在寻求门诊服务时，居民普遍选择步行作为出行方式，能接受的出行时间在 30 分钟左右；而在寻求住院服务时，居民更多使用公共交通和私家车作为出行工具。考虑到步行受交通路网限制小，因此本示例中采用欧几里得距离评价步行情况下获取门诊服务的可及性，同时使用百度 API 计算驾车情况下各村居民获取住院服务的可及性。

　　基于上述三方面数据，结合国家相关政策要求，通过计算获取门诊服务和住院服务的最短时间、最长时间、平均时间、不同时间区间覆盖的人口比例等反映恩施州以及下属区县获取服务的便捷情况。

13.1.4　结果解读

　　恩施州医院、乡镇卫生院、村卫生院 / 村行政中心的分布分别如图 13-2A、图 13-2B、图 13-2C 所示，交通路网的分布如图 13-2D 所示。

　　在门诊服务方面，问卷调查发现居民普遍能够接受步行 30 分钟前往村卫生室、乡镇卫生院、医院获取门诊服务，因此分别以村卫生室、乡镇卫生院、医院为中心，服务半径 2km（假设步行速度为 4km/h，30 分钟步行距离为 2km）建立缓冲区，得到结果如图 13-3A 所示。村卫生室覆盖了恩施州约 75% 的范围，而乡镇卫生院和医院的覆盖范围大多与村卫生室重叠，说明村卫生室在提供门诊服务方面做出了巨大贡献。同时从空间上看，恩施市、巴东县、建始县基本覆盖在医疗机构 30 分钟服务区内，而其他区县仍有较大区域未被覆盖，说明门诊服务的可及性仍待提高。但利用百度 API 提供的实际交通数据，在恩施州 2 567 个行政村中，仅分别有 47 个和 9 个能在 15 分钟内到达最近的乡镇卫生院或医院，而绝大部分行政村到达乡镇卫生院和医院的时间在 2 小时以上（图 13-3B、图 13-3C，表 13-1），最偏远的村需要步行 15 小时到达最近的卫生院，29 小时到达最近的医院。

　　在住院服务方面，问卷调查发现居民普遍采用驾车或公共交通的出行方式，能够接受 30 分钟到达乡镇卫生院，或者 60 分钟到达医院获取住院服务。因此首先以乡镇卫生院和医院为中心，分别设置 15km 和 30km（假设驾车行驶速度为 30km/h，30 分钟和 60 分钟驾车距离分别为 15km 和 30km）缓冲区，展示住院服务的覆盖范围，结果如图 13-3D 所示。恩施州约 94% 的区域处在乡镇卫生院 30 分钟驾车范围内，约 79% 的区域处在医院 60 分钟驾车范围内，医院 60 分钟驾车范围外的区域主要集中在利川市与咸丰县，以及建始县与巴东县的交界处。基于百度 API 提供的实际交通数据，在恩施州 2 567 个行政村中，有 1 584 个行政村能够在驾车 30 分钟以内到达最近的乡镇卫生院，仅 141 个需要花费 1 小时以上到达最近的乡镇卫生院。同时，约半数的行政村（1 249 个）需要花费 1 小时以上到达最近的医院，其中 274 个行政村需要花费 2 小时以上（图 13-3E、图 13-3F，表 13-1），最偏远的村需要驾车 3.6 小时到达最近的卫生院，4.6 小时到达最近的医院。

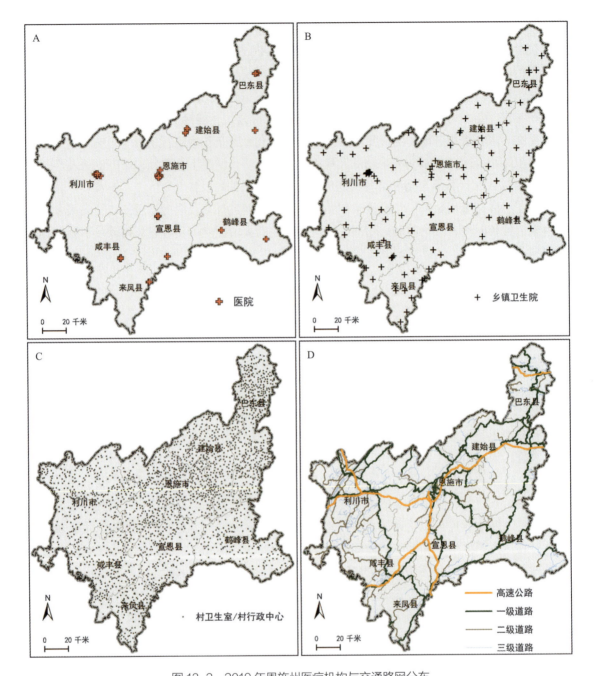

图 13-2　2019 年恩施州医疗机构与交通路网分布

注：A. 为医院空间分布；B. 为乡镇卫生院空间分布；C. 为村卫生室 / 村行政中心空间分布；D. 为交通路网分布。

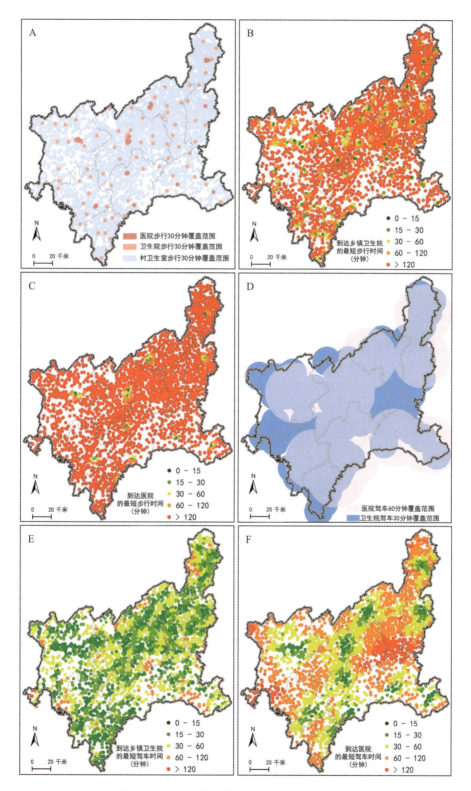

图 13-3 2019 年恩施州医疗机构空间可及性

注：A. 为基于欧几里得距离的门诊服务覆盖情况；B. 为步行到达乡镇卫生院的最短时间；C. 为步行到达医院的最短时间；D. 为基于欧几里得距离的住院服务覆盖情况；E. 为驾车到达乡镇卫生院的最短时间；F. 为驾车到达医院的最短时间。

表 13-1　恩施州行政村到达乡镇卫生院与医院的最短就医时间

交通时间范围 / 分钟	步行到达		驾车到达	
	乡镇卫生院数量	医院数量	乡镇卫生院数量	医院数量
0 ~ 15	47	9	652	136
16 ~ 30	50	16	932	282
31 ~ 60	157	38	842	900
61 ~ 120	473	102	140	975
>120	1 840	2 402	1	274

13.1.5　总结

传统供需比法利用一定区域内医疗卫生机构、床位、卫生技术人员等医疗卫生资源的数量与总人口之比来衡量该区域医疗卫生资源空间可及性，而最短路径法与之不同。最短路径法虽然原理简单，但克服了供需比法的三点明显不足：①无法揭示行政区划内部医疗卫生资源空间可及性的差异；②未能考虑到患者的跨区域就医行为；③未考虑患者到医疗卫生机构的距离或出行时间对空间可及性的影响 [6]。整体而言，空间可及性分析的单元越小（例如村、街道等），供需比法计算得到的结果越不能反映实际的就医便捷性，但最短路径法计算得到的结果反而越精确。

随着我国交通系统的发展和居民对生活水平要求的提升，以及地理信息系统技术和地理空间大数据的发展，医疗卫生资源空间配置合理性的评价指标越来越精细。例如，海南、上海、江苏等地相继提出"1 小时三级医疗服务圈""15 分钟社区生活圈""15 分钟健康服务圈"等医疗卫生资源配置规划目标 [7]。而最短路径法恰好与目前国家大力推广的服务圈概念相契合。因此，采用最短路径法对特定的医疗卫生服务或医疗资源进行空间可及性评价，能够为政府相关部门优化医疗卫生资源空间配置提供有力支撑，尤其是回答"医疗卫生资源应该配置在哪里"的现实应用问题。

13.2　两步移动搜寻法

13.2.1　研究问题

两步移动搜寻法（two-step floating catchment area method，2SFCA）综合考虑了医疗卫生资源的稀缺性，以及供需双方的空间关系对获取医疗卫生资源的影响。与仅考虑了供需双方空间关系的最短路径法相比，2SFCA 进一步考虑了供方服务能力与需方需求大小之间的匹配情况。而与不能揭示区域内部空间差异和无法考虑跨区域就医行为的供需比法相比，2SFCA 又将获取医疗卫生资源的空间成本纳入分析 [8]。基于 2SFCA 计算所得的结果可以理解为打破行政区划界限，并考虑了随着距离增加导致就医便捷性降低之后的人均可获得的医疗卫生资源数量，结果全面反映医疗卫生资源空间配置的合理性并且可理解性较强，计算相对可行，因此 2SFCA 自提出以来得到广泛应用，可为资源投入和政策制定提供科学依据 [5]。

本例研究以四川省为例，以评价产妇获取分娩服务的便捷性为分析目标，对 2SFCA 方法的应用进行展示。因为分娩服务一方面对能够及时获取医疗服务有要求，另一方面对妇产科床位等医疗卫生资源也有要求，即需要同时考虑供需双方之间的空间关系以及医疗资源的供需匹配情况，能充分发挥 2SFCA 方法的优势。

13.2.2　方法原理

首先，移动搜寻法（floating catchment area method，FCA）是以患者所处的居民点为中心，画一个搜索区（catchment area），用搜索区内的供需比值（医疗机构总的服务能力与患者需求/数量的比值）作为该点的就医便捷度（空间可及性）。在研究区内，搜索区从一个居民点浮动到另一个居民点，从而确定所有居民点的就医便捷度[9]。搜索区可以定义为每个居民点周围的方形区域、圆形区域，或者某个特定的通行时间范围，而不受行政边界的限制。

图 13-4 为 FCA 的一个示例[10]。为简单起见，假设每个居民点（以人口普查单元为例）有 1 个居民，每个供应点的供应量为 1，并用一个围绕居民点的固定半径的圆作为搜索区。对于图中普查单元 2，在以其为中心的搜索区内，总供给量为 1（在 a 处），总需求量为 8（普查单元 1、2、3、4、6、7、9、10），因此普查单元 2 处的空间可及性为 1/8。同理，普查单元 3 处的空间可及性为 2/5。由于搜索区可以包含相邻的两个甚至多个行政区（图 13-4 中以粗实线代表，假设是县界），FCA 方法考虑了跨区域边界供给与需求的相互作用。

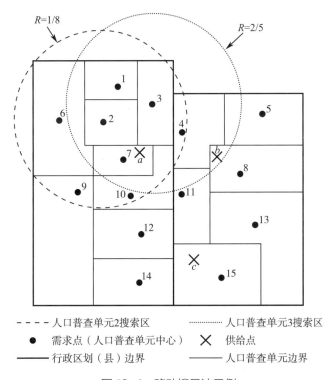

图 13-4　移动搜寻法示例

由此例也可以看出 FCA 方法存在的缺陷，它只考虑了需求点的搜索范围，没有考虑搜索范围内供给点的繁忙程度（有限的资源被竞争的程度），即落在一个搜索区范围内的供给点并不能 100% 服务该搜索区内的需求点（人口）。FCA 方法假设在一个搜索区内的机构均能够被区内的居民使用，然而搜索区内某些居民点与机构的距离可能大于获取服务的空间成本阈值（本例中为普查单元的搜索半径），例如图 13-4 中居民点 1 与供应点 b 之间的距离大于普查单元 3 的搜索半径。与此同时，与机构的距离小于获取服务的空间成本阈值的居民点也可能不在搜索区内，例如机构 a 点在普查单元 2 的搜索区内，但它不是完全为普查单元 2 的居民服务，因为普查单元 11 到机构 a 的距离也在搜索半径以内。由此可见，每个供给点的繁忙程度受其周边的需求量大小影响，需求越大其繁忙程度越高，获取服务的便捷性越差。

两步移动搜寻法（2SFCA）克服了上述 FCA 方法的缺陷，它分别以供给点和需求点为中心，移动搜寻两次，由此得名两步移动搜寻法。

第一步，针对每个供给点 j，搜索所有离 j 的距离在阈值（D_0）范围内（即 j 的搜索区内）的需求点（k），计算供需比 R_j。

$$R_j = \frac{S_j}{\sum_{k \in \{d_{kj} \leq D_0\}} P_k} \tag{公式 13-1}$$

其中，d_{kj} 为需求点 k 与供给点 j 之间的距离，P_k 为搜索区内需求点 k（即 $d_{kj} \leq D_0$）需求的大小（比如总人口数量），S_j 为 j 点的供给能力（比如医疗机构床位数）。

第二步，针对每个需求点 i，搜索所有在 i 距离阈值（D_0）范围内（即 i 的搜索区内）的供给点（j），对所有的供需比 R_j 求和，得到需求点 i 处的空间可及性 A_i^F。

$$A_i^F = \sum_{j \in \{d_{ij} \leq D_0\}} R_j = \sum_{j \in \{d_{ij} \leq D_0\}} \left[\frac{S_j}{\sum_{k \in \{d_{kj} \leq D_0\}} P_k} \right] \tag{公式 13-2}$$

其中，d_{ij} 为需求点 i 与供给点 j 之间的距离，R_j 为位于需求点 i 搜索区内（即 $d_{ij} \leq D_0$）供给点 j 的供需比。A_i^F 的值越大，代表需求点 i 处的空间可及性越好。

2SFCA 方法的第一步明确了供给点的繁忙程度，即每个供给点的搜索区（可以理解为医疗机构的服务区）内的供需比。第二步通过将所有能为特定需求点提供服务的供给点纳入考虑，并对其能够为此需求点提供服务的能力（供需比）进行求和，计算得到需求点的空间可及性（即获取医疗卫生服务的便捷性）。该方法为每个需求点分别计算空间可及性，其结果可以理解为打破行政区划界限，并考虑了随着距离增加导致就医便捷性降低之后的人均可获得的医疗卫生资源数量。公式 13-2 的结果本质上是一个供需比（被一个距离阈值或过滤窗口过滤了两次），推导可知其人口加权平均与研究区整体的供需比值相等 [11]。

图 13-5 为 2SFCA 方法的示例。在本例中，仍旧假设每个居民点（以人口普查单元为例）有 1 个居民，每个供应点的供应量为 1，但以驾车 30 分钟的交通时间代替直线距离来定义搜索区。供给点 a 的搜索区内供应量为 1，覆盖 8 个需求点（1、2、3、4、6、7、9、10），因此供需比为 1/8。类似的，供应点 b 的搜索区内供应量为 1，覆盖 4 个需求点（4、5、

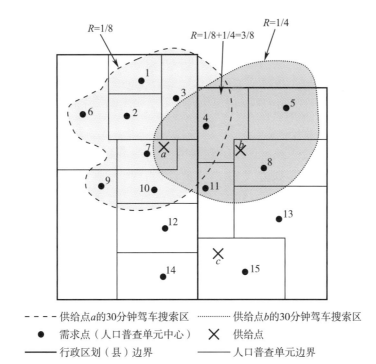

图 13-5 两步移动搜寻法示例

8、11），因此供需比为 1/4。居民点 1、2、3、6、7、9、10 的患者只能获取供给点 a 提供的服务，因此这些居民点的空间可及性等于供给点 a（唯一的供给点）的供需比，即 R_a=1/8。同样，居民点 5、8、11 的患者只能获取供给点 b 提供的服务，因此这些居民点的空间可及性等于供给点 b 的供需比，即 R_b=1/4。居民点 4 同时被供给点 a 与供给点 b 的搜索区覆盖，意味着居民点 4 的患者可以获得供给点 a 与供给点 b 提供的服务，因此居民点 4 的空间可及性为供给点 a 与供给点 b 的供需比之和，即为 R_a+R_b=3/8。

13.2.3 分析思路

在 ArcGIS 软件平台上对四川省分娩服务的空间可及性进行分析，同样需要对供方、需方、影响空间成本的环境三方面数据进行收集和梳理。

本案例中医疗服务的供方为四川省内所有能提供分娩服务的医疗机构。因此利用病案首页数据，识别四川省所有医院和卫生院（包括乡镇卫生院、社区卫生服务中心 / 站、街道卫生院）中，2019 年分娩人数不为 0 的机构，作为本研究的供给点，并利用统计年报中各医疗机构对应的详细地址，明确其经纬度。最终在 8 140 家医疗机构中识别出 1 063 家能够提供分娩服务的医疗机构，包括 705 家医院（共计 2 680 家医院）和 358 家卫生院（共计 5 460 家卫生院）。考虑到分娩服务对医疗资源的要求，本例以医疗机构妇产科床位数作为供给点的服务能力（S_j）指标。

本案例中医疗服务的需方为有分娩需求的产妇，不考虑多胎带来的影响，其数量与空间分布应当与新生儿一致。具体而言，四川省统计年鉴提供了四川省各市 / 州的新生儿总数，而 WorldPop 通过集成人口分布、年龄结构、生育率等数据，提供了 1km×1km 精度下，全球新生儿的空间分布。为提高数据的准确性，WorldPop 基于联合国收集的各国家新生儿数量对数据进行了调整，使各国家 1km×1km 人口单元（栅格）的总和与新生儿数量一致。然而，下级行政单位（如省、州等）下栅格的总和与当地实际的新生儿数量可能存在差异。因此，本例研究以 WorldPop 提供的四川省 1km×1km 新生儿空间分布作为权重，基于统计年鉴提供的四川省各市/州的新生儿总数进行进一步调整，使各市/州 1km×1km 栅格的总和与当地实际的新生儿数量一致，最终得到四川省 2019 年每 1km×1km 区域内产妇（即新生儿）的数量。具体计算步骤如公式 13-3 所示，其中 P_{ij} 是市/州 j 中人口单元 i 的修正产妇数量，G_{ij} 是对应的 WorldPop 中栅格 i 的值，G_j 是市/州 j 的 WorldPop 栅格值的总和，T_j 是来自四川省统计年鉴的 2019 年市/州 j 新生儿数量。

$$P_{ij} = G_{ij} \times \left(\frac{T_j}{G_j} \right) \qquad （公式 13-3）$$

空间成本方面，考虑到产妇出行不便、分娩需求产生的时间不确定以及发生紧急情况后不便移动身体等特殊性，采用私家车沿交通路网出行的最短时间作为空间成本。具体而言，可以通过两种方式进行计算。一是利用公开的地理信息平台例如百度地图、高德地图等，通过 API 批量计算驾车出行方式下各人口点（一般采用栅格中心）到达最近医疗机构的时间，由于这些地理信息平台能够监测实时的交通情况，不同出行时间的交通路线和交通时间均可能存在差异，利用该方法获得的交通时间最为准确。二是在 ArcGIS 软件平台上，建立基于实际道路网络的网络数据集，在此过程中需要对不同类型的道路设置不同的通行速度以提高计算结果的准确性，在此基础上采用网络分析模块中的最近设施点、服务区、OD 成本矩阵等指令，计算产妇获取分娩服务的空间成本。考虑到本研究以 1km×1km 栅格作为产妇空间分布数据，而百度 API 对用户计算交通时间有数量限制，同时 2SFCA 方法仅需要考虑供给点与需求点特定阈值的搜索区内的供应/需求量，因此选用第二种计算方式，通过为供给点与需求点分别构建服务区，计算空间可及性。道路路网数据来自国家基础地理信息中心（National Geomatics Center of China，NGCC），并基于道路类型及其限速，设置每一段道路的行驶速度。考虑分娩服务需求的特殊性，服务区大小设置为驾车 60 分钟。

基于上述三方面数据，对四川省 2019 年产妇获取分娩床位的空间可及性进行分析。

13.2.4　结果解读

2019 年四川省医疗机构以及能够提供分娩服务的医疗机构空间分布分别如图 13-6A、图 13-6B 所示；产妇的空间分布与新生儿一致，如图 13-6C 所示；交通网络的分布如图 13-6D 所示。由图可见，新生儿主要集中在四川东部地区，尤其是各市州的行政中心，能够提供分娩服务的医疗机构也主要集中在四川东部地区。在四川西部的甘孜州与阿坝州，能够提供分娩服务的主要是医院，而能够提供分娩服务的卫生院主要分布在成都以东的地区。

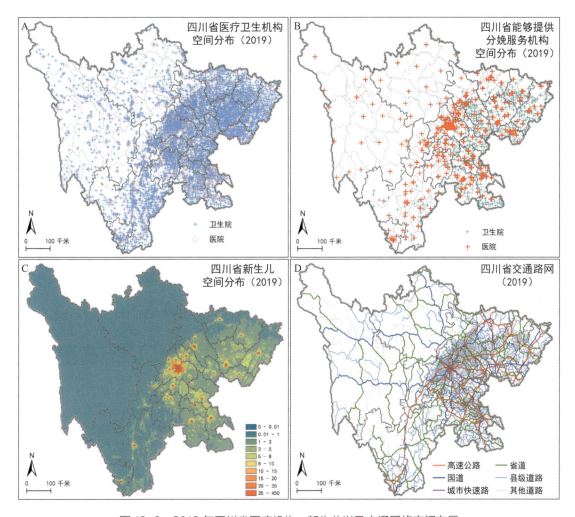

图 13-6　2019 年四川省医疗机构、新生儿以及交通网络空间布局

　　基于能够提供分娩服务的医疗机构空间分布，以及交通网络构建的网络数据集，利用 ArcGIS 构建服务区工具得到的结果如图 13-7 所示。四川省东部地区基本均位于能够提供分娩服务的医疗机构 60 分钟搜索区内，意味着川东地区的产妇大都可在 60 分钟内到达医疗机构进行分娩。而川西地区，尤其是甘孜州，仍有较多区域处于能够提供分娩服务的医疗机构 60 分钟搜索区外，产妇不能在 60 分钟内到达医疗机构进行分娩。造成这一结果的原因包括川西地区医疗机构分布稀疏，能够提供分娩服务的医疗机构较少，以及交通网络不够发达等。

　　利用 2SFCA 方法，设定搜索区范围为驾车 60 分钟，计算得到的 2019 年四川省产妇获取分娩床位的空间可及性结果如图 13-8 所示。整体而言，川东地区可及性更加平均，广元市则在可及性平均的情况下体现出相对较高的整体可及性。川西地区能够提供分娩服务的机构少，分娩床位集中，同时地广人稀，导致能够提供分娩服务的医疗机构周边地区可及性极高，甚至高于川东地区，但同时存在大量可及性为 0 的区域，区域内部差异大。

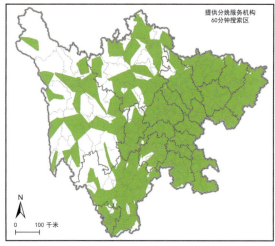

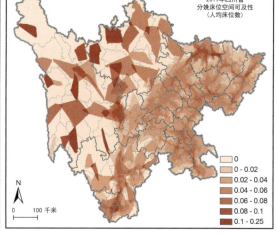

图 13-7　2019 年四川省提供分娩服务机构
60 分钟搜索区

图 13-8　2019 年四川省分娩床位空间可及性

13.2.5　改进的两步移动搜寻法

传统 2SFCA 的局限性在于假设距离医疗卫生机构 j 一定范围内（$d_{ij} \leqslant D_0$）的居民点能够同等享受该医疗卫生机构提供的医疗卫生资源，而在特定范围外（$d_{ij} \geqslant D_0$）的居民点无法享受该机构提供的任何医疗卫生资源。随着地理信息系统技术以及地理空间大数据的发展，现有研究在 2SFCA 的基础上进行了诸多改进，主要可以分为四种类型：①对距离衰减函数进行改进，距离衰减函数模拟了选择医疗机构的可能性会随着距离的增大而降低的趋势；②改进了对服务范围的设定，不同类型的医疗卫生机构服务范围可能存在差异，或者根据患者的就医行为界定服务范围；③改进了供方之间的竞争对可及性的影响，比如纳入竞争参数模拟患者对搜寻范围内医疗机构的选择；④改进了对服务利用者的出行方式的假设，比如利用实时导航系统分别计算不同时间段的交通时间，以及考虑除驾车以外的其他交通方式比如公共交通等 [12]。上述改进可以进一步融合计算更加精确的空间可及性，以下列举几个具有代表性的优化模型。

（1）加强两步移动搜寻法（enhanced 2SFCA，E2SFCA）

E2SFCA 方法通过对服务范围 D_0 进行分段并赋予不同的权重，间接反映距离衰减的渐变效应，以克服 2SFCA 方法仅考虑了搜索阈值范围内的点，对搜索阈值范围外的一律不计，且阈值范围内无论远近，对可及性的影响相同的缺点 [6]。具体做法如下。

第一步，以供给点 j 为中心，将搜索区（D_0）分为多个子搜索区（sub-catchment area）D_r，例如将驾车 30 分钟的搜索区分为三段，$r=1$ 对应第一段（驾车 0 ~ 10 分钟），$r=2$ 对应第二段（驾车 10 ~ 20 分钟），$r=3$ 对应第三段（驾车 20 ~ 30 分钟），分别搜索落在各子搜索区内的需求点（k），并对落在各子搜索区内的需求点赋予不同的权重值 W_r，计算加权的供需比 R_j。

$$R_j = \frac{S_j}{\sum_{k \in \{d_{kj} \in D_r\}} P_k W_r}$$

$$= \frac{S_j}{\sum_{k \in \{d_{kj} \in D_1\}} P_k W_1 + \sum_{k \in \{d_{kj} \in D_2\}} P_k W_2 + \sum_{k \in \{d_{kj} \in D_3\}} P_k W_3} \quad （公式 13-4）$$

其中，d_{kj} 为需求点 k 与供给点 j 之间的距离，P_k 为需求点 k 需求的大小（比如总人口数量），S_j 为 j 点的供给能力（比如医疗机构床位数）。

第二步，以需求点 i 为中心，搜索落在 i 各子搜索区 D_r 范围内的供给点 j，并对落在各子搜索区内的供给点赋予不同的权重值 W_r，对第一步计算得到的供需比 R_j 值加权求和得到需求点 i 处的空间可及性 A_i^E。

$$A_i^E = \sum_{j \in \{d_{ij} \in D_r\}} R_j W_r = \sum_{j \in \{d_{ij} \in D_1\}} R_j W_1 + \sum_{j \in \{d_{ij} \in D_2\}} R_j W_2 + \sum_{j \in \{d_{ij} \in D_3\}} R_j W_3 \quad （公式 13-5）$$

E2SFCA 实际上是把 2SFCA 中的搜索区（图 13-9A）细分为多段，对近距离的子搜索区赋予较大权重，对远距离的子搜索区赋予较小权重，采用分段式的离散型函数（图 13-9B）实现距离越远需求点获取供给点服务的便捷性越差（即距离衰减）的效果。另外也有研究在一定阈值范围内（D_0）采用核密度函数或高斯函数等连续函数来刻画距离衰减作用（图 13-9C）。甚至可以将两者结合，例如对驾车 10 分钟以内的搜索区赋予一个恒定的权重，对驾车 60 分钟以上的搜索区赋予零权重，而对驾车 10~60 分钟范围内的搜索区赋予一个连续衰减函数，如图 13-9D 所示。根据供需交互的不同情况，距离衰减函数呈现不同的曲线形式，在真实研究中应予以重视。

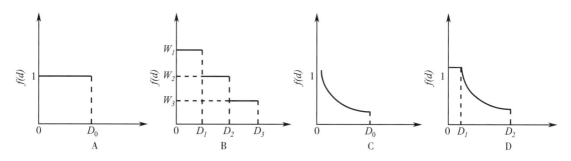

图 13-9　广义两步移动搜寻法中的距离衰减类型

注：A. 为 0~1 离散函数；B. 为多阶离散函数；C. 为核密度函数；D. 为三段混合函数。

如果将上述各类距离衰减态势用方程 $f(d)$ 来归纳，则可以得到广义的 2SFCA 方法（generalized 2SFCA，G2SFCA），表达式如下。

$$R_j = \frac{S_j}{\sum_{k \in \{d_{kj} \leqslant D_0\}} P_k f(d_{kj})} \quad （公式 13-6）$$

$$A_i^G = \sum_{j \in \{d_{ij} \leq D_0\}} R_j f(d_{ij}) = \sum_{j \in \{d_{ij} \leq D_0\}} \left[\frac{S_j f(d_{ij})}{\sum_{k \in \{d_{kj} \leq D_0\}} P_k f(d_{kj})} \right] \qquad （公式 13-7）$$

其中，方程 $f(d)$ 可以是连续函数、离散变量，或两者的混合型。但应该使用哪种距离衰减方程，以及方程中的参数如何设置，尚未达成共识。理论上，距离衰减函数以及参数的设置，必须基于需求方寻求供方服务（例如患者寻求医疗服务）的实际行为。而由于就医行为数据可获得性差、影响因素多等原因，目前广泛使用高斯函数、幂函数、指数函数等作为距离衰减函数并计算权重值，但对于最优的距离衰减函数仍缺乏实证。

（2）可变搜索区两步移动搜寻法（2SFCA with variable catchment area，V2SFCA）

研究表明，不同地域环境下，人们就医的出行时间差异较大，相较城市地区，农村地区的居民普遍需要更长的时间以获取医疗服务，因此在设定搜索区时，农村地区的搜索区应当比城市地区大一些。这一差异是由客观条件（农村地区医疗机构的分布更加稀疏）和患者的就医意愿共同导致的。V2SFCA 方法采取逐渐增加搜索区尺寸，直到搜索区内的需求（例如人口数量）或者供需比（例如每千人口床位数）达到某个阈值的方法来确定搜索区的尺寸 [13]。除了针对每个供应点和需求点的搜索区大小不尽相同，V2SFCA 方法的其他步骤与 2SFCA 方法一致。

在第一步计算供需比过程中，供应点的搜索区尺寸计算方法如图 13-10 所示。首先，以每个供应点为中心，计算初始搜索区（例如驾车 10 分钟范围）内的需求总量（例如总人

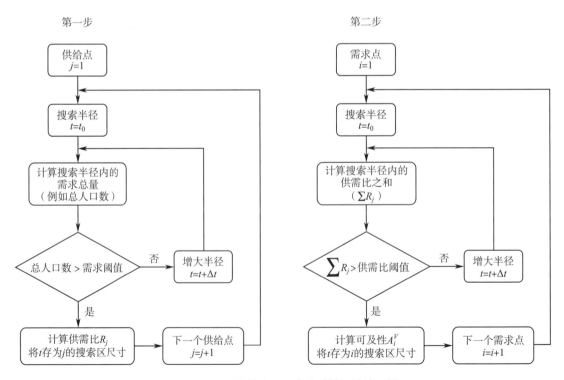

图 13-10　可变搜索区两步移动搜寻法流程图

口数）。如果此需求总量小于制定的需求阈值，则扩大搜索区（如增加 2 分钟驾车时间），重新搜索并计算新范围内的需求总量。如果需求总量大于制定的需求阈值，则停止搜索，将当前的搜索区设置为该供应点的搜索区尺寸，并计算该搜索区内的供需比。

在第二步计算空间可及性过程中，需求点的搜索区尺寸计算方法如图 13-10 所示。首先，以每个需求点为中心，搜索初始搜索区（例如驾车 10 分钟范围）内的所有供应点并计算其供需比（第一步的计算结果）之和。如果此供需比之和小于制定的供需比阈值，则扩大搜索区（如增加 2 分钟驾车时间），重新搜索并计算新范围内的供需比之和。直至供需比之和大于制定的供需比阈值，停止搜索，将当前的搜索区设置为该需求点的搜索区尺寸，并计算该搜索区内的供需比之和。

（3）三步移动搜寻法（3SFCA）

3SFCA 在 2SFCA 的基础上，进一步考虑了供需之间的联系，即需求点对供给点的选择受到该需求点可及范围内其他供给点的影响（供给点之间存在竞争）。具体操作过程中，通过在 G2SFCA 模型的基础上，引入一个竞争权重值来实现。而竞争权重值存在于每一个供应点与需求点的配对中，并基于供需双方之间的空间成本（例如交通时间）计算得到[14]。

第一步，计算需求点 i 的居民选择供给点 j 寻求服务的可能性 G_{ij}（选择权重）。首先，以需求点 i 为中心建立搜索区，例如设置驾车 60 分钟的搜索区（D_0）。随后检索位于需求点 i 搜索区内的所有供给点 l，并基于其与需求点 i 之间的距离成本 d_{il}（驾车时间）赋予相应的权重 W_{il}［由距离衰减函数 $f(d)$ 计算得到］。W_{il} 的计算可以采用上述 E2SFCA 方法中的任意距离衰减函数。最后用公式 13-8 计算需求点 i 的居民选择到供给点 j 获取服务的可能性 G_{ij}，即需求点 i 的居民在诸多可及的供给点（$d_{il} \leqslant D_0$）中，选择供给点 j 的可能性。

$$G_{ij} = \frac{W_{ij}}{\sum_{l \in \{d_{il} \leqslant D_0\}} W_{il}} = \frac{f(d_{ij})}{\sum_{l \in \{d_{il} \leqslant D_0\}} f(d_{il})} \qquad （公式 13-8）$$

第二步，计算供给点 j 的加权供需比 R_j。首先，以供给点 j 为中心建立驾车 60 分钟的搜索区（D_0），随后检索位于供给点 j 搜索区内的所有需求点 k，并基于其与供给点 j 之间的距离成本 d_{kj} 赋予相应的权重 W_{kj}。最后利用公式 13-9 计算供给点 j 的加权供需比 R_j。

$$R_j = \frac{S_j}{\sum_{k \in \{d_{kj} \leqslant D_0\}} G_{kj} P_k W_{kj}} \qquad （公式 13-9）$$

第三步，计算需求点 i 处的空间可及性。首先以需求点 i 为中心，搜索落在 i 搜索区 D_0 范围内的供给点 j，并对落在搜索区内的供给点基于其与需求点 i 之间的距离成本 d_{ij} 赋予不同的权重值 W_{ij}，最后利用公式 13-10 对第二步计算得到的供需比 R_j 值加权求和得到需求点 i 处的空间可及性 A_i^3。

$$A_i^3 = \sum_{j \in \{d_{ij} \leq D_0\}} G_{ij} R_j W_{ij}$$ （公式 13-10）

3SFCA 方法假设需求点获取搜索区内供给点服务的可及性，不仅受到需求点与供给点之间空间成本（距离或交通时间）的影响，同时受到需求点到其他可能获取服务的供给点的空间成本的影响。以居民获取医疗服务为例，当某一医疗机构附近有能够提供相似服务的医疗机构时，居民选择这一医疗机构的可能性将会降低，而 G_{ij} 代表了这一趋势。当 G_{ij} 为 1 时，说明居民点搜索范围内仅一家医疗机构可及，居民选择这家医疗机构就诊的可能性为 100%，可供选择的机构越多，G_{ij} 的值越小。选择权重 G_{ij}，距离衰减权重 W_{ij}，以及需求点 i 处的需求量 P_i 三者的乘积，代表了在综合考虑需求点 i 处的患者选择医疗机构 j 的可能性，以及距离增加带来的获取服务便捷性降低的情况下，实际从居民点 i 处到医疗机构 j 就诊的患者数量。

图 13-11 为 3SFCA 方法的示例。其中 x、y、z 为需求点（居民点），a、b 为供给点（医院），供需之间的权重（基于两者之间的空间成本计算得到）标注在两者的连线之上。假设每个居民点有 100 人，每个医疗机构有 10 张床位，则在此环境下整体的床位供需比为 2/3，三个居民点的居民获取医院床位的空间可及性计算过程见表 13-2。

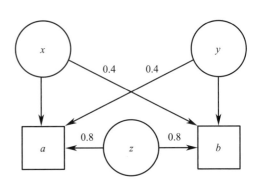

图 13-11　三步移动搜寻法示例

表 13-2　三步移动搜寻法示例计算过程

步骤	计算过程
第一步	$G_{x,a} = \dfrac{0.8}{0.8 + 0.4} = 0.667$
	$G_{x,b} = \dfrac{0.4}{0.8 + 0.4} = 0.333$
	$G_{y,a} = \dfrac{0.8}{0.8 + 0.8} = 0.500$
	$G_{y,b} = \dfrac{0.8}{0.8 + 0.8} = 0.500$
	$G_{z,a} = \dfrac{0.4}{0.4 + 0.8} = 0.333$
	$G_{z,b} = \dfrac{0.8}{0.4 + 0.8} = 0.667$
第二步	$R_a = \dfrac{10}{100 \times 0.8 \times 0.667 + 100 \times 0.8 \times 0.5 + 100 \times 0.4 \times 0.333} = 0.094$
	$R_b = \dfrac{10}{100 \times 0.4 \times 0.333 + 100 \times 0.8 \times 0.5 + 100 \times 0.8 \times 0.667} = 0.094$

步骤	计算过程
第三步	$A_x^3 = 0.094 \times 0.8 \times 0.667 + 0.094 \times 0.4 \times 0.333 = 0.063$
	$A_y^3 = 0.094 \times 0.8 \times 0.500 + 0.094 \times 0.8 \times 0.500 = 0.075$
	$A_z^3 = 0.094 \times 0.4 \times 0.333 + 0.094 \times 0.8 \times 0.667 = 0.063$

（4）多模式的两步移动搜寻法（multi-mode 2SFCA）

早期提出的 2SFCA 普遍采用统一的交通方式来划定搜索区，其中驾车时间最为常用。然而现实条件下，出行方式多样，并且基于不同方式的交通时间可能存在巨大差异。搜索服务的类型，以及离供给点的距离等因素，均会影响人们对出行方式的选择。例如，居民更倾向选择步行或骑行的方式前往附近的社区卫生服务中心或诊所，而当距离较远时，人们更倾向选择私家车或公共交通出行。

多模式的两步移动搜寻法在 2SFCA 方法的基础上，在模型中纳入多种出行方式，具体计算过程如下[15]。

第一步，针对每个供给点 j，搜索所有离 j 的距离在阈值（D_0）范围内（即 j 的搜索区内）的需求点（k），计算加权供需比 R_j。

$$R_j = \frac{S_j}{\sum_{k \in \{d_{kj} \leqslant D_0\}} \sum_{q=1}^{n} P_k C_q f(d_{kj,q})}$$ （公式 13-11）

其中，d_{kj} 为需求点 k 与供给点 j 之间的距离，P_k 为搜索区内需求点 k（即 $d_{kj} \leqslant D_0$）需求的大小（比如总人口数），S_j 为 j 点的供给能力（比如医疗机构床位数）。C_q 为选择第 q 种出行方式（共计 n 种出行方式）的可能性，$\sum_{q=1}^{n} C_q$ 之和为 1，即选择各种出行方式的可能性之和为 1。$f(d_{kj,q})$ 代表使用 q 出行方式下的距离衰减函数。

第二步，针对每个需求点 i，搜索所有在 i 距离阈值（D_0）范围内（即 i 的搜索区内）的供给点（j），对所有的供需比 R_j 求和，得到需求点 i 处的空间可及性 A_i^M。

$$A_i^M = \sum_{j \in \{d_{ij} \leqslant D_0\}} \sum_{q=1}^{n} R_j C_q f(d_{ij,q})$$ （公式 13-12）

其中，d_{ij} 为需求点 i 与供给点 j 之间的距离，R_j 为位于需求点 i 的搜索区内（即 $d_{ij} \leqslant D_0$）供给点 j 的加权供需比。C_q 为需求点的居民选择第 q 种出行方式到达供给点 j 的可能性。$f(d_{ij,q})$ 代表使用 q 出行方式下的距离衰减函数。

我国居民出行方式主要有四种，分别为步行、骑行、驾车以及公共交通，而随着我国地理信息数据的完善以及公开地理信息平台的发展，采用技术手段计算各种出行方式下的交通时间成为可能。居民对各种出行方式的选择受到交通环境和距离的影响，相关数据可以利用问卷调查或者实际出行数据统计获得。

13.2.6　总结

2SFCA 方法在体现供需双方空间位置对获取服务的影响之外，也体现了有限资源的供需匹配情况，因此能较为全面地体现获取服务的便捷性（空间可及性）。与最短路径法能够用于指导政府相关部门"医疗卫生资源应该配置在哪里"相比，2SFCA 方法还能进一步指导"医疗卫生资源应该配置多少"的问题。结合我国交通网络快速发展、人口流动性加强、医疗保险实现异地结算等国情，2SFCA 方法可以广泛应用于包括医疗卫生资源在内的公共资源配置研究。

除了如图 13-7 与图 13-8 利用地图形式直观展示空间可及性之外，基于 2SFCA 方法计算得到的每个需求点（居民点）的空间可及性，还可以作为原始数据进行更深入的分析。例如利用 2SFCA 方法计算得到空间可及性，从而计算各个行政单元内空间可及性的平均值与基尼系数，整体评价获取服务的便捷性以及公平性，或将空间可及性作为统计模型的变量评价其影响与被影响情况。

2SFCA 方法主要基于西方发达国家国情提出，虽然近年来在我国得到了快速发展，但主要为应用现有方法解释空间可及性现状，针对我国医疗卫生服务体系实际，对相关模型进行改进的研究仍处于起步阶段 [7]。我国医疗卫生服务体系与西方发达国家存在显著差异，缺乏家庭医生首诊制度，居民可以自由选择医疗机构就医，因此基于现有的 2SFCA 方法及其改进方法计算得到的空间可及性与实际情况仍存在一定差异。如何对 2SFCA 方法进行改进，使其能够更符合我国医疗卫生服务体系的实际情况，更准确地体现居民获取医疗卫生服务的便捷性，是我国科研工作者下一步的工作方向。

13.3　GIS 空间分析的叠加分析法

13.3.1　研究问题

最短路径法和两步移动搜寻法打破了行政区划的限制，一定程度上将我国普遍存在的跨区域就诊行为带来的医疗资源竞争纳入医疗资源空间配置合理性分析。例如大城市医疗资源丰富，但由于周围地区的患者涌入竞争有限的医疗资源，导致大城市的医疗资源可及性低于基于供需比法（假设仅行政区划内的居民可以享有当地的医疗资源）计算所得的结果。然而目前的空间可及性研究普遍对纳入分析的医疗机构一视同仁，未考虑不同类型的医疗机构服务能力、功能定位等存在差异。同时，居民对医疗卫生资源存在多方面的需求，例如住院服务需求、门诊服务需求、健康检查服务需求等，而目前的空间可及性研究主要集中在某一特定需求 / 资源的可及性，尚不能综合评价居民获取医疗卫生服务的便捷性 [16]。

本案例研究以海南岛为例，采用 GIS 空间分析中的叠加分析（overlap analysis）方法，综合评价 2018 年海南岛不同层级医疗卫生资源空间配置的合理性，并为海南岛医疗卫生资源在不同层级医疗机构以及空间上的配置提供建议。

13.3.2　方法原理

叠加分析是将服务的供给点划分成不同类别，代表分别提供不同类别的服务，随后计算各类别供给点的空间可及性，最后将各类别供给点的空间可及性进行叠加，综合评价需求点获取不同类别服务的可及性。

图 13-12 为叠加分析方法的示例。其中 a 为拥有 80 名住院医师的医院（不提供家庭医生服务），b 为拥有 4 名家庭医生的社区卫生服务中心，c 为拥有 20 名住院医师的医院，每个人口普查单元假设有 100 名居民。将医疗服务分为住院服务和家庭医生服务两类，供给点 a 与供给点 c 将用于计算住院服务可及性，供给点 b 将用于计算家庭医生服务可及性。分别采用 2SFCA 方法，以驾车 30 分钟作为搜索区，计算人口普查单元的可及性。获取住院服务方面，人口普查单元 1、2、3、4、6、7、9、10 的可及性为 80/800=1/10，人口普查单元 11、12、13、14、15 的可及性为 20/500=1/25，人口普查单元 5 和人口普查单元 8 的可及性为 0。获取家庭医生服务方面，人口普查单元 4、5、8、11 的可及性为 4/400=1/100，其余人口普查单元的可及性为 0。将住院服务可及性与家庭医生服务可及性相叠加，可知人口普查单元 4 和人口普查单元 11 能同时获取住院服务和家庭医生服务，其中人口普查单元 4 的可及性（1/10 的住院服务可及性与 1/100 的家庭医生服务可及性）相较人口普查单元 11（1/25 的住院服务可及性与 1/100 的家庭医生服务可及性）更佳。人口普查单元 5 和人口普查单元 8 仅能获取家庭医生服务，而人口普查单元 1、2、3、6、7、9、10、12、13、14、15 仅能获取住院服务，并且人口普查单元 1、2、3、6、7、9、10 的住院服务可及性（1/10）相较人口普查单元 12、13、14、15 更佳。

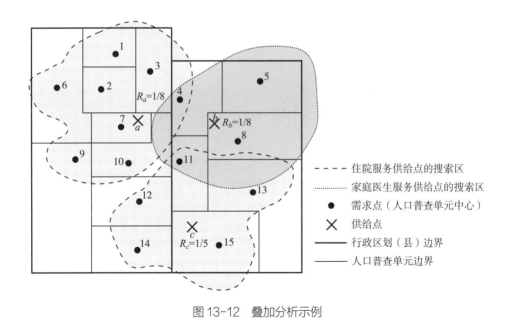

图 13-12 叠加分析示例

13.3.3 分析思路

三级医疗卫生服务体系是我国特有的，国家和地区层面的医疗卫生服务改革以及资源配置等均以此体系为基础。根据相关政策，最高层级（三级）的医疗机构包括农村地区的县医院和城市地区的城市医院，负责大多数住院服务以及教学和研究任务。所有医院都必须在特定政府部门的监督下运行，以确保其合法性。第二层级（二级）医疗机构包括农村地区的乡镇卫生院和城市地区的社区卫生服务中心/站。在某些服务区域或服务人口对其社区卫生服务中心来说太大的社区，会设立隶属于社区卫生服务中心的社区卫生服务站，以增强其服务能力。乡镇卫生院和社区卫生服务中心负责辖区内的公共卫生，提供公共卫生和预防保健服务，治疗常见病，管理慢性病，并提供康复服务。第一层级（一级）医疗机构主要包括农村地区的村卫生室，职能包括健康教育、预防、宣传和家访。农村地区的乡镇卫生院（二级）和村卫生室（一级）以及城市地区的社区卫生服务中心/站（二级）由政府资助和部分运营，因此除了提供基本的医疗服务之外，还负责许多公共卫生服务。而城市社区诊所通常由执业（助理）医生运营，虽然由市场需求驱动，主要为城市居民提供便捷的基本医疗卫生服务，不承担公共卫生服务，但相较村卫生室（往往只有专业技能较弱的乡村医生），社区诊所拥有更多有经验的医疗卫生专业人员，并且在某些地区的基层医疗改革中已逐渐提出赋予城市社区诊所一定的公共卫生服务职能。因此城市社区诊所可以认为对应农村地区的村卫生室，为城市地区的第一层级（一级）医疗机构 [7]。

在明确医院为第三层级的医疗机构、乡镇卫生院和社区卫生服务中心/站为第二层级的医疗机构、村卫生室和社区诊所为第一层级的医疗机构基础上，分别采用最短路径法和E2SFCA方法计算海南岛 1km×1km 人口栅格的可及性。人口栅格的计算详见本章 13.2.3 相关内容。

在采用最短路径法时，为了使计算结果对当地政府更具有指导意义，借鉴国家和当地政府的相关政策，将能在 60 分钟以内到达最近的医院（第三层级医疗机构），农村地区能够在30 分钟以内到达最近的基层医疗机构（第二层级的乡镇卫生院和第一层级的村卫生室），城市地区能够在 15 分钟以内到达最近的基层医疗机构（第二层级的社区卫生服务中心/站和第一层级的社区诊所）的区域定义为能够及时获得医疗卫生服务的区域。通过将三个层级医疗机构的可及性进行叠加分析，得到 8 种组合类型，如表 13-3 所示。

表 13-3　不同类型的多层级医疗机构可及性区域划分

类型	多层级医疗机构可达性区域
A	有效可达性区域
B	缺乏第一层级医疗服务
C	缺乏第二层级医疗服务
D	缺乏第三层级医疗服务
E	缺乏第一、第二层级医疗服务
F	缺乏第一、第三层级医疗服务
G	缺乏第二、第三层级医疗服务
H	缺乏所有层级医疗服务

在采用 E2SFCA 方法时，以医生数代表医疗机构的服务能力，分别计算每一层级医疗

机构的资源空间可及性。为了与最短距离法保持一致，为每个医疗机构和居民点生成三个服务区（0～15 分钟、15～30 分钟、30～60 分钟），权重分别为 0.880、0.316 和 0.01。

13.3.4 结果解读

2018 年，海南岛共有医院 255 家，社区卫生服务中心 177 家，乡镇卫生院 299 家，诊所 1 787 家，村卫生室 2 716 家。第三层级医疗机构（医院）通常位于每个区 / 县的行政中心附近。第二层级医疗机构（城市地区的社区卫生服务中心 / 站和农村地区的乡镇卫生院）也聚集在行政中心附近，但与第三层级医疗机构相比，分布更加均匀。第一层级医疗机构（城市地区的社区诊所和农村地区的村卫生室）的分布最为均匀（图 13-13）。

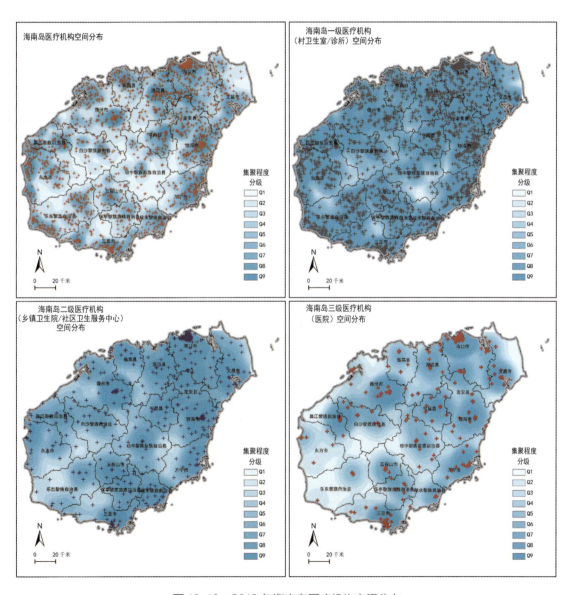

图 13-13 2018 年海南岛医疗机构空间分布

最短路径结果的叠加分析显示（表 13-4，图 13-14），海南岛医疗机构的空间可及性整体较好。生活在海南岛 49% 面积内的超过 76% 的人口生活在 A 类：有效可及性区域（即能够及时获得所有三个层级医疗机构的服务）。只有大约 5% 的人口（居住在海南岛 18% 的地区）不能从三个层级医疗机构中的任何一级获得及时的服务（H 类），并且主要分布在海南岛的西南部和中部。在不同的多层级医疗机构可及性区域中，第二层级医疗服务的缺乏最为显著。类型 C、E、G 和 H 均与不能及时获得第二层级医疗服务有关，共涉及海南岛总人口的 20% 和总面积的 45%。在三级医疗卫生服务体系中，第二层级医疗机构旨在充当第三层级和第一层级医疗机构之间的枢纽。尽管我国的患者越来越多地选择去更高级别的医院，但第二层级医疗机构在医疗卫生系统中仍然发挥着重要作用，尤其是在农村地区，因此需要重点提高第二层级医疗机构的资源配置。

表 13-4　2018 年海南岛不同多层级医疗机构可达性区域覆盖人口及面积比例

类型	多层级医疗机构可达性区域	面积	人口
A	有效可达性区域	48.52%	76.36%
B	缺乏第一层级医疗服务	1.02%	0.53%
C	缺乏第二层级医疗服务	13.33%	8.81%
D	缺乏第三层级医疗服务	5.16%	2.80%
E	缺乏第一、第二层级医疗服务	8.61%	3.86%
F	缺乏第一、第三层级医疗服务	0.67%	0.30%
G	缺乏第二、第三层级医疗服务	4.43%	2.11%
H	缺乏所有层级医疗服务	18.27%	5.22%

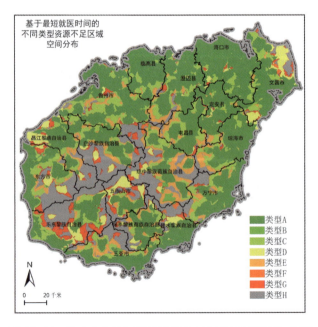

图 13-14　海南岛不同层级医疗机构最短就医时间叠加分析

E2SFCA 结果的叠加分析显示（图 13-15），海南岛医生的空间可及性分布不均，可及性高的区域位于每个县的行政中心附近。总体而言，第二层级医疗机构医生的空间可及性更加均匀，在空间上海南岛东北部的空间可及性更加平均。海南岛医生空间可及性的人口加权平均数为每千人口 2.31 名，其中第三层级医疗机构贡献 65%（1.50），第二层级医疗机构贡献 18%（0.43），其余 17%（0.39）由第一层级医疗机构贡献。在我国大力推行分级诊疗的背景下，海南岛基层医疗机构（第一层级和第二层级）贡献的医生比例仅占 35%，不足以支撑分级诊疗的开展，因此需要加大基层医疗机构医生资源的投入。

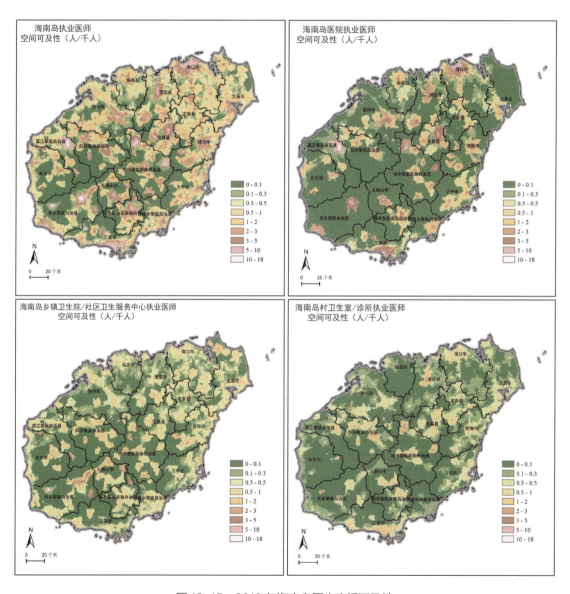

图 13-15 2018 年海南岛医生空间可及性

13.3.5 总结

基于 GIS 空间分析的叠加分析是在最短路径法以及 2SFCA 方法的基础上，考虑医疗服务需求的多样性，提出的进一步分析方法。从地理空间层面，叠加分析原理简单且容易实现。以此为启示，在深入了解我国公共卫生领域面临的问题和挑战的基础上，可以通过合理使用地理空间分析方法，对相关问题进行研究。地理空间分析技术可作为公共卫生领域研究的有力工具。

对地理信息技术和 ArcGIS 实际操作感兴趣的读者可以参考汤国安、杨昕等编著的《ArcGIS 地理信息系统空间分析实验教程（第二版）》；以及王法辉著，姜世国、腾骏华译的《基于 GIS 的数量方法与应用》。对地理信息技术在公共卫生领域的应用场景感兴趣的读者，可以参考施迅、王法辉编著的《地理信息技术在公共卫生与健康领域的应用》，以及林珲、施迅主编的《地理信息科学前沿》。

（王秀丽）

参考文献

[1] PETROU S, WOLSTENHOLME J. A review of alternative approaches to healthcare resource allocation[J]. Pharmacoeconomics, 2000(18): 33–43.

[2] SHI X, ALFORD-TEASTER J, ONEGA T, et al. Spatial access and local demand for major cancer care facilities in the United States[J]. Annals of the Association of American Geographers, 2012, 102(5): 1125–1134.

[3] GUAGLIARDO M F. Spatial accessibility of primary care: concepts, methods and challenges[J]. International Journal of Health Geographics, 2004, 3(1): 1–13.

[4] AHMED S, ADAMS A M, ISLAM R, et al. Impact of traffic variability on geographic accessibility to 24/7 emergency healthcare for the urban poor: a GIS study in Dhaka, Bangladesh[J]. PloS one, 2019, 14(9): e0222488.

[5] WANG X, YANG H, DUAN Z, et al. Spatial accessibility of primary health care in China: a case study in Sichuan Province[J]. Social Science & Medicine, 2018(209): 14–24.

[6] LUO W, QI Y. An enhanced two-step floating catchment area (E2SFCA) method for measuring spatial accessibility to primary care physicians[J]. Health & Place, 2009, 15(4): 1100–1107.

[7] WANG X, SEYLER B C, HAN W, et al. An integrated analysis of spatial access to the three-tier healthcare delivery system in China: a case study of Hainan Island[J]. International Journal for Equity in Health, 2021(20): 60.

[8] CHEN X, JIA P. A comparative analysis of accessibility measures by the two-step floating catchment area (2SFCA) method[J]. International Journal of Geographical Information Science, 2019, 33(9): 1739–1758.

[9] LUO W. Using a GIS-based floating catchment method to assess areas with shortage of physicians[J]. Health & Place, 2004, 10(1): 1–11.

[10] LUO W, WANG F. Measures of spatial accessibility to health care in a GIS environment: synthesis and a case study in the Chicago region[J]. Environment and planning B: planning and design, 2003, 30(6): 865–884.

[11] WANG F. Quantitative methods and applications in GIS[M]. Boston: CRC Press, 2006.

[12] TAO Z, CHENG Y, LIU J. Hierarchical two-step floating catchment area (2SFCA) method: measuring the spatial accessibility to hierarchical healthcare facilities in Shenzhen, China[J]. International Journal for Equity in Health, 2020, 19(1): 164.

[13] LUO W, WHIPPO T. Variable catchment sizes for the two-step floating catchment area (2SFCA) method[J]. Health & Place, 2012, 18(4): 789–795.

[14] WAN N, ZOU B, STERNBERG T. A three-step floating catchment area method for analyzing spatial access to health services[J]. International Journal of Geographical Information Science, 2012, 26(6): 1073–1089.

[15] LANGFORD M, HIGGS G, FRY R. Multi-modal two-step floating catchment area analysis of primary health care accessibility[J]. Health & Place, 2016(38): 70–81.

[16] PAN J, LIU H, WANG X, et al. Assessing the spatial accessibility of hospital care in Sichuan Province, China[J]. Geospatial Health, 2015, 10(2): 261–270.

第 **14** 章 空间计量分析

由于地理学第一定律（空间自相关定律）和地理学第二定律（空间异质性定律）的影响，前面章节中介绍的传统回归模型并不适用于处理包含地理空间位置信息的空间计量数据。空间回归模型，能够有效处理空间计量数据中的空间自相关和空间异质性特征，因此成为探测地理空间变量之间定量关系的主流方法。当两个变量之间的关系（通过回归系数表示）表现出空间异质性时，即在不同地理位置展现不同的回归系数，这种现象称为空间非平稳性（spatial non-stationarity）。按照是否考虑空间非平稳性，空间回归家族可分为两大类：全域（global）空间回归和局域（local）空间回归。本章主要介绍面向地理空间数据分析常用的全域空间回归和局域空间回归，以及基于现代贝叶斯统计优势的局域时空回归。

14.1 全域空间回归

14.1.1 研究问题

公平获得医疗卫生服务被普遍认为是一项基本人权。在此背景下，医疗卫生资源的地理公平分布成为评估医疗服务可及性的关键因素。地理上的医疗卫生资源分布不均衡直接影响到健康结果的平等性，这关系到全民健康覆盖的有效实现 [1,2]。一般来说，医疗资源的空间不公平性在更小的地理尺度下更为显著。目前，关于我国医疗资源分配的研究多以国家或省级数据为基础，缺乏对区县级行政区划的精细实证研究。深入了解医疗卫生资源在细微地理层面的分布模式，对评估我国医疗系统改革成效至关重要。

新医改实施后，国家在《全国医疗卫生服务体系规划纲要（2015—2020 年）》中强调了医疗卫生资源"合理布局、适度规模"的原则。医疗卫生资源的合理布局离不开良好的社会环境，良好的社会环境也会促进医疗卫生资源的空间公平分布。因此，探究影响医疗卫生资源的社会经济因素，能够为实现我国医疗卫生资源在不同地区的平衡发展提供有效证据，促进医疗卫生资源的合理空间布局，确保"全民健康"计划的顺利实施。

为回应这一问题，本案例研究在中国区县级行政区划尺度上，探讨影响医疗卫生资源地理分布的社会经济因素 [3]。研究以医院床位数作为衡量医疗卫生资源的指标，运用空间滞后和空间误差模型作为全域空间回归的代表性方法进行实证分析。深入理解医疗卫生资源地理不公平背后的机制，对于优化地区资源配置、提升资源分配效率与公平性，以及提高地区居民整体健康水平具有重要意义。

14.1.2 方法原理

（1）空间自相关

在现实的地理环境中，相邻地区之间往往会相互作用，因此地理空间研究的对象通常并非彼此独立，而是存在着一定的空间自相关性（spatial autocorrelation）。这种普遍存在的空间自相关现象被归纳为地理学的第一定律[4]："任何事物都与其他事物相关，但是距离更近的事物相互关联性更强（everything is related to everything else, but near things are more related to each other）"。如今，这一定律已经成为空间计量学、空间统计学以及地统计学的理论基础，并被广泛应用于各个领域。空间计量经济学中，也常用空间依赖性表示空间自相关或者空间相关性。

空间自相关分析的目的是量化观测空间单元与其邻近空间单元之间变量的关联程度。测量手段通常包括全局统计量和局部统计量。全局自相关统计量用于衡量所有空间单元是否存在空间自相关，而局部统计量则用于评估特定空间单元与其他空间单元之间的空间自相关情况。度量空间自相关的统计量有多种，其中最常用的是莫兰指数（Moran's I），包括全局 Moran's I 和局部 Moran's I。

空间自相关主要分为三种类型：正相关、负相关和不相关。正相关意味着某一空间单元周围地区的值高时，该地区的值也倾向于较高；而当周围地区的值较低时，该地区的值也相对较低。相反，负相关则表示某一空间单元周围地区的值较高时，该地区的值却较低；周围地区的值较低时，该地区的值却较高。不相关则指某空间单元的值与周围地区的值无明显相关性，但这并不意味着这些地区间不存在空间依赖性。即便没有明显的空间自相关，仍可能存在各种形式的空间依赖情况，例如空间单元的值与周围地区的值的平方或更高阶次幂呈现相似或相反的变化趋势。

（2）空间权重矩阵

空间权重矩阵（spatial weight matrix）是空间计量经济学与空间统计学的一个核心概念，其目的是明确界定研究对象之间的空间关联（空间结构化概念关系），是定量反映空间自相关效应的主要手段。

空间权重矩阵反映了研究观测个体的空间位置信息，包括两层含义，一是邻居关系，二是权重大小。将 n 个空间单元两两之间的空间联系进行量化，构成 $n \times n$ 的空间权重矩阵（W）。

$$W = \begin{bmatrix} w_{11} & \cdots & w_{1n} \\ \vdots & \ddots & \vdots \\ w_{n1} & \cdots & w_{nn} \end{bmatrix}$$

（公式 14-1）

其中，n 表示观测数量，W 中任意元素 W_{ij} 表示空间单元 i 和空间单元 j 之间的空间联系。W 的行反映其他空间单元对特定空间单元的影响，列代表特定空间单元对其他空间单元的影响。在使用空间权重矩阵时经常将矩阵进行标准化（行标准化），也就是将每一行的元素除以均值，使得 W 的每一行之和为 1。

设置空间权重矩阵常用二进制邻接矩阵，在此基础上衍生出了共享边界比矩阵、k 邻近矩阵、距离函数矩阵以及核函数矩阵。其中二进制邻接矩阵包括三种空间单元相邻类型，分别是 Rook 邻接、Bishop 邻接和 Queen 邻接。Rook 邻接指两个地区有共同边界即为邻居，是所谓的"车"准则；Bishop 邻接指两个地区只要有公共顶点即为邻居；Queen 邻接是 Rook 邻接和 Bishop 邻接的并集，两个地区有共同边界或者共同顶点都为邻居。

当邻居关系确定后，若两个地区相邻，则空间权重矩阵元素为 1，否则为 0。

$$W = \begin{cases} 1 & j \in \mathrm{N}(i) \\ 0 & j \notin \mathrm{N}(i) \end{cases}$$

（公式 14-2）

其中，$N(i)$ 为地区 i 的邻居集。

（3）空间误差模型与空间滞后模型

经典回归由于没有考虑空间自相关，将其直接用于分析地理空间研究问题，结果存在误差。为了解决这个问题，在经典回归的基础上考虑空间自相关（空间权重矩阵），Anselin 提出了全域空间回归模型[5]（公式 14-3），以提高统计推断的合理性及准确性。

$$y = \rho W_1 y + \beta X + \varepsilon$$
$$\varepsilon = \lambda W_2 \varepsilon + \mu$$
$$\mu \sim N(0, \sigma^2 I_n)$$

（公式 14-3）

其中，y 为因变量；X 为自变量（含常数）；β 为自变量的空间回归系数（$1 \times k$ 维）；ε 为随机误差项向量；ρ、λ 为待估参数，ρ 为空间滞后项系数，λ 为空间误差项系数，一般 $0 \leqslant \rho < 1$，$0 \leqslant \lambda < 1$；μ 为服从正态分布的随机误差向量；I 为单位矩阵；W 为空间权重矩阵。

参数 ρ 和 λ 都可以反映上述模型（公式 14-3）中的空间相关性。如果邻近空间单元的 y 参与解释所研究空间单元的 y，其效应表示为 ρ。如果先建立一个经典的线性回归模型并得出模型残差，然后用邻近空间单元的残差解释所研究空间单元的残差，则其效应表示为 λ。

若考虑第一种方法，则令 $\lambda = 0$，得到空间滞后模型，空间滞后模型通过加入因变量 y 的空间自相关来解决空间依赖性。若考虑第二种方法，令 $\rho = 0$，可得到空间误差模型，空间误差模型通过设定误差项 ε 的空间自相关反映空间依赖性。

构建模型后，还需对空间回归模型进行检验，观察模型是否适宜以及空间回归系数是否显著。空间误差模型和空间滞后模型的检验方法主要有三种：沃尔德检验、似然比检验和拉格朗日乘子检验。由于空间滞后模型中 β 和 ρ 决定了各自变量各阶空间滞后的强度，所以空间滞后模型的检验统计量比空间误差模型复杂，需要采用直接效应、间接效应和总效应对模型进行结果解释。

14.1.3　分析思路

本案例研究收集了中国县域层面的医院床位数和社会经济指标。首先利用经典 OLS 模型来检验社会经济因子与医院床位密度之间的关系，再利用空间滞后模型和空间误差模型识别医院床位资源的影响因素。具体分析思路如下。

（1）确定解释变量与被解释变量

根据《县（市）社会经济统计报告制度》的统计标准，医疗床位数包括普通床位和护理床位，但不包括门诊观察室的床位、产前床位和产科病房的新生儿床位。本例研究采用的被解释变量是医院床位密度，是评价区域医疗卫生资源的一种替代指标。医院床位密度可通过县级医院床位数除以县域面积计算获得。关键社会经济解释变量包括居民人均储蓄（元）、政府人均收入（元）、城镇人口比例（%）和县域面积（平方公里）。

（2）数据准备

医院床位数和社会经济指标的空间数据来自 2012 年的中国县域统计年鉴，包括中国 31 个省级行政区划单位下属的所有县和县级市（不包括地级市），不包括香港特别行政区、澳门特别行政区及台湾地区。

（3）模型设定与分析

研究首先采用 OLS 模型估计医院床位密度与社会经济因子之间的关联，模型如下。

$$y = \beta X + \varepsilon \qquad \text{（公式 14-4）}$$

其中，y 是区县水平的医院床位密度；X 是区县水平的社会经济因子，包括居民人均储蓄、政府人均收入、城市人口比例以及县域面积。系数 β 测量医院床位密度和社会经济因子之间的关系，ε 是模型误差。

回归一般可采用四种函数形式（对数 - 对数、线性、指数和半对数）使因变量和自变量相互关联。在本案例中，除了城市人口百分比被假定为线性关系外，其他变量均被假定为对数 - 对数函数形式。对数 - 对数函数形式的回归系数（斜率）可以衡量解释变量对因变量的弹性，即社会经济因素变化一个百分比引起的医院床位密度变化的百分比。

为了检验中国县域医院床位分布的空间自相关特征，本例研究采用了两种最常用的全域空间回归，即空间滞后模型和空间误差模型。

空间滞后模型为：

$$y = \rho W y + \beta X + \varepsilon$$
$$\varepsilon \sim N(0, \sigma^2 I_n) \qquad \text{（公式 14-5）}$$

其中，ρ 为空间滞后项系数，代表目标变量的空间自相关，即区县水平医院床位分布受邻近区县影响的大小，W 为 $n \times n$ 的空间权重矩阵，Wy 为医院床位分布的空间滞后变量。

空间误差模型为：

$$y = \beta X + \lambda W \mu + \varepsilon$$
$$\varepsilon \sim N(0, \sigma^2 I_n) \qquad \text{（公式 14-6）}$$

其中，μ 为误差项的空间分量，是误差项中具有空间自相关效应的组分。空间误差项系数 λ 表示 μ 在区县水平相互依赖的程度，由空间权重矩阵 W 所决定，ε 是满足正态回归假设的空间不相关的误差项。

此外，本案例研究在全域空间回归建模中加入了省级效应的假设，考虑到由于不同的法律、制度和文化环境，我国省级尺度的空间计量数据可能存在较大的异质性[3]。

两种全域空间模型均采用最大似然法估计。如果不存在空间相关性，参数估计值（ρ 或 λ）将在统计学上与 0 没有区别，模型将简化为标准的 OLS 模型，其中各观测值是相互独立的。如果参数（ρ 或 λ）为统计学上的正值，表明各区县与邻居区县的床位数协同变化；而参数为负值的解释则正好相反。

最后，研究使用 OLS 的残差项进行了三种不同的检验，包括 Moran's I 检验和两种稳健的拉格朗日乘子检验。第一种检验测试空间依赖性的存在与效应大小，而第二和第三种则分别测试空间滞后项和空间误差项的依赖性。

14.1.4　结果解读

运用经典 OLS 回归和两种全域空间回归来检验县与县之间是否存在空间相关性，以及探索社会经济相关因素和医院床位密度之间的关联。表 14-1 展示了回归估计与模型诊断结果。

除了城镇人口采用百分比形式，OLS 回归的所有自变量都是对数形式。固定省级效应后，居民人均储蓄、政府人均收入、城镇人口百分比和县域面积在 1% 的显著性水平上仍具有统计学意义。尽管 OLS 考虑了省级效应，利用 Moran's I 发现其残差仍存在很强的空间相关性。这说明针对本例我国县域截面数据不宜使用古典 OLS 模型，应使用全域空间回归。

根据表 14-1 第（1）列和第（2）列，研究发现在没有考虑省级效应的情况下，两种空间回归模型的检验结果都具有显著的统计学意义；而控制了省级效应后，只有空间误差模型的拉格朗日乘子检验结果具有统计学意义，这表明在本例研究中空间误差模型相对较好。根据表 14-1 第（3）~（6）列，研究进一步通过比较 R^2、对数似然比和赤池信息准则（AIC）三种评价指标比较空间滞后和空间误差回归模型。空间误差模型的 R^2 比空间滞后模型大，说明它能解释更多医院床位的空间变异。此外，空间误差模型的对数似然比更大，AIC 更小，进一步证实了空间误差模型的结果相对较好这一结论。因此，接下来的讨论主要基于空间误差模型的结果。

空间误差模型的空间误差项系数（λ）非常显著（$P < 0.000\ 1$）。即使控制了当地经济发展的县级特征，空间误差项系数 λ 也高达 0.925。这说明我国医院床位分布在县级水平上具有很强的地理空间集聚性。就影响因素而言，人均储蓄和政府人均收入的回归系数均大于 0，且通过了 1% 置信水平的统计显著性检验，其弹性指数分别为 0.232 和 0.105。这说明居民储蓄每增加 10%，医院床位密度增加 2.32%；而政府收入每增加 10%，医院床位密度相应增加 1.05%。虽然政府收入包括与经济发展相关的县级税收以及中央财政拨款，但即使当地经济状况不容乐观，依然能够通过政府财政政策来提高医院床位的可用性。这一发现与现有文献结果相一致，即高水平的财政政策对于当地基础医疗设施的发展具有显著的独立影响。城镇化系数也具有统计学意义，但县域面积差异无统计学意义。城镇化的回归系数为负，表明医院床位密度随着城镇化水平的提高逐渐降低。弹性系数进一步表明城镇化每增加 10%，医院床位密度减少 0.2%，城镇化系数对医院床位密度的影响并不明显。

表 14-1　2011 年中国区县级医院医院床位密度回归分析结果

变量	医院床位密度（对数）					
	OLS 模型		空间滞后模型		空间误差模型	
	(1)	(2)	(3)	(4)	(5)	(6)
居民人均储蓄（对数）	0.175^{***}（10.693）	0.228^{***}（12.985）	0.144^{***}（8.852）	0.216^{***}（12.479）	0.233^{***}（13.321）	0.232^{***}（13.321）
政府人均收入（对数）	0.107^{***}（8.593）	0.119^{***}（9.216）	0.096^{***}（8.083）	0.110^{***}（8.647）	0.107^{***}（8.622）	0.105^{***}（8.254）
城镇人口百分比	-0.003^{***}（-4.180）	-0.003^{***}（-3.073）	-0.003^{***}（-3.752）	-0.002^{***}（-2.905）	-0.003^{***}（-4.080）	-0.002^{***}（-2.154）
县域面积（对数）	0.082^{***}（8.332）	0.034^{***}（2.981）	0.030^{***}（3.167）	0.013（1.163）	-0.009（-0.788）	-0.006（-0.477）
ρ / λ			0.724^{***}（24.329）	0.486^{***}（8.751）	0.905^{***}（33.334）	0.925^{***}（40.683）
省级效应假设	否	是	否	是	否	是
样本量	2 043	2 043	2 043	2 043	2 043	2 043
R^2	0.253	0.394	0.329	0.411	0.403	0.439
对数似然比	-936.862	-723.352	-839.045	-698.927	-731.663	-669.284
赤池信息准则（AIC）	1 883.72	1 516.7	1 690.09	1 469.85	1 473.33	1 408.57
空间模型检验						
莫兰指数（误差项）	43.144^{***}	19.880^{***}				
拉格朗日乘子检验（滞后项）	43.214^{***}	0.424				
拉格朗日乘子检验（误差项）	$1 378.343^{***}$	115.737^{***}				

注：（1）*** 代表 1% 的显著性水平。（2）数据包括了 31 个省级相关数据，相应的回归中加入了 31 个省级效应的假设。（3）所有的空间模型检验都是基于 OLS。

资料来源：PAN J, SHALLCROSS D. Geographic distribution of hospital beds throughout China: a county-level econometric analysis[J]. International Journal for Equity in Health, 2016(15): 179.

14.1.5 总结

以探索中国县域医院床位资源空间配置的社会经济影响因素为例，本部分在介绍了全域空间回归模型特点后，重点梳理了空间滞后模型和空间误差模型的建模原理与应用条件。相较于经典 OLS 回归模型，全域空间回归模型通过引用空间权重矩阵来考虑空间自相关效应，反映变量的空间依赖关系，能够提升模型拟合度和解释力。

在全域空间回归模型中，空间滞后模型和空间误差模型代表了经典线性回归模型中分别引入因变量的空间滞后和误差项的空间滞后的两种情形。这两种模型的主要区别在于刻画空间自相关效应的空间滞后项系数 ρ 为 0，还是空间误差项系数 λ 为 0。在实际应用中，可以通过检验 R^2、对数似然比和 AIC 等统计量来选择最合适的空间回归模型 [6]。

除了空间滞后模型和空间误差模型，全域空间回归模型的家族还包括空间杜宾模型、空间杜宾误差模型和广义空间模型等 [7,8]。空间杜宾模型结合了自变量的空间滞后和因变量的空间滞后，而空间杜宾误差模型则结合了自变量的空间滞后与误差项的空间滞后。广义空间模型则将误差项的空间滞后与因变量的空间滞后结合在一起，计算过程更为复杂。有关这些模型的详细内容，可以参考 LeSage 和 Pace 的相关研究资料 [9]。

14.2 局域空间回归

14.2.1 研究问题

作为一种在人际接触中传播的呼吸系统传染病，新型冠状病毒感染（COVID-19）在人口密集的大城市中危害尤为严重，研究表明超过 90% 的病例出现在城市区域。基于城市角度的 COVID-19 研究不仅揭示了疫情在城市中的传播模式，也有助于推动受疫情影响的健康城市建设和发展。此外，COVID-19 的传播呈现显著的地理空间差异性，随着城市居民的流动而蔓延。因此，对 COVID-19 的传播、流行、控制等方面的分析需要综合考虑各种地理空间因素，如人口动态、感染者特征、人口结构、社会经济地位、建筑环境、城市布局及物理环境等。

以武汉市为例，当地政府公布了 13 个行政区的确诊病例数据。然而，这些区县级别的空间数据粗略，难以准确反映城市内部 COVID-19 感染强度的空间差异。为了弥补这一不足，本案例收集了武汉市自我报告的新冠病例地理分布信息，以此来呈现武汉市 COVID-19 发病率的细尺度空间差异。研究同时收集了五种解释变量：人口密度、老龄化率（60 岁及以上人口占总人口比例）、地铁站、主干道和商业兴趣点（如商场、酒店、餐馆、休闲娱乐场所和生活服务场所，数据来源于高德地图），以此来量化这些因素对武汉市 COVID-19 病例空间分布差异的影响 [10]。本案例采用地理加权回归（geographically weighted regression，GWR）模型进行深入研究，这是局域空间回归领域的一个典型代表。

14.2.2 方法原理

（1）空间异质性和空间非平稳

除了空间自相关外，空间异质性也是地理空间数据的一个核心属性，源自地理学的第二定律。Michael Goodchild 所提出的地理学第二定律阐述了由于空间隔离而产生的地理特征之间的差异，即空间异质性（spatial heterogeneity）[11]。同时，也有学者将地理学第二定律描述为"地理现象呈现不可控的空间变化"。空间异质性可以简单理解为观察位置不同，导致观测结果的变化（例如，感兴趣目标变量的观测值因位置不同而有所不同），或两个变量间的关系随位置变化而发生改变。

在 14.1 部分介绍的全域空间回归模型基于全局平稳的假设，虽然考虑了空间自相关，但假定变量间的关系（即回归系数）为固定不变，不随地理位置变化而改变，这与地理学第二定律相悖。空间非平稳性与空间异质性是两个不同的概念，常被学者混用。回归统计学将变量间关系（回归系数）的空间异质性定义为空间非平稳性。

在面向大范围地理空间问题的实际研究中，考虑空间异质性的影响极为重要。从方法论的角度看，空间异质性可分为两种类型：一种是函数形式或参数的变化，另一种是由遗漏变量、测量误差等原因导致的误差项的异方差。针对第一种类型的空间异质性，地理加权回归（GWR）是一种比较经典的解决方法；对于第二种类型，可以使用广义最小二乘法进行处理。本部分主要聚焦于 GWR 的介绍。

（2）地理加权回归

地理加权回归（GWR）是频率空间统计领域非常有代表性的局域回归模型，常用于处理空间异质性问题。GWR 模型深入融合了地理学第一定律和第二定律的理念，通过对研究区域内每个位置分别进行局部回归建模，得出与空间位置一一对应的空间回归系数集合。该方法能够有效量化变量关系随空间位置变化所带来的变化，即空间非平稳性[12]。GWR 模型的具体表达式为：

$$y_i = \beta_0(u_i, v_i) + \sum_{k=1}^{m} \beta_k(u_i, v_i)x_{ik} + \varepsilon_i \qquad （公式 14-7）$$

其中，y_i 是空间单元 i 的因变量值，X_{ik}（$k = 1, \cdots, m$）是第 i 个空间单元的自变量值，(u_i, v_i) 是位置 i 处的坐标，$\beta_0(u_i, v_i)$ 为空间截距项，$\beta_k(u_i, v_i)$ 是空间回归系数，代表空间异质的变量关系。GWR 对于每一个空间单元 i 都定义一个空间权重矩阵（公式 14-8）。矩阵中所有元素都大于 0 且对角线元素都为 1。

$$W_i = W(u_i, v_i) = \begin{bmatrix} w_{i1} & 0 & \cdots & 0 \\ 0 & w_{i2} & \cdots & \vdots \\ \vdots & \vdots & \ddots & 0 \\ 0 & \cdots & 0 & w_{in} \end{bmatrix} \qquad （公式 14-8）$$

模型还需通过设置一个核函数来确定具体的 W 中每一个值的定义。常用的 GWR 核函数主要有以下几种：距离阈值核函数、k 邻近核函数、高斯核函数以及二次核函数。二次核函数是最常用的核函数，与高斯核函数一样需要设置带宽（bandwidth）。带宽有固定带宽和自适应带宽两种选择。固定带宽是利用样本点的距离来确定带宽，但会导致在数据点集聚地区选取的数据点过多，偏误增加。自适应带宽利用最邻近样本点的个数来确定带宽，无论数据点密集还是稀疏，带宽内的点数量相同，可以更好权衡整体的标准误和偏误。因此研究通常使用自适应带宽。实际应用中可以用交叉确认准则[13,14]和修正的赤池信息准则[15]确定带宽，其中修正的赤池信息准则应用最为广泛。

GWR 的估计方法主要包括局部加权估计框架[13]、贝叶斯估计方法[16]和极大似然估计框架[17,18]。这些估计方法中，局部加权估计方法由于便于操作被广泛应用。

GWR 与 14.1 部分提到的全域空间回归模型相比主要有两方面区别：① GWR 是局域空间回归模型，可同时考虑空间异质性和空间自相关性。解释变量的回归系数是对观测点周围样本进行局部回归所得到，可以随位置的变化而变化。② GWR 可以作为推断空间关系（函数）变化的方法，将推断重点转移到验证分析上：当样本之间离得越近，样本总体越相似，GWR 估计越接近真实值。

14.2.3 分析思路

（1）研究设计

该案例研究旨在识别武汉自我报告病例及其潜在影响因素的空间非平稳性。众多 COVID-19 调查大多是在国家、省、市等相对较粗的行政区划尺度下进行的，鲜有研究在更小的空间范围内（城市内部）进行详细探索。研究收集了武汉 900 多例自我报告的新冠病例的空间位置信息和相关属性信息，以弥补城市内缺少详细公开数据的局限性。汇总至区县级自我报告病例的比例与官方公布的数据一致，而且与官方公布的数据有非常相似的年龄分布，这表明自我报告病例对于量化武汉市疫情的细尺度空间差异具有可行性与代表性。社交媒体数据和其他网络大数据在应对突发公共事件和灾害方面具有很大的应用潜力。尽管如此，自我报告的病例毕竟不是最终上报病例，其空间分布可能存在偏差。

（2）数据准备

研究范围涵盖武汉市主城区，以街道为分析单位。街道是由主干道围成的区域。在我国城市体系下，这是一个比区县级行政区划更精细的空间尺度。通过使用街道作为分析单位，研究可获得更多的地理空间聚合样本，从更精细的角度来揭示疫情及其影响因素的空间差异。被研究的街道的平均面积为 0.72km²，最小的为 0.012km²，最大的为 15.8km²，总共有 1 107 个街道。

研究以每个街道中自我报告病例的核密度估计（kernel density estimation，KDE）平均值为因变量。KDE 以样本为中心计算搜索半径内样本点的单位面积密度，以表示地理要素密度的空间分布。本案例中每个街道的 KDE 平均值越高表示相应地区自我报告病例越多。街道层面的人口密度和老龄化率是两种关键解释变量。在交通变量（地铁站和主干道）和商业兴趣点方面，研究也使用它们在每个街道的 KDE 平均值作为另外三种解释变量。

（3）模型设定

第一部分：全域线性回归

首先建立 OLS 线性回归模型量化自我报告病例的影响因素，公式如下：

$$y = \beta_0 + \sum_{i=1}^{k} \beta_i x_i + \mu$$

（公式 14-9）

其中，y 是自我报告病例 KDE 在每个最小研究单元（街道）的平均值，x_i 是五个解释变量，k 是解释变量的数量，β_0 是常数，β 是 x_i 的回归系数，μ 是误差项。研究用解释变量 i 增加一个标准差引起的自我报告病例的百分比变化（PC）来比较不同解释变量的贡献，其公式如下：

$$PC_i = \frac{\beta_i sd_i}{\bar{y}} \times 100\%$$

（公式 14-10）

其中，PC_i 是 x_i 增加一个标准差引起的 y 的变化百分比，β_i 是 x_i 的回归系数，sd_i 是 x_i 的标准差，$\bar{y}$ 是所有街道自我报告病例的平均值。

第二部分：地理加权回归

空间异质性是地理维度变量之间关系的一个基本特征。全域 OLS 回归模型假定自变量和因变量之间的关系具有空间平稳性，无法捕捉到地理变量之间的空间非平稳关系。因此，在地理分析中需要一种可以求解空间变化回归系数的建模策略。本案例采用频率统计体系下的典型代表——GWR 模型。其公式如下：

$$y_i = \beta_{i0} + \sum_{j=1}^{m} \beta_{ij} X_{ij} + \varepsilon_i, i = 1, 2, \cdots, n$$

（公式 14-11）

其中，在第 i 街道，y_i 是自我报告病例的平均 KDE 值，β_{i0} 是空间截距，X_{ij} 是第 j 个解释变量的观测值，β_{ij} 是第 j 个解释变量的回归参数，ε_i 是随机误差项。

14.2.4　结果解读

（1）OLS 建模结果

研究以街道水平自我报告病例的平均 KDE 为因变量，用五个解释变量建立全域普通最小二乘法回归模型。调整之后的 OLS 模型 R^2 为 0.76，表明五个解释变量可以解释街道层面上 76% 的自我报告病例的变异（表 14-2）。所有的解释变量都与因变量显著相关（$P < 0.001$），具有正向促进作用。

表 14-2　以自我报告病例的 KDE 均值为因变量的 OLS 回归分析结果（$N = 1\,071$）

解释变量	β	标准差	t	P 值	VIF
截距	−0.68	0.12	−5.71	< 0.001	
人口密度[#]	0.031	0.004 1	8.78	< 0.001	2.44
老龄化率	2.28	0.41	5.57	< 0.001	1.05
地铁站	2.02	0.20	9.98	< 0.001	2.73
主干道	0.28	0.045	6.20	< 0.001	1.63
商业兴趣点	0.57	0.033	17.47	< 0.001	2.55

注：[#] 单位为千人/平方公里。β 是回归模型的系数。标准差代表回归系数的标准差。t 值和 P 值是参数的统计检验结果。

资料来源：XU G, JIANG Y, WANG S, et al. Spatial disparities of self-reported COVID-19 cases and influencing factors in Wuhan, China[J]. Sustainable Cities and Society, 2022(76): 103485.

根据 OLS 结果，研究进一步计算了当解释变量增加一个标准差时，在所有其他解释变量保持其算术平均值不变的情况下，自我报告病例的百分比变化（*PC*）。结果表明，商业感兴趣点对自我报告病例的影响最大，其增加一个标准差，可导致自我报告病例增加 28%。在交通方面，地铁站的影响比主干道更强，因为公共交通对传染病的风险更高。在人口方面，人口密度和老龄化率每增加一个标准差，病例风险分别增加 14% 和 6%。

（2）GWR 建模结果

研究使用 GWR 进一步探索了五种解释变量对自我报告病例空间异质性的影响。五种解释变量的空间回归系数在各街道之间有所不同，显示出它们对自我报告病例的影响具有明显的空间差异。对于人口密度，武汉市中心城区北部的街道具有较高的回归系数值，表明该地区的人口密度对自我报告病例的影响更大。在老龄化率方面，回归系数较高的街道位于汉口和中心城区的南部。在交通因素方面，地铁站回归系数较高的街道主要位于中心城区，而主干道回归系数较高的街道则主要位于远郊区。商业感兴趣点回归系数最高的地区位于青山区，表明那里的社会交往和互动的影响更强。在 GWR 模型中，武汉市中心城区周围的大多数地区都有较高的 R^2。汉阳的核心城区和汉口的西北部有两个区域 R^2 较低的集聚，这表明可能存在其他未纳入影响因素对当地自我报告病例产生关键影响。

14.2.5　总结

在地理加权回归（GWR）模型中，回归系数能够根据空间位置的变化而相应调整，从而有效识别变量关系中的空间异质性（也被称为空间非平稳性）。然而，在实际应用中，并非所有的回归系数都会在地理空间上发生显著变化。如果模型中包含地理空间上变化不显著的变量，使用 GWR 可能导致对模型的过度解释。基于这一认识，Fotheringham 等 [15] 提出了半参数地理加权回归模型，该模型将变量划分为全局变量和局部变量，以适应不同的空间分布特性。

此外，GWR 模型的一个重要前提假设是所有局部系数的空间过程具有相同的尺度，这在处理复杂的实际研究对象时可能不太适用。为了解决这一问题，Fotheringham 等 [19] 进一步提出了多尺度地理加权回归（MGWR）。MGWR 允许每个解释变量有其独特的尺度，并为每个变量选择最优带宽以进行回归，从而有效解决了不同变量尺度和带宽选择的问题。MGWR 在带宽选择方面与 GWR 相似，仍然依赖于交叉验证准则和修正的赤池信息准则。MGWR 相较于 GWR 具有三大优势：一是允许每个解释变量有不同的带宽；二是每个变量的特定带宽可作为其空间过程作用尺度的指标；三是多带宽方法能提供更为真实且有用的空间过程模型。

近年来，GWR 领域出现了多种相关软件，包括 MGWR、ArcGIS 和 R 语言。特别是卢宾宾等 [20] 开发的 GWmodelS 软件包，实现了 GWR 及其各种扩展技术的应用，不仅包括基础 GWR 和 MGWR，还包括时空地理加权回归（GTWR）及地理加权汇总统计和地理加权主成分分析等方法 [21,22]。地理加权汇总统计分析主要用于研究不同位置样本邻域内的平均值、方差、协方差、相关系数、偏度等统计量的空间分布特征。而地理加权主成分分析则着重分析不同地点的样本及其变量主成分的空间分布情况。

14.3　贝叶斯局域时空回归

14.3.1　研究问题

人口老龄化现象日益成为一个严峻的全球性问题。根据联合国的报告，到 2020 年，全球 65 岁及以上人口已达到 7.27 亿，占总人口的 9.3%，预计到 2050 年这一数字将增加一倍，达到约 15 亿（占比 16%），其中近 80% 的老年人将居住在发展中国家。应对人口老龄化问题，已成为全球范围内需要协调一致的持续行动之一。在联合国的 17 项可持续发展目标（SDGs）中，有 12 项与老年人和老龄化直接相关。

全球不同国家和地区之间的老龄化进程表现出显著的地理差异和动态变化，这揭示了全球老龄化分布的时空异质性[23,24]。因此，联合国及各国政府在应对老龄化问题时，需要根据具体地理和时间条件因地制宜、因时制宜。然而，目前尚缺乏全球范围的证据来证实国家层面上人口老龄化与社会经济及自然环境之间的时空异质性关联（即时空非平稳性）。开展此类研究将有助于揭示可能导致当前全球人口老龄化时空差异分布的关键驱动因素。

针对日益严重的全球老龄化问题，本案例研究拟识别显著影响全球人口老龄化时空演变的社会经济和自然环境因素，探索解释因子对全球老龄化影响的时空异质性，并通过计算时空异质影响因素的可解释百分比确定关键时空驱动因素。为了解决上述问题，研究搜集了 2001—2020 年 189 个国家和地区的老龄人口（65 岁及以上人口）比例以及 15 种潜在解释因子，采用贝叶斯时空变系数（Bayesian spatiotemporally varying coefficients，BSTVC）模型和时空方差分割指标（spatiotemporal variance partitioning index，STVPI）开展实证研究[25]。

14.3.2　方法原理

（1）贝叶斯统计

古典频率统计和贝叶斯统计是现代统计学的两大主流学派。贝叶斯统计与频率统计相比，其优势在于能够融入多源先验知识，并直接估算参数的不确定性，从而适用于求解更复杂的回归模型[26]。

本章前两部分介绍的全域与局域空间回归模型均基于古典频率统计。在全域空间回归领域，尽管当数据量足够大时，贝叶斯方法和传统频率方法求解的回归模型结果相近[6]，但面对更为复杂的模型，如局域空间和时空非平稳回归模型，传统频率统计可能无法有效推断，这时贝叶斯统计可发挥关键作用[27]。

（2）贝叶斯局域空间回归

局域空间回归模型的核心目标是捕捉自变量与因变量之间的空间非平稳性。在这方面，主要应用的两种模型分别是基于频率统计的地理加权回归（GWR）模型[28]和基于贝叶斯统计的空间变系数（Bayesian Spatially Varying Coefficients，BSVC）模型[29]。虽然 GWR 和 BSVC 模型在某些输出结果上（如空间回归系数）相似，但在整体建模策略和求解体系上存在本质差异[30,31]。GWR 模型作为一种频率统计推断算法，实际上是多个小区域回归分析的组合，它可能面临如局部样本量不足和缺乏统一对比标准等问题。相比之下，贝叶斯局域空间回归模型不仅融合了先验知识和直接估计不确定性，其独特之处在于采用"全地图（full map）"的建模策略，即针对整体区域构建一个完整、统一的模型，避免了 GWR 模型的缺陷。但其主要挑战在于建模复杂度较高，对计算资源的要求较大，尤其是在处理大数据时的适应性问题。

（3）贝叶斯局域时空回归

空间回归模型仅能分析截面数据的单一维度，无法满足复杂时空大数据分析的需求。面对同时具有地理空间和时间维度的时空面板数据，基于频率统计的 GWR 模型已发展出其时空版，即时空地理加权回归（Graphically and Temporally Weighted Regression，GTWR）[22,32]。然而，BSVC 模型在时空扩展方面的进展相对较慢。常见的贝叶斯时空模型主要关注截距项的时空异质性，依然属于全域平稳回归模型的范畴 [27,33]。

直到 2018 年，才有研究提出了适用于复杂地理时空数据建模的贝叶斯时空变系数（BSTVC）模型 [34]。究其原因，在于贝叶斯局域时空非平稳回归建模容易形成过于复杂的表达。一方面，复杂表达对推断算法提出更高的要求，导致计算负担过大；更重要的是，"全地图"建模策略是一把双刃剑，它在建立统一、完整模型的同时，也面临"Too-Local-To-Model（TLTM）"过局域问题，即每个局域单元的建模误差会累加，导致整体模型的表现不理想 [35]。换句话说，就是过于局域化的时间、空间以及时空交互非平稳性假设反而导致无法构建可用的统计模型。此前的研究曾尝试通过粗化地理空间尺度来解决该问题，但这样做不仅牺牲了原始空间数据的精细分辨率，还引入了空间分组（聚类、聚合）的额外误差，不是一个解决贝叶斯局域时空回归"过局域"问题的理想策略。

（4）贝叶斯时空变系数模型

贝叶斯时空变系数（BSTVC）模型代表了一种先进的"全地图"时空非平稳回归建模方法，它基于贝叶斯统计学原理，旨在探索多个解释变量在时间和空间维度上对目标变量的异质性影响。这意味着在拟合目标变量与解释变量之间的关系时，该模型特别考虑到了地理现象中存在的时空非平稳性及时空自相关 [34,35]。

为克服"过局域"问题，BSTVC 模型采用了一种时空独立的非平稳建模假设。该方法通过分开考虑空间自相关和时间自相关的先验设定，分别估算解释变量后验的局域空间和时间回归系数集合，旨在直接定量刻画变量关系在时间和空间尺度的异质性变化规律，从而提供更精确的时空维度上的分析和解释。一个完整形式的 BSTVC 模型体现了贝叶斯层次建模（Bayesian hierarchical modeling，BHM）的三个层次思想（公式 14-12 至公式 14-15）。

$$\eta_{it} = g(E(y_{it} \in Y \mid X)) \tag{公式 14-12}$$

$$\eta_{it} = \sum_{k=1}^{K} f(\mu_{k,i} X_{k,it}) + \sum_{k=1}^{K} f(\gamma_{k,t} X_{k,it}) + \sum_{h=1}^{H} \beta_h C_{h,it} + f(\xi_i) + f(\psi_t) + \alpha \tag{公式 14-13}$$

$$\mu_i \mid \mu_{-i=j} \sim N\left(\bar{\mu}_i, \frac{\sigma_\mu^2}{w_{i+}}\right) \tag{公式 14-14}$$

$$\gamma = (\gamma_1, \cdots, \gamma_T)' \sim N(0, \sigma_\gamma^2 Q_\gamma), \quad Q_\gamma = M_\gamma^- \tag{公式 14-15}$$

首先，数据似然模型（公式 14-12）利用指数家族函数 $g(\cdot)$ 将结构化的加性预测因子 η_{it} 与时空观测项 y_{it} 的条件均值连接，适用于常见不同种类数据（连续型、二值变量、计数变量）的先验分布，如高斯、logistic、泊松和负二项等似然先验模型。

其次，时空过程模型（公式 14-13）主要包括三类效应：①关键解释变量 X_k 的空间非平稳性 $\sum_{k=1}^{K} f(\mu_{k,i} X_{k,it})$ 和时间非平稳性 $\sum_{k=1}^{K} f(\gamma_{k,t} X_{k,it})$；②辅助解释变量 C_h 的全域平稳性 $\sum_{h=1}^{H} \beta_h C_{h,it}$；③全域截距项 α 和截距项的时空异质性 $f(\xi_i)$ 和 $f(\psi_t)$。其中，BSTVC 建模不可或缺的核心要素是关键解释变量 X_k 的空间非平稳性和时间非平稳性，分别采用不同的潜在高斯模型 $f(\cdot)$ 来拟合。

空间回归系数 $\mu_{k,i}$（space-coefficients，SCs）的拟合采用了考虑结构化空间自相关的条件自回归（conditional autoregressive，CAR）先验模型[36]，如公式 14-14 所示。SCs 表示在每一个空间单元上目标变量与解释变量之间的关联，可用地图可视化展示，并借助空间热点分析等方法进一步识别其空间集聚特征。

时间回归系数 $\gamma_{k,t}$（time-coefficients，TCs）的拟合则采用了考虑结构化时间自相关的随机游动（random walk，RW）先验模型[27]，如公式 14-15 所示。TCs 表示在每一个时间截面内目标变量与解释变量之间的关联，可绘制曲线图展示，并结合宽窄可信区间体现其参数拟合的不确定性。类似的，可采用空间 CAR 和时间 RW 先验模型来拟合时空截距项 $f(\xi_i)$ 和 $f(\psi_t)$，并通过可视化技术进一步展示原始目标变量的规律性空间和时间变化规律。

最后，BSTVC 模型的参数、超参数模型采用了贝叶斯统计的无信息先验设定，体现了数据驱动的建模思想，以适用不同地理时空分析案例的通用建模需求。

（5）时空方差分割指标

尽管 BSTVC 模型有效拟合了各个局域时间和空间单元中不同解释因子的相对作用强度及方向，但面对多维时空回归系数的复杂性与细致性，该模型得出的结论往往难以概括为宏观层面的整体性结论，这在一定程度上制约了其在新发现和新知识总结上的应用。鉴于此，Wan 等[25] 在 BSTVC 模型的基础上，提出了时空方差分割指标（STVPI），旨在量化各时空异质影响因素的可解释百分比，即时空相对重要性，更直观地理解这些因素的时空贡献度，如公式 14-16 所示。

$$\rho_k = \frac{\sigma_{\mu_k} + \sigma_{\gamma_k}}{\sum_{k=1}^{K} \sigma_{\mu_k} + \sum_{k=1}^{K} \sigma_{\gamma_k} + \sigma_{\varepsilon}} \times 100\%$$ （公式 14-16）

其中，ρ_k 是第 k 个解释因素对目标变量的时空可解释百分比，范围为 $[0, 100]$。σ_{μ_k} 是第 k 个解释因素考虑空间非平稳性（SCs）的方差组分，σ_{γ_k} 是第 k 个解释因素考虑时间非平稳性（TCs）的方差组分，σ_{ε} 是模型无法解释部分（残差项）的方差组分。在贝叶斯统计学中，方差组分通常以标准差的形式呈现，即随机效应方差的平方根[37,38]。借助现代贝叶斯统计学的灵活建模框架，可同时获取 STVPI 的宽可信区间（2.5%～97.5%）和窄可信区间（25%～75%），用以灵活评估不确定性[26]。

在估计了 Y 和 X 变量之间的时空异质性关联后，STVPI 进一步评估了各因素 X 对 Y 的时空变化的可解释百分比（％）。由于 BSTVC 模型属于一类完整统一的全地图建模方法，因此，不同因素 X 的时空可解释百分比是直接可比的，这为地理时空归因提供了重要证据。此外，BSTVC 模型的整体解释度、残差贡献百分比以及解释因子的分类贡献百分比汇总等，均可以采用 STVPI 计算得到。

（6）贝叶斯推断算法

贝叶斯推断算法用于求解 BHM 模型的后验参数，如局域空间（SCs）和时间回归（TCs）系数等。主流贝叶斯回归模型的推断算法主要包括马尔科夫链蒙特卡罗模拟方法[39,40]，以及积分嵌套拉普拉斯近似方法[41]。本部分案例采用的 BSTVC 模型后验时空回归系数的求解，以及 STVPI 的计算均使用积分嵌套拉普拉斯近似算法实现。

14.3.3 分析思路

为了探索全球老龄化潜在解释因子的时空异质性影响，并识别时空异质解释因子的可解释百分比，研究设计如下。

（1）数据准备

研究使用 65 岁及以上人口比例来衡量 2001—2020 年全球 189 个国家和地区的老龄化水平，同时收集国家层面的 8 种社会经济变量和 7 种自然环境变量，作为同期影响全球老龄化的潜在解释因素。利用随机森林，研究将初步收集的 15 种因素进行了筛选，保留了整体贡献度较高的 9 种影响因素：每千人医院床位数（X1）、高等院校入学率（X2）、人均国民总收入 GNI（X3）、男女比例（X4）、每千人内科医生数（X5）、植被覆盖指数 NDVI（X6）、温度（X7）、$PM_{2.5}$（X8）和降水量（X9）。

（2）模型设定与分析

针对全球老龄化案例，研究采用了一种简化但更加实用的 BSTVC 模型，以确保可观测解释因子具有明显的时空非平稳特征，如公式 14-17 和公式 14-18 所示。

$$g(E(y_{it} \in Y \mid X)) = \eta_{it} = \sum_{k=1}^{K} f_S(\mu_{ik} X_{itk}) + \sum_{k=1}^{K} f_T(\gamma_{tk} X_{itk}) + \varepsilon_{it} \qquad （公式 14-17）$$

$$\mu_i \mid \mu_{-i} \sim N\left(\bar{\mu}_{w_i}, \frac{\sigma_\mu^2}{n_{w_i}}\right), \quad \gamma_t \mid \gamma_{t-1}, \gamma_{t-2} \sim N(2\gamma_{t-1} + \gamma_{t-2}, \sigma_\gamma^2), \quad \varepsilon_{it} \sim N(0, \sigma_\varepsilon^2) \qquad （公式 14-18）$$

其中，y_{it} 是全球 2001—2020 年国家 i 在第 t 年的 65 岁及以上人口比例（Y），$g(\cdot)$ 采用对数高斯函数，η_{it} 是线性预测因子。解释变量 X 表示与 Y 相关的社会经济和自然环境因素，本案例的所有 X 均具有空间和时间维度的变化。对于第 k 个解释变量，μ_{ik} 被称为空间回归系数（SCs），γ_{tk} 被称为时间回归系数（TCs）。ε_{it} 表示每个时空单元的建模残差，是 BSTVC 模型无法拟合的部分。这三种纳入 BSTVC 模型的组分（空间非平稳、时间非平稳和时空残差项）均为随机效应。

函数 $f_S(\cdot)$ 和 $f_T(\cdot)$ 代表用于拟合 SCs 和 TCs 的空间和时间潜在高斯模型，分别采用了条件自回归（CAR）空间先验模型和二阶随机游动（RW）时间先验模型。ε_{it} 基于独立同分布

（IID）的先验模型假设。

求解 BSTVC 模型后验参数后，利用 STVPI 评估每种时空异质影响因素的可解释百分比（%）。STVPI 越大，解释因子能够解释过去 20 年全球人口老龄化的时空变异越高，反之亦然。

研究进一步计算了 ρ_{BSTVC} 以量化 BSTVC 模型的总体解释程度。

$$\rho_{BSTVC} = \frac{\sum_{k=1}^{K} \sigma_{\mu_k} + \sum_{k=1}^{K} \sigma_{\gamma_k}}{\sum_{k=1}^{K} \sigma_{\mu_k} + \sum_{k=1}^{K} \sigma_{\gamma_k} + \sigma_{\varepsilon}} \times 100\% \qquad \text{（公式 14-19）}$$

研究同时获得了 STVPI 的宽可信区间（2.5% ~ 97.5%）和窄可信区间（25% ~ 75%）以评估不确定性。

14.3.4　结果解读

（1）模型比较

在 BHM 体系下，研究构建了三种贝叶斯回归模型：除 BSTVC，贝叶斯多元线性回归（MLR）是一个仅考虑解释变量全域平稳性的模型，与 OLS 类似；贝叶斯时空变截距（STVI）在 MLR 基础上考虑了截距项的时空异质性，可以看作是 BSTVC 模型的一种简化。

表 14-3 列出了三种贝叶斯回归模型（MLR、STVI 和 BSTVC 模型）的评估结果。研究采用五个指标来评估这些贝叶斯模型。其中，DIC 和 WAIC 表示贝叶斯模型的拟合度，值越小越好。模型复杂度通过 DIC 和 WAIC 方法的有效参数进行评估，即 P_{DIC} 和 P_{WAIC}。较高的 P_{DIC} 和 P_{WAIC} 表明模型更复杂。模型的预测能力由对数得分（LS）指标评估，值越小越好。

从 MRL 到 STVI 再到 BSTVC，虽然模型复杂度（P_{DIC} 和 P_{WAIC}）不断增加，但模型拟合度（DIC 和 WAIC）和预测能力（LS）均得到明显改善。这说明，考虑解释因子的时空非平稳特征是必要的。此外，STVI 模型用于识别全球人口老龄化的时空异质分布，只有 BSTVC 模型能够估计全球人口老龄化与社会经济和自然环境的时空异质关联效应。

表 14-3　全球人口老龄化案例的三种贝叶斯回归模型评估

模型	DIC	P_{DIC}	WAIC	P_{WAIC}	LS
MLR	16 870.86	11.20	16 871.05	11.29	2.26
STVI	5 738.95	197.17	5 745.15	193.66	0.77
BSTVC	3 863.08	1 083.24	3 904.99	913.88	0.58

注：DIC：偏离信息准则；WAIC：Watanabe Akaike 信息标准；P_{DIC}：DIC 的有效参数；P_{WAIC}：WAIC 的有效参数；LS：对数得分；MLR：多元线性回归；STVI：时空变截距模型；BSTVC：贝叶斯时空变系数模型。
资料来源：WAN Q, TANG Z, PAN J, et al. Spatiotemporal heterogeneity in associations of national population ageing with socioeconomic and environmental factors at the global scale[J]. Journal of Cleaner Production, 2022(373): 133781.

（2）时间非平稳分析

在 2001—2020 年的时间跨度内，全球人口老龄化的趋势明显加速，尤其是自 2009 年以来（图14-1A）。通过时间非平稳曲线（图14-1B），可以观察到九种不同解释因子与老龄化之间的时间异质性关联。特别是，男女比例（X4）和PM$_{2.5}$浓度（X8）与老龄化的时间非平稳关联呈现出近似线性的变化趋势。相比之下，其他解释变量则显示出更为复杂的非线性影响模式。2001—2020年，大学入学率（X2）、男女比例（X4）和每千人医生数（X5）对全球老龄化的影响持续增加，而每千人医院床位数（X1）、人均国民总收入（X3）、植被覆盖指数NDVI（X6）、PM$_{2.5}$浓度（X8）和降水量（X9）的影响则呈现逐年减少的趋势。在这一时间段内，尽管医院床位数对全球老龄化的影响逐年减少，医生数量的影响却在不断增长，这暗示着卫生人力资源相对于医疗硬件资源，在应对老龄化问题上可能扮演了更为关键的角色。

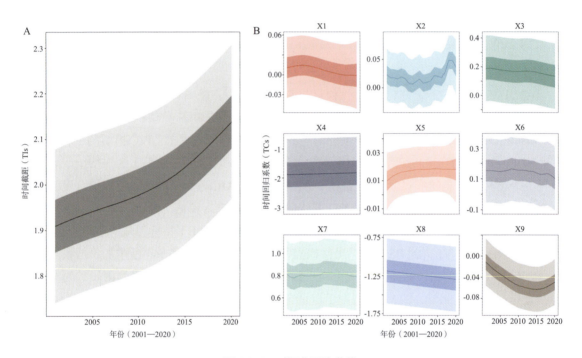

图14-1 时间非平稳曲线

注：A. 时间截距（TIs）：2001—2020年期间全球老龄化总体时间变化趋势；B. 时间回归系数（TCs）：全球老龄化与九种解释因素（X1～X9）关联的时间异质性。

资料来源：WAN Q, TANG Z, PAN J, et al. Spatiotemporal heterogeneity in associations of national population ageing with socioeconomic and environmental factors at the global scale[J]. Journal of Cleaner Production, 2022(373): 133781.

（3）空间非平稳分析

在空间维度上，全球各国家层面对九种社会经济与自然环境因素的响应显示了显著的地理差异，同时在区域范围内也呈现明显的空间集聚效应。以性别比为例，在一些发展中国家，尤其是中国和印度，这一因素对人口老龄化的影响尤为显著。性别比的影响不仅限于人口结构的改变，还会对整体人口规模产生影响。据统计，女性的平均寿命通常比男性长，例如在2020—2025年期间，女性的预期寿命比男性长约三年。此外，性别比失衡也会导致降低的婚姻率，并通过影响生育率进一步加剧老龄化问题。通过将最小国家尺度与宏观区域层面的分析相结合，可以更深入地挖掘空间差异信息，为不同地理尺度下制定针对性的老龄化应对政策提供支持。

（4）确定时空异质影响因素的可解释百分比

基于 BSTVC 模型汇总了解释因子时空贡献度的评估结果（如图 14-2 所示）。图 14-2A 显示，BSTVC 模型展现了极强的整体解释能力（99.23%，95%CI：99.18%～99.31%），同时也反映了选取的九种社会经济和环境因素的代表性。在考虑时空异质性的影响后，这些社会经济和环境因素对全球老龄化的总体可解释百分比分别为 61.85%（95%CI：58.57%～64.9%）和 37.40%（95%CI：34.38%～40.65%）。

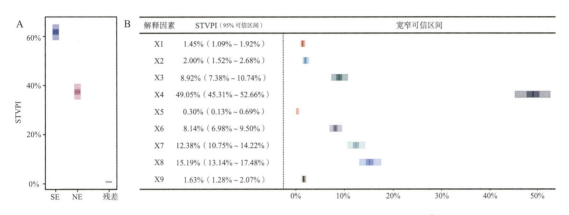

图 14-2　基于 BSTVC 模型的时空方差分割指标（STVPI）

注：A. 社会经济（SE）、自然环境（NE）和建模残差（Residual）对全球老龄化时空演变进程的可解释百分比。B. 顾及时空非平稳的九种因素（X1–X9）对全球老龄化时空演变进程的可解释百分比。

资料来源：WAN Q, TANG Z, PAN J, et al. Spatiotemporal heterogeneity in associations of national population ageing with socioeconomic and environmental factors at the global scale[J]. Journal of Cleaner Production, 2022(373): 133781.

具体来看（图 14-2B），这九种影响因素的中位数可解释百分比分别是：男女比例（49.05%）、$PM_{2.5}$ 浓度（15.19%）、温度（12.38%）、人均国民总收入（GNI，8.92%）、植被覆盖指数 NDVI（8.14%）、高等教育入学率（2.00%）、降水量（1.63%）、每千人医院床位数（1.45%）和每千人医生数（0.30%）。研究发现，两种社会经济因素（X3 和 X4）和三种环境因素（X6、X7 和 X8）的累积解释百分比超过了 90%。

在考虑时空异质性影响（即时空非平稳性）的基础上，STVPI 进一步从随机森林方法（基于全局平稳性）筛选出的九种解释因子中，聚焦到了五个更为关键的驱动因素。这表明，2001—2020 年，全球各国老龄化时空演变进程与国民收入水平（X3）、男女比例（X4）、绿地覆盖（X6）、空气质量（X7）和环境温度（X8）之间存在密切关联。

14.3.5　总结

在构建空间（计量）回归模型时，基于地理学的第一定律和第二定律，必须考虑地理空间数据中的空间自相关（依赖性）和空间异质性（差异性）。处理空间异质性的同时，也不能忽视空间自相关，这两者并非互斥概念。在实际操作中，需要区分单一变量的空间异质性和两个变量之间关系的空间异质性，后者在回归统计学中通常被称为空间非平稳性。本章通过健康和公共卫生领域的三个案例研究展示了古典频率统计体系下的全域空间回归（空间滞后和空间误差）和局域空间回归（GWR），以及基于现代贝叶斯统计的局域时空回归（BSTVC）。

14.3 部分重点介绍了贝叶斯时空变系数（BSTVC）模型。BSTVC 模型作为一种探测变量关系时空异质性（时空非平稳）的全地图建模方法，已在健康和公共卫生领域得到成功应用。这些应用中的 BSTVC 模型不仅具备出色的局域时空解释能力，还表现出良好的整体模型拟合度和预测效果。BSTVC 建模体系的统计理论正在持续发展和完善之中。例如，为了克服时空独立假设的局限性，Song 等基于空间分异理论[42]提出了贝叶斯时空交互变系数（BSTIVC）模型[43]，以探测解释因子复杂多尺度的时空交互非平稳特性；Wan 等进一步提出的时空方差分割指标（STVPI）[25]，用于识别时空异质解释因子的贡献百分比，进而明确关键时空驱动因素，为地球系统科学的时空归因研究提供了新的视角和工具[44]。

同时，基于频率统计体系的 GTWR 模型近年来也在不断发展和完善，例如 Mixed GTWR[45]、Multiscale GTWR[46]、时空地理神经网络加权回归（GTNNWR）[47]、时空地理加权主成分分析（GTWPCA）[48]等。

（宋超）

参考文献

[1] GULLIFORD M C. Availability of primary care doctors and population health in England: is there an association?[J]. Journal of Public Health, 2002, 24(4): 252–254.

[2] HAAKENSTAD A, IRVINE C M S, KNIGHT M, et al. Measuring the availability of human resources for health and its relationship to universal health coverage for 204 countries and territories from 1990 to 2019: a systematic analysis for the Global Burden of Disease Study 2019[J]. The Lancet, 2022, 399(10341): 2129–2154.

[3] PAN J, SHALLCROSS D. Geographic distribution of hospital beds throughout China: a county-level econometric analysis[J]. International Journal for Equity in Health, 2016(15): 179.

[4] TOBLER W R. A computer movie simulating urban growth in the Detroit region[J]. Economic geography, 1970, 46(sup1): 234–240.

[5] ANSELIN L. Spatial regression[M]//FOTHERINGHAM A S, ROGERSON P A. The SAGE Handbook of Spatial Analysis. Thousand Oaks: SAGE Publications, 2009: 255–275.

[6] 沈体雁，于瀚辰. 空间计量经济学［M］. 2 版. 北京：北京大学出版社，2019.

[7] GLASS A J, KENJEGALIEVA K, SICKLES R. The economic case for the spatial error model with an application to state vehicle usage in the US[EB/OL]. (2012–02–01)[2023–12–23]. http://www.ruf.rice.edu/~rsickles/paper/the%20economic%20case%20for%20the%20spatial%20error%20model.pdf

[8] HASTIE T, TIBSHIRANI R. Generalized additive models: some applications[J]. Journal of the American Statistical Association, 1987, 82(398): 371–386.

[9] LESAGE J, PACE R K. Introduction to spatial econometrics[M]. Boca Raton, FL: CRC Press, 2009.

[10] XU G, JIANG Y, WANG S, et al. Spatial disparities of self-reported COVID–19 cases and influencing factors in Wuhan, China[J]. Sustainable Cities and Society, 2022(76): 103485.

[11] GOODCHILD M F. The validity and usefulness of laws in geographic information science and geography[J]. Annals of the Association of American Geographers, 2004, 94(2): 300–303.

[12] FOTHERINGHAM A S, CHARLTON M E, BRUNSDON C. Geographically weighted regression: a natural evolution of the expansion method for spatial data analysis[J]. Environment and Planning A: Economy and Space, 1998, 30(11): 1905–1927.

[13] BRUNSDON C, FOTHERINGHAM A S, CHARLTON M E. Geographically weighted regression: a method for exploring spatial nonstationarity[J]. Geographical Analysis, 1996, 28(4): 281–298.

[14] FARBER S, PÁEZ A. A systematic investigation of cross-validation in GWR model estimation: empirical analysis and Monte Carlo simulations[J]. Journal of Geographical Systems, 2007(9): 371–396.

[15] FOTHERINGHAM A S, BRUNSDON C, CHARLTON M. Geographically weighted regression: the analysis of spatially varying relationships[M]. Chichester: John Wiley & Sons, 2002.

[16] LESAGE J P. The theory and practice of spatial econometrics[EB/OL]. (1999–02–01) [2023–12–23]. https://spatial-econometrics.com/html/sbook.pdf.

[17] PÁEZ A, UCHIDA T, MIYAMOTO K. A general framework for estimation and inference of geographically weighted regression models: 1. Location-specific kernel bandwidths and a test for locational heterogeneity[J]. Environment and Planning A: Economy and Space, 2002, 34(4): 733–754.

[18] PÁEZ A, UCHIDA T, MIYAMOTO K. A general framework for estimation and inference of geographically weighted regression models: 2. Spatial association and model specification tests[J]. Environment and Planning A: Economy and Space, 2002, 34(5): 883–904.

[19] FOTHERINGHAM A S, YANG W, KANG W. Multiscale geographically weighted regression (MGWR) [J]. Annals of the American Association of Geographers, 2017, 107(6): 1247–1265.

[20] 卢宾宾, 葛咏, 秦昆, 等. 地理加权回归分析技术综述 [J]. 武汉大学学报 (信息科学版), 2020, 45(9): 1356–1366.

[21] HUANG B, WU B, BARRY M. Geographically and temporally weighted regression for modeling spatio-temporal variation in house prices[J]. International Journal of Geographical Information Science, 2010, 24(3): 383–401.

[22] FOTHERINGHAM A S, CRESPO R, YAO J. Geographical and temporal weighted regression (GTWR) [J]. Geographical Analysis, 2015, 47(4): 431–452.

[23] LI J, HAN X, ZHANG X, et al. Spatiotemporal evolution of global population ageing from 1960 to 2017[J]. BMC public health, 2019(19): 127.

[24] WANG S. Spatial patterns and social-economic influential factors of population aging: A global assessment from 1990 to 2010[J]. Social Science & Medicine, 2020(253): 112963.

[25] WAN Q, TANG Z, PAN J, et al. Spatiotemporal heterogeneity in associations of national population ageing with socioeconomic and environmental factors at the global scale[J]. Journal of Cleaner Production, 2022(373): 133781.

[26] WANG X, YUE Y R, FARAWAY J J. Bayesian regression modeling with INLA[M]. Boca Raton, FL: CRC Press, 2018.

[27] BLANGIARDO M, CAMELETTI M, BAIO G, et al. Spatial and spatio-temporal models with R-INLA[J]. Spatial and Spatio-temporal Epidemiology, 2013(7): 39–55.

[28] FOTHERINGHAM A S, CHARLTON M, BRUNSDON C. The geography of parameter space: an investigation of spatial non-stationarity[J]. International Journal of Geographical Information Systems, 1996, 10(5): 605–627.

[29] GELFAND A E, KIM H J, SIRMANS C F, et al. Spatial modeling with spatially varying coefficient processes[J]. Journal of the American Statistical Association, 2003, 98(462): 387–396.

[30] FINLEY A O. Comparing spatially-varying coefficients models for analysis of ecological data with non-stationary and anisotropic residual dependence[J]. Methods in Ecology and Evolution, 2011, 2(2): 143–154.

[31] WOLF L J, OSHAN T M, FOTHERINGHAM A S. Single and multiscale models of process spatial heterogeneity[J]. Geographical Analysis, 2018, 50(3): 223–246.

[32] HUANG B, WU B, BARRY M. Geographically and temporally weighted regression for modeling spatio-temporal variation in house prices[J]. International Journal of Geographical Information Science, 2010, 24(3): 383–401.

[33] UGARTE M D, ADIN A, GOICOA T, et al. On fitting spatio-temporal disease mapping models using approximate Bayesian inference[J]. Statistical Methods in Medical Research, 2014, 23(6): 507–530.

[34] SONG C, SHI X, BO Y, et al. Exploring spatiotemporal nonstationary effects of climate factors on hand, foot, and mouth disease using Bayesian Spatiotemporally Varying Coefficients (STVC) model in Sichuan, China[J]. Science of the Total Environment, 2019(648): 550–560.

[35] SONG C, SHI X, WANG J. Spatiotemporally Varying Coefficients (STVC) model: A Bayesian local regression to detect spatial and temporal nonstationarity in variables relationships[J]. Annals of GIS, 2020, 26(3): 277–291.

[36] BESAG J. Spatial interaction and the statistical analysis of lattice systems[J]. Journal of the Royal Statistical Society: Series B (Methodological), 1974, 36(2): 192–225.

[37] GELMAN A, HILL J. Data analysis using regression and multilevel/hierarchical models[M]. London: Cambridge University Press, 2006.

[38] PINHEIRO J, BATES D. Mixed-effects models in S and S-PLUS[M]. Natal: Springer Science & Business Media, 2006.

[39] METROPOLIS N, ROSENBLUTH A W, ROSENBLUTH M N, et al. Equation of state calculations by fast computing machines[J]. The Journal of Chemical Physics, 1953, 21(6): 1087–1092.

[40] GELFAND A E, SMITH A F M. Sampling-based approaches to calculating marginal densities[J]. Journal

of the American Statistical Association, 1990, 85(410): 398–409.

[41]　RUE H, MARTINO S, CHOPIN N. Approximate Bayesian inference for latent Gaussian models by using integrated nested Laplace approximations[J]. Journal of the Royal Statistical Society Series B: Statistical Methodology, 2009, 71(2): 319–392.

[42]　WANG J F, ZHANG T L, FU B J. A measure of spatial stratified heterogeneity[J]. Ecological Indicators, 2016(67): 250–256.

[43]　SONG C, YIN H, SHI X, et al. Spatiotemporal disparities in regional public risk perception of COVID–19 using Bayesian Spatiotemporally Varying Coefficients (STVC) series models across Chinese cities[J]. International Journal of Disaster Risk Reduction, 2022(77): 103078.

[44]　GAO B, LI M, WANG J, et al. Temporally or spatially? Causation inference in earth system sciences[J]. Science Bulletin, 2022(67): 232–235.

[45]　LIU J, ZHAO Y, YANG Y, et al. A mixed geographically and temporally weighted regression: Exploring spatial-temporal variations from global and local perspectives[J]. Entropy, 2017, 19(2): 53.

[46]　WU C, REN F, HU W, et al. Multiscale geographically and temporally weighted regression: Exploring the spatiotemporal determinants of housing prices[J]. International Journal of Geographical Information Science, 2019, 33(3): 489–511.

[47]　WU S, WANG Z, DU Z, et al. Geographically and temporally neural network weighted regression for modeling spatiotemporal non-stationary relationships[J]. International Journal of Geographical Information Science, 2021, 35(3): 582–608.

[48]　HAN J, KANG X, YANG Y, et al. Geographically and temporally weighted principal component analysis: a new approach for exploring air pollution non-stationarity in China, 2015–2019[J]. Journal of Spatial Science, 2023, 68(3): 451–468.

第15章 区域医疗资源空间配置优化分析

前面的章节介绍了空间测度和空间计量的相关方法，并且说明了如何运用这些方法来评价区域医疗资源空间配置的合理性以及识别区域医疗资源空间配置的影响因素。纵观全球，各国医疗卫生服务体系都面临医疗资源空间配置不均衡的现实困境。因而，优化区域医疗资源配置是当前各国卫生政策的重点和难点。本章将聚焦区域医疗资源的空间配置优化，结合我国当前卫生规划的具体实践，介绍区域医疗资源空间配置优化中涉及的医疗机构空间布局优化和医疗资源配置优化的具体方法，旨在改善群众获取医疗服务的可及性和公平性，加速推进我国卫生健康领域治理体系和治理能力现代化。

15.1 空间布局优化分析

15.1.1 研究问题

急救医疗服务是公共卫生服务的重要构成之一，主要涉及紧急医疗事件下的院前治疗和患者转运。及时有效的急救医疗服务对于患者的健康至关重要，有助于挽救患者生命、改善健康结局、降低意外死亡率。因此，发展和完善急救医疗服务体系是卫生规划的重要内容，在世界范围内被广泛倡导，我国也不例外。

2016 年 10 月 25 日，中共中央、国务院发布《"健康中国 2030"规划纲要》，将完善急救医疗服务体系作为近期我国卫生事业发展的重要目标之一。国家发展改革委也出台了相关规范，要求"急救网络应合理布局，保证救护车在 15 分钟内能够到达患者驻地"。因而，在有限资源的约束下，如何合理布局急救医疗机构是当前卫生决策者面临的巨大挑战。

本部分选取成都市作为典型案例进行展示，阐释了立足于中国大型城市急救医疗服务体系发展的具体情境，将先进的管理科学方法运用于城市规划中以指导实践的具体路径，同时也为未来急救医疗服务体系规划提供有益的政策参考。

成都市作为中国国家中心城市、西南地区最大城市之一，正逐步推进现代化国际大都市的建设进程。为满足城市居民的基本健康需求，建设高效的急救医疗服务体系已经成为城市规划进程中不可或缺的内容。本部分将介绍在成都市现有急救医疗服务体系的基础上，从成本最小化的角度，如何新增最少数量的机构以实现 90% 的人口能在 15 分钟内获取急救医疗服务 [1]。

15.1.2 方法原理

急救医疗机构的空间布局优化属于选址优化问题，是指针对急救医疗机构空间布局不合理的问题，在给定备选机构列表中科学地筛选出一组机构实现目标的最优化。其中，优化目标需根据具体情境设定，可能是单一目标（覆盖率最大化、患者就医总距离最小化、建设和运行成本最小化），也可能是多个单一目标的组合。

一般而言，选址问题可分为连续选址问题（机构可以布局在可行域中的任意地点）和离散选址问题（机构只能布局在候选点集合中）[2]。离散选址问题更贴近于实际，并且在医疗机构选址领域中的应用更为突出，因此本部分主要介绍离散选址问题。Daskin 将离散选址问题进行了分类[3]，根据具体的优化目标可分为：基于覆盖的选址问题、基于中值的选址问题以及其他问题，如图 15-1 所示。

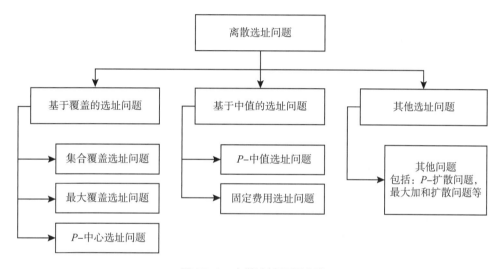

图 15-1 离散选址问题分类

资料来源：DASKIN M S. What you should know about location modeling[J]. Naval Research Logistics, 2008, 55(4): 283–294.

覆盖问题假定所有需求点在一定距离（时间）内被指定机构所覆盖，以使得人群能够获取指定服务。基于覆盖的选址问题尤其适用于急救医疗机构的选址优化分析。中值问题的目标是在给定机构数量的情况下，从候选机构中选择合适的机构从而使得居民接受服务的总距离最小化。这一类问题又被称为区位配置问题（location-allocation problems），其中涉及两个方面：一是确定机构的位置，二是确定需求和机构的对应关系。接下来，将对常用的集合覆盖问题、最大覆盖问题和 P-中值问题的建模过程进行介绍。

（1）集合覆盖选址问题

在集合覆盖选址问题（set covering location problem）中，优化目标为在给定需求的覆盖率目标时，最小化选定机构数或者选址的总成本，核心问题在于确定机构的数量和位置。其表达式为：

$$\min \sum_{j \in J} f_j x_j$$

（公式 15-1）

$$s.t. \sum_{j \in N_i} x_j \geq 1, i \in I \qquad (公式15-2)$$

$$x_j \in \{0,1\}, j \in J \qquad (公式15-3)$$

其中，I 为需求点集合，J 为候选机构的集合，N_i 为能够覆盖居民点的候选点集合，$N_i = \{j \in J : d_{ij} \leq d_0\}$。$d_{ij}$ 为居民点 i 到候选机构 j 的交通时间；d_0 为机构的服务范围，即能够覆盖居民点的时间阈值；f_j 为机构 j 的建立和运行成本。目标函数为公式15-1，代表了给定需求覆盖率目标下实现机构建设和运行的总成本最小化。决策变量 x_j 为 0-1 变量，$x_j = 1$ 表示机构布局在 j 点，反之为 0。公式15-2 和公式15-3 为约束条件，前者代表了每个需求点必须被覆盖，后者是整数约束。

（2）最大覆盖选址问题

最大覆盖问题旨在从候选机构中选出 p 家机构使得在给定时间阈值的人群覆盖率最大化。最大覆盖问题的基本模型表达式为：

$$\max \sum_{i \in I} w_i z_i \qquad (公式15-4)$$

$$s.t. \sum_{j \in J} x_j = p \qquad (公式15-5)$$

$$z_i \leq \sum_{j \in N_i} x_j, i \in I \qquad (公式15-6)$$

$$z_i \in \{0,1\}, i \in I \qquad (公式15-7)$$

$$x_j \in \{0,1\}, j \in J \qquad (公式15-8)$$

其中，w_i 为居民点 i 的需求量，p 为建立机构的个数。目标函数为公式15-4，代表人群覆盖率最大化，决策变量为 x_j 和 z_i，其中 x_j 为 0-1 变量，$x_j=1$ 表示机构布局在 j 点，反之为 0；z_i 为 0-1 变量，$z_i=1$ 表示居民点 i 被覆盖，反之为 0。公式15-5 代表布局机构的总个数为 p，公式15-6 代表每个需求点只能被开放的机构覆盖，公式15-7 和公式15-8 为整数约束。

（3）$P-$ 中值选址问题

$P-$ 中值问题旨在从候选机构中选出 p 家机构使得居民获取服务的总时间（距离）最小化。其基本模型表达式为：

$$\min \sum_{i \in I} \sum_{j \in J} w_i d_{ij} y_{ij} \qquad (公式15-9)$$

$$s.t. \sum_{j \in J} y_{ij} = 1, i \in I \qquad (公式15-10)$$

$$\sum_{j \in J} x_j = p \qquad (公式15-11)$$

$$y_{ij} \leqslant x_j,\ i \in I,\ j \in J \qquad\qquad （公式 15-12）$$

$$y_{ij} \in \{0,1\},\ i \in I,\ j \in J \qquad\qquad （公式 15-13）$$

$$x_j \in \{0,1\},\ j \in J \qquad\qquad （公式 15-14）$$

目标函数为公式 15-9，代表居民获取服务的总时间（距离）最小化，决策变量为 x_j 和 y_{ij}，其中 x_j 为 0-1 变量，x_j=1 表示机构布局在 j 点，反之为 0；y_{ij} 为 0-1 变量，y_{ij}=1 表示居民点 i 被指定由机构 j 服务，反之则为 0。公式 15-10 代表每个居民点只能被指派至一家机构，公式 15-11 代表布局机构的总个数为 p，公式 15-12 代表居民点只能被指派至开放的机构接受服务，公式 15-13 和公式 15-14 为整数约束。

15.1.3　分析思路

本案例的核心问题是，在成都市现有急救医疗服务体系的基础上，如何新增最少数量的急救机构使得成都市 90% 的人口能在 15 分钟内获取急救医疗服务。通过上一部分内容的介绍可以发现，该研究问题属于经典的集合覆盖问题，具体分析思路如下。

（1）梳理成都市急救医疗服务体系现状

成都市是中国西南最大城市之一，下辖 20 个区（市）县，土地面积 14 335 平方公里，2017 年常住人口 16 044 万人。成都市的急救医疗服务体系采用"指挥型"管理模式，包含两类机构：①指挥机构：不承担实际医疗工作，主要负责救护车的调度和急救电话的应答，包括成都市 120 急救指挥中心及 11 个急救指挥分中心；②医疗机构：即成都市 120 院前急救网络医院（以下简称"网络医院"），主要负责现场救治和患者转运等实际医疗工作。网络医院由成都市 120 急救指挥中心审查和准入，同时每三年进行一次资格考核。

（2）研究数据准备与处理

数据包含三部分：供方数据、需方数据和交通路网、行政区划数据。

供方数据涵盖三个部分：①成都市院前急救网络医院建设标准；②现有网络医院名单；③ 2017 年成都市医疗机构清单。在成都市所有医疗机构中根据建设标准筛选符合资质的医疗机构作为网络医院的候选机构。大体来看，候选机构包括综合医院和设有独立急诊科的乡镇卫生院两大类。医疗机构的经纬度信息通过百度地图 API 获取。

鉴于每位居民均是急救医疗服务的潜在需求方，故将总人口数据作为潜在需求的估计值。为了对人口进行更细致地刻画，选用 LandScan 提供的精细尺度人口栅格数据（约 1 000m × 1 000m）。每一个栅格被视作一个独立的需求点，人口为零的栅格将在分析中被剔除。

交通路网和行政区划数据来源于国家地理信息中心。根据道路等级和类型的不同设置不同的行驶速度，用于最短就医时间的计算。

（3）优化模型分析

首先，采用最短路径法计算每个需求点到网络医院的最短就医时间，并将其作为需求点的急救医疗服务可及性的衡量指标。最短路径法的核心假设在于居民总是选择最近的医疗机构寻求医疗服务。该假设与急救医疗服务体系的现实实践较为符合——依照就近原则，急救指挥中心通常调遣救护车将患者送往最近的网络医院。最短路径法相关分析可在 ArcGIS 软件中完成。

为实现新增最少数量的急救医疗机构使得成都市 90% 的人口能在 15 分钟内被急救医疗服务所覆盖的目标，采用集合覆盖问题对该目标进行建模，具体公式如下。

$$\min \sum_{i \in I} x_i \qquad\qquad （公式 15-15）$$

$$s.t. \sum_{j \in J} P_j y_j \geq G \qquad\qquad （公式 15-16）$$

$$x_i \in \{0,1\}, \ i \in I \qquad\qquad （公式 15-17）$$

$$y_j \in \{0,1\}, \ j \in J \qquad\qquad （公式 15-18）$$

其中，I 和 J 分别代表候选机构集合和现有 15 分钟急救圈未覆盖的需求点集合。x_i 代表机构 i 是否为新增网络医院（1 表示是，0 表示否），y_j 代表需求点 j 是否被优化后的 15 分钟急救圈覆盖（1 表示是，0 表示否）。P_j 代表需求点 j 的人口占总人口的比例，G 表示现有覆盖率与目标覆盖率之间的差距。具体而言，如果现有急救医疗服务的覆盖率为 60%，为实现 90% 的人口覆盖目标，则应将 G 设定为 30%。公式 15-15 为目标函数，即新增机构的数量最小化。公式 15-16 至公式 15-18 为约束条件，其中公式 15-16 保证了 90% 覆盖率的实现。鉴于可能存在多组新增机构数相等的可行解，将公式 15-15 转换为如下目标函数。

$$\min \left(\sum_{i \in I} x_i - \sum_{j \in J} P_j y_j \right) \qquad\qquad （公式 15-19）$$

公式 15-19 在公式 15-15 的基础上减去了新增网络医院提高的覆盖率水平。由于覆盖率的取值在 0 和 1 之间，通过将覆盖率引入目标函数中，可以从新增机构数相等的可行解中获取覆盖率最大的一个可行解。但需要注意的是，该目标函数的构建是基于简单的数学运算，不应与多目标规划相混淆。

由于集合覆盖问题是一个非确定性多项式问题（non-deterministic polynomial problem，NP 问题），采用遗传算法对其进行求解。遗传算法是一种模拟自然选择过程的启发式算法。简而言之，每个候选解都被编码为一条染色体，染色体上的基因代表了候选机构，基因取值与 x_i 相等。将优化目标（公式 15-19）设定为适应度函数，决定每条染色体的适应度，取值越小代表适应度越大。采用惩罚项的方式确保约束条件的成立，即未达到 90% 目标覆盖率（不满足公式 15-16）的解将被强制设置为最低适应度。迭代过程分为三个步骤：①生成初始种群，计算适应度；②在现有种群中以适应度最大为标准挑选染色体，通过交叉和变异生成子代种群，同时保留现有种群中的精英个体进入子代；③重复步骤②直到达到设定的迭代次数。最终种群中适应度最高的个体即被视为模型的最优解。在 R 语言中通过 GA 包实现遗传算法的求解，参数设定如表 15-1 所示。

表 15-1　遗传算法参数设置

参数	赋值
种群大小	1 000
基因数	463
交叉概率	0.8
变异概率	0.1
精英保留比例	5%（50）
未改善当前解的迭代次数	1 500

资料来源：DENG Y F, ZHANG Y M, PAN J. Optimization for locating emergency medical service facilities: A case study for health planning from China[J]. Risk Management and Healthcare Policy, 2021(14): 1791-1802.

（4）拟定评估指标

采用最短就医时间的人口加权中位数（或四分位数间距）以及 15 分钟急救圈覆盖率来评价不同区县优化前后的急救医疗服务可及性。根据遗传算法得到的优化方案，根据覆盖率的提升水平，采用贪婪算法对机构进行排序，获得其建设优先顺序。

15.1.4　结果解读

（1）成都市急救医疗服务体系现状

2017 年，成都市急救医疗服务体系包含 95 家网络医院，其中 88 家为医院、6 家为中心卫生院、1 家为急救中心。如图 15-2 所示，多数网络医院集中在中心城区，周边区县少有分布。即使在周边区县中，网络医院也倾向于聚集分布。

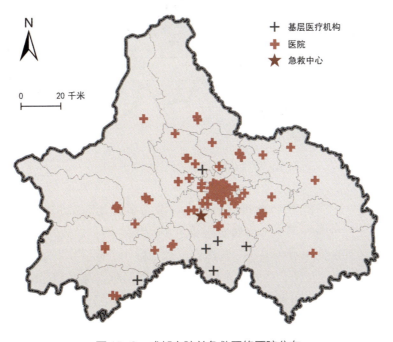

图 15-2　成都市院前急救网络医院分布

网络医院的聚集分布导致不同区县的急救医疗服务可及性差异显著。总体而言，成都市现有 15 分钟急救圈覆盖了 78.27% 的人口。5 个中心城区（5/20）的 15 分钟急救圈实现了全人群（100%）覆盖，4 个邻近区县（4/20）也达到了 90% 的目标覆盖率。然而，在现有急救医疗服务体系下仍有 11 个区县（11/20）未达到 90% 的覆盖率目标，特别是覆盖率最低的简阳和金堂，其 15 分钟急救圈覆盖的人口不足 60%。人口加权中位最短就医时间也表现出明显的差异，成都市整体的中位最短就医时间为 6.45 分钟，下辖 20 个区县的中位最短就医时间从 2.10 分钟到 34.35 分钟不等。

（2）优化结果（新增网络医院布局分析）

通过数据筛选，共有 463 家机构作为网络医院的候选机构。优化结果显示，最少新增 55 家网络医院即可构建 90% 人口覆盖率的 15 分钟急救圈。图 15-3 展示了新增网络医院的分布情况。其中，数字大小代表了建设的优先级排序，数字越小，表示建设顺序越靠前。总体而言，新增机构分散分布于周边区县，其中 10 家为医院、45 家均为乡镇卫生院。

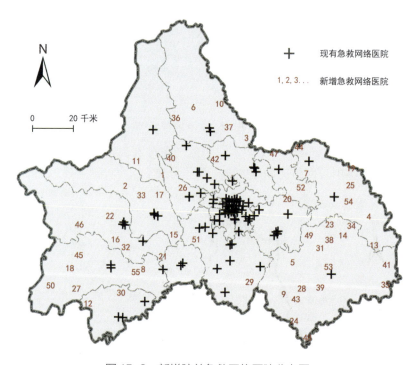

图 15-3　新增院前急救网络医院分布图

新增网络医院后，成都市 15 分钟急救圈人口覆盖率提升至 90.05%，人口加权中位最短就医时间由 6.45 分钟缩短至 5.51 分钟，减少了 14.57%，四分位数间距由 10.65 分钟缩短至 7.17 分钟。从区县层面来看，温江、青白江、都江堰 3 个区县在新增机构后达到了 90% 覆盖率（12/20）；彭州、新津、崇州 3 个区县基本实现目标，覆盖率已超过 88%。尽管与 90% 覆盖率仍有较大差距，可及性最差的金堂和简阳均显著提升。其中金堂的中位最短就医时间从 18.90 分钟缩短到 11.32 分钟，覆盖率从 37.26% 提升到 70.21%；简阳的中位最短就医时间从 34.35 分钟缩短到 15.93 分钟，覆盖率从 10.94% 提升至 46.73%（表 15-2）。

表 15-2　优化前后成都市各区县急救医疗服务可及性

	现状		优化方案	
	中位最短就医时间（IQR）	15 分钟内人口覆盖率	中位最短就医时间（IQR）	15 分钟内人口覆盖率
共计	6.45（10.65）	78.27%	5.51（7.17）	90.05%
区域				
成华	2.55（1.82）	100.00%	2.55（1.82）	100.00%
金牛	3.26（3.39）	100.00%	3.26（3.39）	100.00%
锦江	2.26（2.27）	100.00%	2.26（2.27）	100.00%
青羊	2.10（1.47）	100.00%	2.10（1.47）	100.00%
武侯	2.46（1.78）	100.00%	2.46（1.78）	100.00%
郫都	6.65（5.87）	96.80%	6.28（4.74）	99.33%
新都	7.90（5.96）	94.86%	7.78（5.51）	97.81%
龙泉	5.74（6.18）	93.18%	4.95（5.50）	96.21%
双流	7.47（5.85）	92.63%	6.93（5.74）	95.06%
新津	10.37（5.48）	85.46%	10.28（5.09）	88.05%
温江	8.82（7.64）	82.95%	7.29（4.29）	98.83%
青白江	10.42（6.40）	76.85%	8.02（5.31）	92.39%
都江堰	10.81（14.27）	64.46%	8.27（5.68）	92.00%
崇州	12.57（9.59）	61.17%	8.90（7.26）	88.01%
蒲江	13.69（11.87）	58.34%	10.19（7.91）	80.96%
大邑	13.78（9.88）	56.39%	10.12（6.83）	81.85%
彭州	13.87（10.54）	55.34%	8.17（6.45）	88.59%
邛崃	15.85（18.45）	47.34%	10.30（11.43）	70.09%
金堂	18.90（16.30）	37.26%	11.32（9.78）	70.21%
简阳	34.35（20.48）	10.94%	15.93（14.37）	46.73%

资料来源：DENG Y F, ZHANG Y M, PAN J. Optimization for locating emergency medical service facilities: A case study for health planning from China[J]. Risk Management and Healthcare Policy, 2021(14):1791–1802.

（3）敏感性分析

为了探索不同情境下的可行方案，研究者对模型进行修改，开展如下三个敏感性分析。①将现有网络医院与符合条件的机构共同作为候选机构，对现有急救医疗服务体系进行重新布局。在这一分析框架下，现有网络医院可能不会出现在优化方案中。求解结果显示，最少需要 81 家网络医院即可实现 90.01% 覆盖率的 15 分钟急救圈。这一数据甚至少于现有急救医疗服务体系的已有网络医院数（81 vs 95）。②放宽网络医院的建设标准，将更多机构作为候选机构。在这一分析框架下，除了主要分析中 463 家候选机构外，还有 290 家机构加入候选集合。求解结果显示，最少需要新增 54 家机构可实现 90.13% 覆盖率的 15 分钟急救圈。新增机构数与主要分析结果差异不大（54 vs 55）。③提高急救响应标准，将政策目标设为

90% 覆盖率的 12 分钟急救圈。发现即使将所有候选机构（463 家）全部升级为网络医院，依然无法达到 90% 覆盖率（仅能达到 89.23%）。因此，在这一分析框架下，将成都市全体 1 173 家医疗机构作为候选机构，采用与①一致的策略进行重新布局。求解结果显示，最少需要 206 家网络医院才能实现 90.02% 覆盖率的 12 分钟急救圈。

15.1.5 总结与扩展

本部分基于我国急救医疗服务体系的典型应用问题，介绍了如何运用管理科学的选址优化方法来指导急救医疗机构的科学合理空间布局。在分析中，根据设定的政策目标，采用集合覆盖模型，并设计了遗传算法进行求解。研究结果强调了选址优化方法在医疗机构空间布局相关决策中的重要性，同时也能为成都市未来的急救医疗服务体系建设提供有力的决策参考。

除上述分析之外，还有许多其他选址优化的分析方法和拓展内容。

（1）根据医疗服务特点选取选址优化分析方法。本部分主要采用的集合覆盖模型，在分析其他类型医疗服务时，应根据现实政策目标、医疗机构功能定位以及医疗服务特征来确定选址分析模型。除了对基本模型进行改进外，当前基于多目标规划的选址模型和层次选址模型正在兴起，并逐渐运用于医疗健康相关领域。

（2）根据具体问题设计有效的求解算法。一般而言，当选址优化问题涉及多个决策目标时，需结合变量规模、算法效率等设计高效的智能算法进行求解得到近似最优解。除遗传算法外，其他常用算法包括：混合元启发式算法，基于 Benders 分解的算法，以及多种方法的结合（如 NSGA-Ⅱ和多目标模拟退火算法）。

感兴趣的读者可以参考相关文献资料进一步学习 [2,4-7]。

15.2 资源配置优化分析

15.2.1 研究问题

不同地区间医疗卫生服务空间可及性的不公平问题，仍然是世界各国面临的最持久的挑战之一。公平可及的医疗卫生服务能够提高卫生服务利用，进而改善人群健康水平。因此，通过对有限资源在不同地区间的高效配置来提升就医可及的公平性，已成为世界各国在医疗改革期间采用的最基本战略之一。在提高医疗服务能力这一问题上，除了新增医疗机构这一方案，世界各国卫生政策制定者面临的主要挑战是在现有医疗机构中实现医疗资源的重新分配，即能力优化（capacity optimization）问题。

本部分以我国三级甲等综合医院（以下简称"三甲医院"）为例，阐释我国优质医疗资源空间分布不均衡的现状，将改进的空间优化模型运用于改善优质医疗服务的可及性和公平性，探索将空间优化分析技术运用于指导卫生规划决策的可能性，推动卫生治理体系和治理能力的高质量发展。具体而言，本部分将在介绍我国当前三甲医院床位资源配置现状的基础上，将需求侧因素纳入空间优化模型，以实现各区县空间可及性的公平性最大化为目标，从而得到我国三甲医院床位资源重新分配的最优方案 [8]。

15.2.2　方法原理

（1）医疗空间配置现状的精准衡量

医疗资源空间配置优化分析的前提是医疗资源空间配置现状的精准衡量。传统医疗资源配置一般以常住人口规模和服务半径进行布局，虽然能够实现资源配置总水平的相对一致，但其配置较为粗糙，没有充分考虑区域内的差异。现实中，区域内不同单元的需求分布和规模不同，供给水平和层次不同，供需双方存在较强的空间作用，沿用传统方式进行配置存在较大问题。因而，需利用第 13 章提到的移动搜寻法（floating catchment area）等改进方法，综合考虑上述因素，得到更精细尺度下需方获取医疗卫生资源的便捷性指标，具体使用公式 13-6 和公式 13-7。值得注意的是，距离衰减函数 f 可采用不同的形式，在基于真实患者就医行为的研究中应予以关注。

（2）公平性最大化的空间优化模型构建

在医疗资源空间配置的研究问题中，既涉及资源的重新配置问题，也涉及新增资源的配置问题，因而在构建空间优化模型时，需综合考虑优化目标及相关约束条件的设计，使其更贴合研究问题。

医疗资源空间配置的公平性目标可以体现为空间可及性的方差最小化 [9]，表示为：$\min \sum_{i=1}^{m}(A_i-a)^2$，其中 A_i 为居民点 i 的空间可及性，a 是空间可及性的加权平均数。将上述公平性目标引入医疗资源配置问题的分析中具有极强的理论意义和指导价值。然而，上式并未考虑不同人口点的需求规模的影响。为了解决这个问题，本部分选取的案例研究对上述目标函数进行改进，构建了以空间可及性的加权方差最小化来反映公平性最大化的目标函数，其建模公式为：

$$\min \sum_{i=1}^{m} D_i(A_i-a)^2 \qquad （公式 15-20）$$

$$a = \sum_{i=1}^{m}\frac{D_i}{D}A_i = \frac{S}{D} \qquad （公式 15-21）$$

$$s.t. \sum_{j=1}^{n} S_j^* = S \qquad （公式 15-22）$$

$$S_j^* \geqslant 0 \qquad （公式 15-23）$$

其中，A_i 是由公式 13-6 和公式 13-7 以及距离衰减函数 f 计算的空间可及性，S 和 D 分别是总供给量（服务能力）和总需求量（人口数），D_i 为需求点 i 的人口数，a 是空间可及性的加权平均数。空间可及性的一个重要属性是 A_i 的加权平均数等于研究区域内总供给能力与总需求量的比值（公式 15-21）。

公式 15-20 是目标函数，旨在最小化空间可及性的加权方差，进一步考虑不同需求点需求规模的差异。决策变量为 S_j^*，表示医院 j 在重新分配后的资源量。公式 15-22 和公式 15-23 是约束条件，前者代表要求资源总量相同，后者代表重新分配后的资源量为非负数。

值得注意的是，上述模型的应用场景是医疗资源重新分配的问题。当应用于新增资源的配置问题时，公式 15–22 应修改为：$\sum_{j=1}^{n} S_j^* = S+N$，其中 N 为新增资源量，此时决策变量 S_j^* 含义不变。随之，公式 15–23 也有可能需要调整，以满足相关资源量的约束。

15.2.3 分析思路

本案例研究的核心问题是，在我国三甲医院床位资源总量保持不变的情况下，是否存在一种更优的分配方案能够提升居民获取优质医疗服务可及性的公平性？通过上一部分内容的介绍可以发现，本例的研究问题属于资源的重新配置问题，具体分析思路如下。

（1）研究区域与研究对象

研究区域包括我国的 31 个省份。根据社会经济发展状况的差异，我国在地理上可分为三大区域，即东部、中部和西部地区，分别包括 11 个、8 个和 12 个省级行政区。不同地区在社会经济发展水平、人口分布、地形和交通网络建设方面长期以来存在着巨大差异。如图 15–4 所示，从东到西，地形从平原变为山地和高原，人口分布也随地形变化而改变。相较于东中部地区，西部地区人口密度低、经济欠发达、交通网络有待改善。这些地区间的差异使得三甲医院和相应的医疗资源在空间分布上也存在高度差异，从而为探索如何对医疗资源进行重新分配，以实现最大化的空间可及性的公平性提供了机会。

本例研究对象为三甲医院。在我国，三甲医院是顶级综合医院，通常以区域医疗中心的形式建立。因此，三甲医院配备了最高水平的医生和最先进的仪器设备，提供一流的医疗服务。作为我国医疗卫生服务体系的重要组成部分，三甲医院能够为居民提供最优质的医疗服务。

（2）研究数据

研究使用的数据包括供方、需方、交通网络以及行政区划数据。首先，从国家卫生健康委获得三甲医院的名单（2016 年 8 月），包括我国 31 个省份的 550 家医院。通过搜索每家医院的官方网站，收集医院的地址和床位数。参考以往文献，研究采用人口数量作为需求量的代理变量。需方数据来自《中国统计年鉴（2019 年）》的 2018 年省级人口数据。交通网络和行政区划数据来自国家地理信息中心。

研究使用 ArcGIS 软件对数据进行空间集成，建立研究区地理空间数据库。对于供方数据，利用百度地图对三甲医院的地址进行地理编码。对于需方数据，使用 Worldpop 数据库中 2015 年精细分辨率的人口分布（约 100m × 100m），将省级人口数据分配到 2 853 个区县，并以每个区县的加权中心点作为需求点的位置。根据道路等级、交通状况、实际物理条件以及中国公路技术标准，对每段道路的行驶速度进行限制，以计算出行时间。高速公路的限速为 120km/h，国道为 100km/h，省道为 80km/h，县道为 60km/h，村道为 40km/h，最后计算供方和需方之间交互的距离矩阵（OD Matrix）。

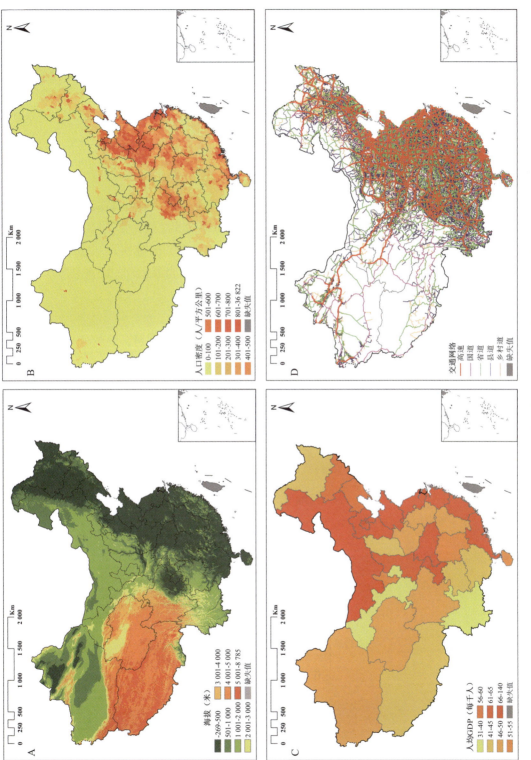

图 15-4 2018 年中国地形、人口、经济、交通情况

（3）空间可及性的计算

本例研究选取 2SFCA 来衡量优质医疗服务的空间可及性，其计算公式见公式 13-6 和公式 13-7。

距离衰减函数可以是一个连续函数，如幂函数、指数函数、高斯函数、对数 – 逻辑函数，也可以是一个离散函数，或者二者的混合。鉴于本案例研究重点在于优化分析，在参考以往研究之后，采用最常见的幂函数形式。

距离衰减函数 f 可以表示为：

$$f(d_{ij}) = d_{ij}^{-\beta} \qquad \text{（公式 15-24）}$$

其中，d_{ij} 是 i 和 j 之间的交通时间，β 是距离衰减系数。

相关研究表明，将 β 设定为 2 可以较好衡量中国医疗卫生机构的可及性。因此，在基线模型中将 β 设定为 2.0，进行敏感性分析时，使 β 值在 1.5 ~ 2.5 之间变化。

上述距离衰减函数 f 及其参数（距离衰减系数 β）的选择"困难性"，也源于患者实际就医数据的缺乏。当获取真实的卫生服务利用数据时，可以拟合最适合的距离衰减函数及其相关参数。

（4）优化模型分析

为探索如何通过床位的重新分配，实现三甲医院床位资源空间可及性的公平性最大化，构建了上述公平性最大化的空间优化模型，见公式 15-20 至公式 15-23。

（5）二次规划求解

利用公式 13-6 和公式 13-7 以及公式 15-24 所定义的空间可及性，目标函数（公式 15-20）可用如下矩阵符号表示：

$$\sum_{i=1}^{m} (A_i - a)^2 D_i = (FS - A)^T (DFS - DA) \qquad \text{（公式 15-25）}$$
$$= S^T F^T DFS - A^T DFS - S^T F^T DA + A^T DA$$

其中，

$$S = \begin{bmatrix} S_1 & S_2 & \cdots & S_n \end{bmatrix}^T$$

$$D = \begin{pmatrix} D_1 & 0 & \cdots & 0 \\ 0 & D_2 & \cdots & 0 \\ \vdots & \vdots & \vdots & \vdots \\ 0 & 0 & 0 & D_m \end{pmatrix} \qquad \text{（公式 15-26）}$$

$$A = \begin{bmatrix} a & a & \cdots & a \end{bmatrix}^T, \quad |A| = m$$

矩阵 F 是矩阵 q 和 G 的乘积，可被定义为：

$$F = qG$$

$$q = \begin{pmatrix} q_{11} & q_{12} & \cdots & q_{1n} \\ q_{21} & q_{22} & \cdots & q_{2n} \\ \vdots & \vdots & \vdots & \vdots \\ q_{m1} & q_{m2} & \cdots & q_{mn} \end{pmatrix}, \quad G = \begin{pmatrix} G_1 & 0 & \cdots & 0 \\ 0 & G_2 & \cdots & 0 \\ \vdots & \vdots & \vdots & \vdots \\ 0 & 0 & 0 & G_n \end{pmatrix} \quad （公式 15-27）$$

$$q_{ij} = f(d_{ij}), \; G_j = \left[\sum_{k=1}^{m} D_k f\left(d_{kj}\right) \right]^{-1}$$

上述目标函数符合二次规划的标准形式，因此采用二次规划进行求解，得到各医院的最佳床位数。

（6）拟定评估指标

最后，选取空间可及性的加权标准差和加权中位数这两个指标对当前和优化后的床位配置进行对比。加权标准差的减少代表公平性的改善，而加权中位数的增加则代表效率的提升。

15.2.4　结果解读

（1）我国三甲医院床位资源空间配置现状

2016 年，我国有 550 家三甲医院，每家医院的平均床位数为 1 458 张。图 15-5A 展示了三甲医院的地理位置和各省的床位总数。三甲医院的床位数在空间配置上存在显著的地区差异。大多数医院（42%）位于东部地区，其次是中部（32%）和西部（26%）地区。床位数的分布也呈现相似的趋势。此外，不同省份之间也存在巨大差异。例如，广东省的医院数和床位数分别是西藏自治区的 56 倍和 176 倍。

医疗资源空间配置的不均衡导致了区域间和区域内优质医疗服务空间可及性的巨大差异。图 15-6 显示了在区县水平上，通过 2SFCA 方法计算得到的优化前后的空间可及性结果。如图 15-6B 所示，三甲医院的床位空间可及性呈现从东向西的递减趋势。同时，各省内部的空间可及性也存在较大差异，可及性最高的区县均集中在省会城市周围。

（2）我国三甲医院床位资源空间配置优化

根据 15.2.2 和 15.2.3 部分提出的方法和思路，在不改变现有医院位置和全国医院床位总数的情况下，对三甲医院的床位数量进行重新分配（图 15-7），旨在实现各地区间更合理、更均衡的医疗卫生资源配置。图 15-5B 显示了重新配置后各省份医院床位的数量。各省份优化后的床位数均有较大变化。9 个省份的床位数有所增加，其中，陕西（+45 308）、安徽（+44 828）、四川（+30 747）、上海（+22 684）和浙江（+11 575）在床位重新分配后的增幅最大。在其余 22 个医疗资源减少的省份中，湖北（-22 747）、河南（-16 062）、北京（-14 097）、海南（-13 150）和山西（-11 937）这五个省份的降幅最大。图 15-8A 和图 15-9A 分别显示了优化后市级、区县级床位数的变化情况。

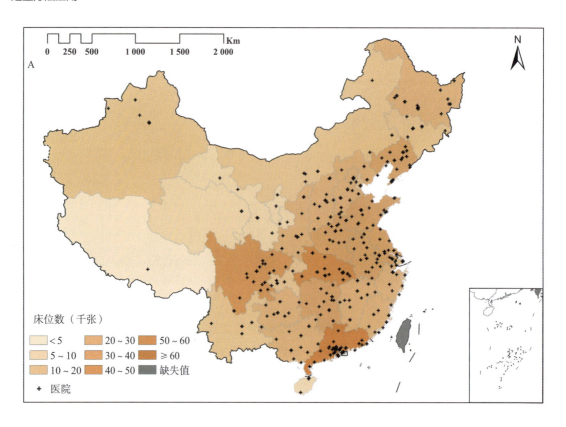

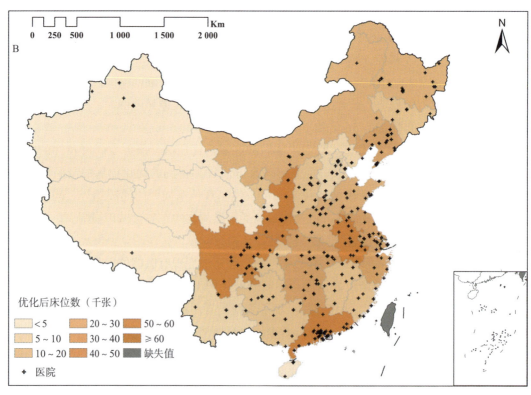

图 15-5　我国三甲医院的地理位置及省级床位资源配置情况

注：A. 2016 年现状；B. 优化后结果。

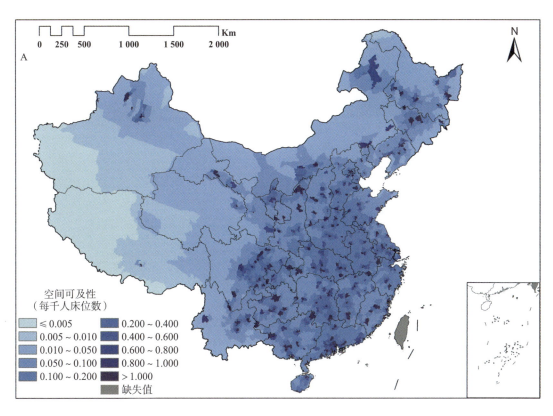

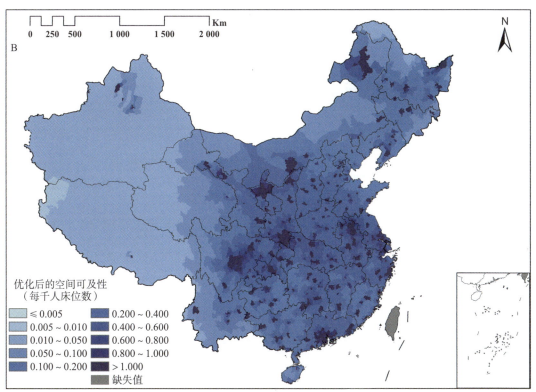

图 15-6　我国三甲医院床位资源在区县水平的空间可及性

注：A. 2016 年现状；B. 优化后结果。

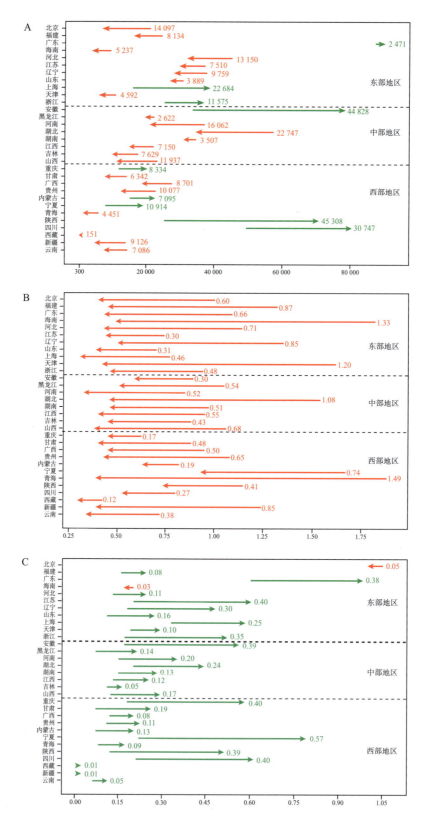

图 15-7　我国省级层面优化前后的三甲综合医院床位空间配置情况

注：A. 床位变化量；B. 空间可及性的加权标准差变化量；C. 空间可及性的加权中位数变化量。

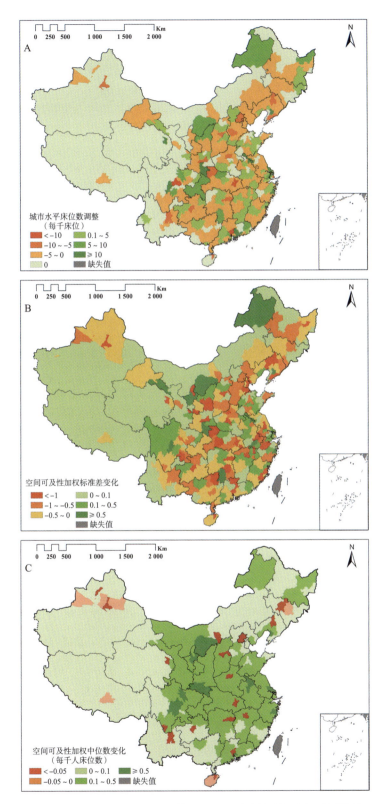

图 15-8　我国市级层面优化前后三甲医院床位资源空间配置情况

注：A. 床位变化量；B. 空间可及性的加权标准差变化量；C. 空间可及性的加权中位数变化量。

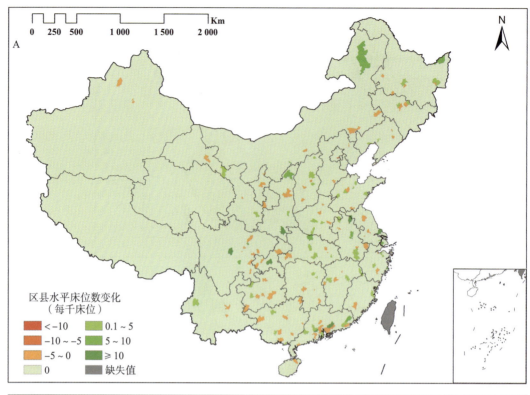

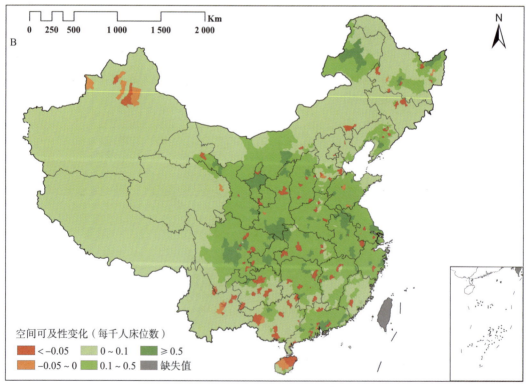

图 15-9　我国区县层面优化前后三甲医院床位资源空间配置情况

注：A. 床位变化量；B. 空间可及性的变化量。

优化后的空间可及性如图 15-6B 所示。从整体上看，优化后的全国范围内三甲医院床位的空间可及性总体呈现上升趋势，同时不同地区间的差异有所减小。图 15-9B 进一步展示了优化后的空间可及性在区县层面的变化，可以发现，优化方案提升了绝大多数区县（2 467/2 853）的空间可及性。表 15-3 汇总了优化前后空间可及性的加权标准差和加权中位数。结果表明，优化分析带来了公平性的巨大改善，空间可及性的加权标准差降低了 52%，以及效率的巨大提升，空间可及性的加权中位数提高了 153%。

表 15-3　优化前后医疗资源空间配置的比较

		区县数	床位数	空间可及性的加权标准差	空间可及性的加权中位数
现状	（1）	2 853	802 168	1.03	0.15
优化方案	（2）	2 853	802 168	0.49	0.38
比值	（2）/（1）	100.00%	100.00%	47.57%	253.33%

资料来源：ZHANG Y M, YANG H Z, PAN, J. Gaining from rational health planning: Spatial reallocation of top-tier general hospital beds in China[J]. Computers & Industrial Engineering, 2021(157): 107344.

如图 15-7A 所示，本部分的优化方案通过医疗资源的重新分配，将现有医疗资源从一些省份转移至相对欠发达省份，从而在省级和全国层面上改善三甲医院床位资源空间可及性的公平性。但是，需要注意的是，对于那些将医疗资源部分转移到其他地区的省份，这种资源重新分配的方案可能会造成不利影响，损害这些地区优质医疗服务的空间可及性。图 15-7B 和图 15-7C 分别展示了优化前后省级层面空间可及性的加权标准差和加权中位数的变化。从图中可以看出，优化方案在所有省份（31/31）均实现了公平性的改善，同时，大部分省份（29/31）优质医疗服务的空间可及性在优化后也有所提高。但值得注意的是，在医疗资源被移出的 22 个省份中，只有北京和海南的空间可及性在优化后略有下降。因此，整体来看，医疗资源的空间配置优化在省级层面实现了空间可及性的公平性和效率的改善。图 15-8B 和图 15-8C 分别显示了优化前后市级层面空间可及性的加权标准差和加权中位数的变化情况。

（3）敏感性分析

距离衰减系数 β 是衡量空间可及性的一个重要参数，代表医疗资源可及性随距离的衰减程度。β 值越大，说明医疗资源随距离的衰减程度越高，意味着居民普遍倾向于在较短的交通时间（距离）内寻求医疗卫生服务，反之亦然。因此，β 的设定会直接影响模型结果。根据已有研究，本例在基线模型中将 β 设定为 2.0，同时在 $[1.5, 2.5]$ 的区间范围内选取多个 β 值进行敏感性分析，以进一步研究不同 β 值对优化结果的影响。

表 15-4 报告了不同 β 值下空间可及性的加权标准差和加权中位数的变化。根据这些结果可以得出结论，优化方案实现了公平和效率的改善。值得注意的是，较大的 β 值会导致医疗服务供给的快速衰减。同时，如统计结果所示，空间可及性加权中位数的大幅增加通常伴随着公平性的小幅改善。

表 15-4　不同 β 值下空间可及性的加权标准差和加权中位数结果

β	现状 （1）		优化方案 （2）		比值 （2）/（1）	
	空间可及性的 加权标准差	空间可及性的 加权中位数	空间可及性的 加权标准差	空间可及性的 加权中位数	空间可及性的 加权标准差	空间可及性的 加权中位数
1.5	0.68	0.33	0.23	0.55	33.82%	166.67%
1.7	0.84	0.25	0.32	0.50	38.10%	200.00%
1.9	0.98	0.18	0.43	0.42	43.88%	233.33%
2.0	1.03	0.15	0.49	0.38	47.57%	253.33%
2.1	1.08	0.13	0.54	0.34	50.00%	261.54%
2.3	1.17	0.09	0.64	0.26	54.70%	288.89%
2.5	1.23	0.07	0.73	0.19	59.35%	271.43%

资料来源：ZHANG Y M, YANG H Z, PAN, J. Gaining from rational health planning: Spatial reallocation of top-tier general hospital beds in China[J]. Computers & Industrial Engineering, 2021(157): 107344.

15.2.5　总结与扩展

为解决医疗资源空间配置不均衡这一世界性难题，本案例研究利用全国范围多源数据，创新性地采用多学科方法解决我国医疗资源的空间配置难题。本案例研究以我国三甲医院为研究对象，首先采用 2SFCA 方法测量医院床位资源的空间可及性。然后，构建空间优化模型，通过在现有医院中对医疗资源进行重新分配，实现空间可及性公平性的最大化。该空间优化模型以空间可及性加权方差最小化为目标函数，使用二次规划算法求解从而得到每个医院的最佳床位数。最后，对优化前后床位空间可及性的加权标准差和加权中位数进行比较。结果表明，床位资源的重新分配大幅改善了中国医疗服务空间可及性的公平性和效率，有望为中国医疗资源的空间配置提供决策参考。同时该研究的优化方法有望应用于未来的卫生规划中，致力于建立更加公平可及的医疗服务体系。

在空间优化分析中，还有以下几点值得关注。

（1）在空间可及性相关参数的确定过程中，尽可能运用真实的患者就诊偏好和就诊行为数据进行拟合。

（2）本案例研究改进的空间优化模型具有较好的灵活性，能够进一步扩展至同时考虑公平和效率这两个医疗资源配置的重要目标。

（3）求解算法的开发。除二次规划算法外，还可以采用其他更加高效的智能算法进行求解，从而提高优化模型的求解效率。

感兴趣的读者可以参考施迅和王法辉著作 [10]，以及其他文献资料 [9,11,12] 进一步学习。

（张雨萌）

参考文献

[1]　DENG Y F, ZHANG Y M, PAN J. Optimization for locating emergency medical service facilities: A case study for health planning from China[J]. Risk Management and Healthcare Policy, 2021(14): 1791–1802.

[2]　EISELT H A, MARIANOV V. Foundations of location analysis[M]. New York: Springer Science Business Media, 2021.

[3]　DASKIN M S. What you should know about location modeling[J]. Naval Research Logistics, 2008, 55(4): 283–294.

[4]　LAPORTE G, NICKEL S, SALDANHA DA GAMA F. Location Science[M]. Cham: Springer Nature Switzerland AG, 2020.

[5]　FARAHANI R Z, ASGARI N, HEIDARI N, et al. Covering problems in facility location: A review[J]. Computers & Industrial Engineering, 2012, 62(1): 368–407.

[6]　MARIĆ M, STANIMIROVIĆ Z, BOŽOVIĆ S. Hybrid metaheuristic method for determining locations for long-term health care facilities[J]. Annals of Operations Research, 2015, 227(1): 3–23.

[7]　AHMADI-JAVID A, SEYEDI P, SYAM S S. A survey of healthcare facility location[J]. Computers & Operations Research, 2017(79): 223–263.

[8]　ZHANG Y M, YANG H Z, PAN J. Gaining from rational health planning: Spatial reallocation of top-tier general hospital beds in China[J]. Computers & Industrial Engineering, 2021(157): 107344.

[9]　WANG F H, TANG Q. Planning toward equal accessibility to services: A quadratic programming approach[J]. Environment and Planning B: Planning and Design, 2013, 40(2): 195–212.

[10]　施迅, 王法辉. 地理信息技术在公共卫生与健康领域的应用 [M]. 北京: 高等教育出版社, 2016.

[11]　WANG F H. Measurement, optimization, and impact of health care accessibility: a methodological review[J]. Annals of the Association of American Geographers, 2012, 102(5): 1104–1112.

[12]　WANG F H, ONEGA T. Accessibility of cancer care: disparities, outcomes and mitigation[J]. Annals of GIS, 2015, 21(2): 119–125.

4

拓展篇

第16章 多指标综合评价

医疗质量是医疗相关工作的质量，是衡量医务人员诊疗水平的标准。一般从医务人员的技术水平、医疗效果和工作质量等方面衡量。广义的医疗质量不仅涵盖诊疗质量的内容，还强调患者的满意度、医疗工作效率、医疗技术经济效果，以及医疗的连续性和系统性，又称医院（医疗）服务质量。对医疗质量及时、合理、有效的评价，有助于提高医疗质量、保证医疗安全。评价是指根据评价指标对评价对象的各方面进行量化和非量化的过程，最终获得一个可靠且符合逻辑的结论。评价指标是进行综合评价的系统工具，反映评价对象状况的基本要素，包括单指标和多指标。单指标是根据指标设定的标准给评价对象一个评价等级或分数，依照此等级或分数的高低评出优劣，实际操作中简单快速，易于实现。多指标评价即指标体系，是由反映评价对象各方面特性及相互联系的多个指标所构成的具有内在结构的有机整体。指标体系中的某一个指标反映评价对象的一个侧面，利用指标体系可以全面反映评价对象的多个方面。在实际工作中医疗质量常受到多种因素的影响，因此需要综合考虑多个相关因素进行多指标综合评价，首先需要建立一套科学、合理的评价指标体系。建立评价指标体系的方法很多，每种方法有其应用条件，应根据实际情况选择不同方法进行评价指标体系的建立。本章以医院急性心肌梗死治疗质量评价为例，介绍如何利用德尔菲咨询法建立综合评价指标体系，以及如何对结果进行分析。

16.1 评价指标体系的建立

16.1.1 研究问题

治疗质量评价是利用可测量的指标考察现有的医疗模式是否被有效地应用于患者的治疗过程，是医疗质量评价的重要内容之一。治疗质量评价不但可以为医院管理服务，也可以满足患者、医疗保险和社会的需求，有助于加深医护人员对治疗质量的理解，并提高实施治疗质量评价的自觉性，对医院的健康、可持续发展及医院管理决策均有积极作用。本例以急性心肌梗死为例，其治疗质量常用治愈率、病死率等结局指标进行评价，然而利用结局指标进行的治疗质量评价，只是片面关注医疗领域的某一层面，忽略了医疗服务环境和方式等其他影响治疗质量的重要方面。因此，为了全面评价并促进急性心肌梗死治疗质量的改善，需要先建立急性心肌梗死治疗质量评价的指标体系。

16.1.2　方法原理

（1）德尔菲咨询法的原理

德尔菲法（Delphi）又称专家评分法或专家咨询法，由调查者拟定咨询表，以函件的方式分别向专家进行征询，专家组成员以匿名的方式（函件）提交意见[1]。经过几轮反复征询和信息反馈，专家意见逐步趋于一致，最后获得准确率较高的集体判断结果[2,3]。

（2）德尔菲咨询法的过程

德尔菲法一般需要经过三到四轮咨询，通过咨询表充分利用专家的经验和学识表达意见和建议；采用匿名的方式，专家可独立做出自己的判断，不受其他因素的影响，保证结论的可靠性；征询过程须经过几轮反馈，使专家的意见逐渐趋同，保证结论的一致性。传统的德尔菲法一般耗时较长，在此过程中专家不能相互交流意见，有些专家的意见缺乏深刻论证，有些不具备某方面知识的专家的意见很难从总体意见中被剔除。改进的德尔菲法一般须经过三轮专家咨询，专家有面对面讨论机会，减少了咨询轮数和咨询所耗时间，只要专家意见趋于一致即可，同时可以提高专家的应答率。

德尔菲法的关键一环是专家组成员的选择，通常根据专家的专业领域权威性、地理区域代表性、时间可及性等原则选择专家组成员。有学者认为不仅要选择精通本学科业务的专家，还要兼顾相关专业领域，选择一些边缘学科或管理方面的专家。在保证专家质量的基础上，专家人数以 15~50 人为宜，人数太少，会限制学科的代表性；人数太多，专家不易组织，意见难以集中，数据处理复杂且工作量大。对于一些重大问题，可适当增加专家人数。

16.1.3　分析思路

（1）选择德尔菲法建立指标体系

德尔菲法作为一种定性方法，在缺乏相关历史资料或指标难以数量化时，可以较方便地确定评价指标，已被广泛应用于临床医学、卫生经济评价、医疗质量评价等各个领域。

（2）确定候选指标

通过检索数据库，参考国外相关组织建立的评价指标，以及我国《急性心肌梗死诊断和治疗指南》《不稳定性心绞痛和非 ST 段抬高心肌梗死诊断与治疗指南》设计和筛选急性心肌梗死治疗质量评价指标，最终确定 80 个可以评价医院急性心肌梗死治疗质量的候选指标。

（3）选择专家组成员

结合专家的实践领域以及研究结果的应用，确保专家有时间和精力参与研究，征得专家同意后聘请为函询专家。本研究建立的专家组由 3 个城市的 15 名专家构成，均在心血管疾病治疗及相关专业的科研岗位工作 10 年以上，具有扎实的理论基础和丰富的实践经验。其中，心血管内科 9 人，心胸外科 6 人；高级职称 10 人，中级职称 3 人，初级职称 2 人；所有专家均具有博士学位，其中 5 人同时从事医院的管理工作。在第三轮咨询中，邀请其中 6 位专家进行面对面讨论。

（4）开展专家咨询

1）第一轮专家咨询：组织者向 15 位专家介绍急性心肌梗死治疗质量评价的研究背景、目的和意义，并将初步筛选得到的 80 个候选指标提供给专家。专家对每个指标的临床原理、意义、应用及指标的重要性进行定性分析，允许专家根据理论知识和临床经验对指标进行增减，并说明理由。最终，根据专家意见，第一轮确定 55 个候选指标。

2）第二轮专家咨询：将第一轮筛选出的 55 个指标制定成急性心肌梗死治疗质量评价专家咨询表（表 16-1），利用电子邮件的形式发送给 15 位专家。该咨询表从 6 个方面采用 Likert 5 级评分法对每一个指标进行打分。6 个方面包括：指标的证据基础，即指标是否具有充分的科学根据进入评价体系；指标的有用性，即指标是否可以指导临床实践；指标的理解性，即医护人员是否能够理解指标所带来的治疗结果；指标的有效性，即指标的使用是否能够改善患者的治疗质量；指标的预防性，即使用本指标是否可预防不良结局；指标的可行性，即指标所需的数据是否可以收集。其中，Likert 5 级评分法 5 分制为是否同意指标进入评价体系的 1~5 分评分选项，1 分为非常不同意，2 分为基本不同意，3 分为一般，4 分为基本同意，5 分为非常同意。专家打分平均得分大于 4 分时，该指标可进入下一轮专家咨询。咨询表中的"总体评估"用于确定专家是否同意将该指标最终纳入指标体系中。经过第二轮专家评分，共有 20 个指标总体评估的平均得分大于 4 分且专家同意纳入，进入下一轮专家咨询。

表 16-1 急性心肌梗死治疗质量评价专家咨询表

指标名称：（此处略）

临床原理：（此处略）

指标评价标准	非常不同意	基本不同意	一般	基本同意	非常同意
1. 证据基础：本指标有充分的科学根据	1	2	3	4	5
2. 有用性：可以指导临床实践	1	2	3	4	5
3. 理解性：医疗人员能够理解指标带来的结果	1	2	3	4	5
4. 有效性：有利于积极改善患者的治疗质量	1	2	3	4	5
5. 预防性：本指标可预防不良结局	1	2	3	4	5
6. 可行性：数据收集是可行的	1	2	3	4	5
总体评估：基于以上维度综合您的总体评价，本指标是否可以纳入评价指标体系	不纳入		可以纳入		纳入

3）第三轮专家咨询：本轮咨询邀请 6 位专家进行面对面讨论，专家需重新审核每个指标的循证医学证据，讨论指标能在多大程度上评价和改善医院的治疗质量，同时要制定每个指标的评价等级及其界限。专家被要求重点关注该指标是否适合中国的医药卫生体系，特别是指标的可行性问题。经过专家的讨论筛选，最终确定包含 11 个指标的急性心肌梗死治疗质量评价指标体系，结果见表 16-2。表中的专家评分为本轮专家咨询平均得分。

表 16-2 急性心肌梗死治疗质量评价指标体系

评价指标	评价指标意义	专家评分
X1	是否使用心电图检查（入院 10 分钟内）	4.53
X2	左心室功能评价	4.67
X3	阿司匹林（入院 3 小时内）	4.13
X4	β 受体阻断剂（入院 12 小时内）	4.27
X5	氯吡格雷	4.40
X6	ACE 受体抑制剂	4.73
X7	他汀类或者降脂治疗	4.93
X8	溶栓治疗（入院 30 分钟内）	4.47
X9	经皮冠状动脉介入治疗（percutaneous coronary intervention，PCI）	4.53
X10	冠脉造影	4.47
X11	院内死亡率	4.60

16.1.4 结果解读

（1）问卷咨询的有效性

德尔菲专家咨询表的应答情况可用专家积极系数描述：即专家咨询表的回收率和每一个项目的应答率，表示专家对该项目的了解和重视程度。第二轮咨询共发出 15 份专家咨询表，收回 15 份，全部符合填写要求，回收率和应答率均为 100%。

（2）指标构建结果

使用单一的院内死亡率评价急性心肌梗死治疗质量，会忽略同样影响治疗质量的治疗过程。鉴于急性心肌梗死发病突然，早期及时治疗可以提高患者的存活率并改善心室收缩功能，利用过程指标评价治疗质量具有重要意义。急性心肌梗死治疗质量评价指标体系的建立包括 1 个结局指标和 10 个过程指标，其中药物使用指标 6 个，与美国心脏病学会和美国心脏病协会（AHA/ACC）推荐的 ST 段抬高和非 ST 段抬高心肌梗死的治疗指南一致，这些指标的有效性已被多中心临床试验证实；非药物指标中既有手术治疗指标也有诊断指标，可以看出诊断过程对治疗质量同样重要。由于急性心肌梗死发病急、猝死率高，某些治疗有最佳时间窗口，专家一致认为必须对部分指标加以时间限制，如心电图检查、溶栓治疗、阿司匹林和 β 受体阻断剂等指标；PCI 手术费用昂贵，很多具有手术指征的患者短时间内不能支付相应的医疗费用，此时临床医生对最优的治疗方案没有决定权，如果限制时间会导致指标使用率降低，所以专家一致认为 PCI 没有时间限制。

16.1.5 总结与扩展

德尔菲法广泛应用于多个领域的指标筛选工作中，已经成为一种成熟的、公认的指标筛选方法。它可以集思广益，能够在相对较短时间内通过收集和分析专家对研究问题的认识与意见达到对某个问题的判断和预测，突破了传统数量分析在可行性和实施难度上的限制，具有数理统计方法难以代替的优点；在筛选质量评价指标的研究中具有相对较强的科学性和实用性，为更合理地制定决策开阔了思路。研究表明，有些指标经过两轮专家咨询和反馈后意见已基本趋于一致，因而改进的德尔菲法采用三轮咨询较为适宜。召集专家进行面对面讨论不一定邀请专家组的全体成员，可以根据专家的学科代表性和专家的时间安排及意愿确定专家。虽然专家面对面会议有悖于传统德尔菲法避免因权威作用或人数众多而压倒其他意见的基本原则，但提供了互相交流的机会，专家可以对分歧点进行讨论和阐述。专家咨询表中的项目根据待预测事件的特点设计，要求结合专业知识，每个项目一般采用 5 分制或 9 分制。指标的纳入标准没有统一要求，可以通过征求专家意见或参考相关文献而定，但应考虑专家意见的集中程度和离散程度。在专家评分过程中，应答率尽量控制在 95% 以上。对于专家意见不易统一的预测事件，可以适当增加轮回次数。

方法拓展：综合评价指标建立的方法主要包括 2 类：定性方法与定量方法。定性方法包括上述的德尔菲专家咨询法和文献资料分析优选法等；定量方法包括最小均方差法、极小极大离差法、多元相关法、逐步回归法、因子分析法和主成分分析法等。

（1）最小均方差法：最小均方差法是从指标区分度即指标变异大小的角度进行指标的筛选。指标筛选的基本思想：如果某指标在 n 个评价对象上的取值相近，即指标在不同评价对象间的取值变异很小，则认为该指标对评价对象的综合评价结果实际上并不起作用，因此可以考虑删除该指标。

（2）极小极大离差法：原理与最小均方差法相同。指标筛选的基本步骤是：先求出各项评价指标的最大离差：$D_j = \max \left\{ \left| x_{ij} - x_{kj} \right| \right\}$，$i \neq k$。再找出 D_j 中的最小值，删除与最大离差中的最小值相对应的指标。删除后保留几个指标是主观决定的，有时会出现待删除指标的数值与其他指标很接近的情况，此时该方法失效。

（3）逐步回归法：逐步回归法是从指标的重要性和代表性角度筛选指标。逐步回归考虑了回归平方和贡献大小，逐个选入与剔除自变量，最终建立的回归方程中只包括对因变量作用有统计学意义的自变量。应用逐步回归法进行指标筛选时，因变量的确定是关键环节，有研究者利用因子分析获得的因子总分作为因变量，以指标作为自变量进行逐步回归。

16.2　评价指标权重赋值

指标权重可以反映评价指标的重要程度，是一种主观评价和客观反映的综合度量。赋值指标权重是在综合评价中区分评价指标重要性的过程。评价指标体系中各指标对应的权重组成了权重体系。确定指标权重的方法有主观定权法和客观定权法两类。主观定权法主要由专家根据经验判断获得，简便易行；客观定权法主要以经验为基础、数学原理为背景得到。本部分将介绍主观定权法中的德尔菲法赋权重的过程。

16.2.1　研究问题

在急性心肌梗死的治疗质量评价指标中，每个指标的重要性是不同的。有些指标对评价结果影响较小，有些指标对评价结果影响较大。对评价指标进行权重赋值可以体现指标对评价结果的重要性。例如，在急性心肌梗死治疗中，患者及时准确的诊断是合理治疗的前提，因此诊断指标"入院 10 分钟内进行心电图检查"和"左心室功能评价"相对于药物指标应具有更大的权重。指标权重赋值的合理与否，对评价结果的科学合理性具有重要的作用。若不考虑各评价指标间的相对重要程度或错误估计某指标的权重，将会影响综合评价结果。权重的赋值必须做到科学和客观，这就要求使用合适的赋值权重方法。

16.2.2　方法原理

（1）德尔菲法赋权重的原理

德尔菲法即专家评分法，采用专家个人判断和专家会议等方式进行指标权重的赋值。本案例采用专家个人判断的方式获得专家评分，在专家各自单独给予评价指标相对重要性评分的基础上，进行统计处理从而确定各指标的权重[4,5]。

（2）德尔菲法赋权重的过程

权重赋值调查表通常采用 100 分制或 10 分制评分法，有时也可根据需要采用等差或等比评分法。例如将权重分为极重要、重要、一般和不重要 4 级时，各级权重评分之比可按等差（例如 4：3：2：1）给分，或按等比（例如 16：8：4：2）给分。然后计算每一评价指标的平均分数，如果不考虑专家的权威程度，则根据各评价指标的平均分数来确定各指标的权重；如果考虑专家的权威程度，则应计算每一指标的加权平均分数，并以此确定各指标的权重。

（3）权重的有效性检验

在实际工作中，常用专家的擅长系数和专家意见一致性系数等指标来估计专家评分方法所定权重分配的相对合理性。

16.2.3　分析思路

（1）利用德尔菲法赋值指标权重

在建立的 11 个急性心肌梗死治疗质量评价指标的基础上，制定评价指标权重赋值调查表，指标权重的相对重要性采用 100 分制。通过电子邮件将调查表发给专家组的 15 名成员。专家根据个人的知识和临床经验对各评价指标评分，每 5 分为一等级。15 名专家对 11 个急性心肌梗死治疗质量评价指标的评分情况见表 16-3。

表 16-3　评价指标权重赋值专家评分表

专家	X1	X2	X3	X4	X5	X6	X7	X8	X9	X10	X11
专家 1	95	100	55	60	65	85	90	80	75	70	65
专家 2	90	95	45	50	60	80	85	75	70	65	70
专家 3	85	90	45	50	55	75	80	70	65	60	60
专家 4	80	95	40	45	50	75	90	70	65	60	55
专家 5	100	95	50	55	60	80	85	90	85	75	70
专家 6	95	100	55	60	65	85	90	80	75	70	65
专家 7	85	90	45	50	55	75	80	70	65	60	60

专家	X1	X2	X3	X4	X5	X6	X7	X8	X9	X10	X11
专家 8	90	95	45	50	60	80	85	75	70	65	70
专家 9	90	95	45	50	60	80	85	75	70	65	70
专家 10	90	95	40	45	50	75	80	70	65	60	55
专家 11	100	95	50	55	60	80	85	90	85	75	70
专家 12	85	90	45	50	55	75	80	70	65	65	65
专家 13	100	95	50	55	60	80	85	90	85	75	70
专家 14	85	90	40	45	50	75	80	70	65	60	55
专家 15	95	100	55	60	65	85	90	80	75	70	65
平均分	91	95	47	52	58	79	85	77	72	66	64

按照平均分确定各评价指标的权重比例为：

$W1 : W2 : W3 : W4 : W5 : W6 : W7 : W8 : W9 : W10 : W11 =$
$91 : 95 : 47 : 52 : 58 : 79 : 85 : 77 : 72 : 66 : 64$

经归一化处理后，权重分配为：

$W1 : W2 : W3 : W4 : W5 : W6 : W7 : W8 : W9 : W10 : W11 =$
$0.12 : 0.12 : 0.06 : 0.07 : 0.07 : 0.10 : 0.11 : 0.10 : 0.09 : 0.08 : 0.08$

（2）评价德尔菲法所定权重分配的合理性

擅长系数是专家对擅长领域中的问题做出正确应答的概率，擅长系数反映专家的专业水平，计算公式为：

$$q = 1 - 2p \qquad \text{（公式 16-1）}$$

其中，q 为擅长系数，p 为错答率。若答对与答错的频率相等（$p = 0.5$），则 $q = 0$；理想的"绝对正确"专家，则 $p = 0$，$q = 1$。通常在选择专家时，其擅长系数 q 不应低于 0.80。

反映专家对评价指标权重评估一致程度的指标为一致性系数，用 ω 表示。在急性心肌梗死治疗质量评价指标权重赋值过程中，一致性系数的计算过程如下。

根据专家对各指标的评分编秩，遇到相同评分时，取平均秩，并按指标计算秩和，再计算所有指标的平均秩和。

$$T_i = \sum_{j=1}^{m} R_{ij}$$
$$\bar{T} = \sum_{i=1}^{n} T_i / n \qquad \text{（公式 16-2）}$$

例如第 1 个评价指标的秩和为：

$$T_1 = \sum_{j=1}^{15} R_{1j}$$
$$= 2 + 2 + 2 + 3 + 1 + 2 + 2 + 2 + 2 + 2 + 1 + 2 + 1 + 2 + 2 \qquad \text{（公式 16-3）}$$
$$= 28$$

以此类推，11 个评价指标评分的秩次及秩和见表 16-4。

表 16-4　15 名专家对 11 个评价指标评分的秩次及秩和

秩次	专家 1	专家 2	专家 3	⋯	专家 13	专家 14	专家 15	秩和（T_i）
X1（R_1）	2	2	2	⋯	1	2	2	28
X2（R_2）	1	1	1	⋯	2	1	1	18
X3（R_3）	11	11	11	⋯	11	11	11	165
X4（R_4）	10	10	10	⋯	10	10	10	150
X5（R_5）	9	9	9	⋯	9	9	9	135
X6（R_6）	4	4	4	⋯	6	4	4	66
X7（R_7）	3	3	3	⋯	4.5	3	3	48.5
X8（R_8）	5	5	5	⋯	3	5	5	69
X9（R_9）	6	6.5	6	⋯	4.5	6	6	88
X10（R_{10}）	7	8	7.5	⋯	7	7	7	109
X11（R_{11}）	8	6.5	7.5	⋯	8	8	8	113.5

所有评价指标的平均秩和为：

$$\bar{T} = \sum_{i=1}^{11} T_i / n$$
$$= (28 + 18 + 165 + 150 + 135 + 66 + 48.5 + 69 + 88 + 109 + 113.5)/11$$
$$= 90$$

（公式 16-4）

一致性系数计算公式为：

$$\omega = \sum d_i^2 / (\sum d_i^2)_{Max}$$

（公式 16-5）

其中，$\sum d_i^2 = \sum (T_i - \bar{T})^2$，$(\sum d_i^2)_{Max} = \dfrac{1}{12} m^2 (n^3 - n)$。$m$ 为专家个数，n 为指标个数。当有相同秩时，要对 ω 进行校正。

$$\omega_c = \frac{12}{m^2(n^3 - n) - m\sum (t_k^3 - t_k)} \sum d_i^2$$

（公式 16-6）

其中，t_k 为第 k 个相同秩的个数。

本案例研究中 15 名专家对 11 个评价指标权重赋值的一致性系数计算选用校正公式：

$$\omega_c = \frac{12}{15^2(11^3 - 11) - 15[(2^3 - 2) + (2^3 - 2) + \cdots + (3^3 - 3)]} \times$$
$$[(28 - 90)^2 + (18 - 90)^2 + \cdots + (113.5 - 90)^2]$$
$$= 0.97$$

（公式 16-7）

一致性系数 ω 取值范围在 0~1 之间，越接近 1 表示所有专家对全部评价指标评分的一致程度越好；反之，则表示专家们的一致程度较差，说明专家之间对各评价指标相对重要性的认识存在不一致性。理论上，一致性系数越接近 1，说明各评价指标的权重估计较为稳定可靠。

16.2.4　结果解读

本案例采用专家个人判断的方式获得专家评分，在专家各自单独给予评价指标相对重要性评分的基础上，进行统计处理确定 11 个指标的权重。归一化处理后，11 个指标的权重分别为：0.12、0.12、0.06、0.07、0.07、0.10、0.11、0.10、0.09、0.08 和 0.08。其中权重较大的前三个指标为 X1、X2、X7，即"是否使用心电图检查（入院 10 分钟内）""左心室功能评价""他汀类或者降脂治疗"，说明专家认为这三项指标对急性心肌梗死治疗质量的评价相对更重要，而 X3、X4、X5 三个指标，即"阿司匹林（入院 3 小时内）""受体阻断剂（入院 12 小时内）""氯吡格雷"在评价其治疗质量时影响较小，其权重较低。

16.2.5　总结与拓展

本案例采用德尔菲专家评分法确定权重。专家评分时不受外界影响，没有心理压力，可以最大限度地发挥个人能力；但专家个人判断仅凭专家个人的主观意识，易受专家知识深度与广度的影响，不可避免具有一定的片面性。专家会议是所有被选专家以集体讨论的方式进行评分，然后利用统计处理确定指标的权重。该法主要优点是可以交换意见，相互启发，弥补个人意见之不足；缺点表现为易受心理因素的影响，如屈从于权威和大多数人的意见，受劝说性意见的影响，不愿公开修正已发表的意见等。

用某些统计方法进行资料分析时，也可得到有关因素权重分配的客观信息。例如：将各评价指标的变异系数作为权重；将各评价指标的复相关系数倒数的绝对值作为权重；在多元回归分析及逐步回归分析中，将各自变量的标准化偏回归系数值以及由此而推算的贡献率，视为各因子权重分配的依据；此外，如计数资料判别分析中的指数，计量资料判别分析中各因子的贡献率等，都可为确定因子权重提供必要的信息，另外，还可根据专业需要，自行设计权重计算的公式。值得注意的是，并不是只有客观定权法才是科学的方法，主观定权法同样也是科学的方法。虽然主观定权法带有一定的主观色彩，但"主观"与"随意"是两个不同的概念，专家对指标重要程度的估计来源于客观实际。因此，无论哪种方法所定权重分配既有相对合理的一面，也有局限的一面。用不同方法确定的权重分配，可能不尽一致，这将导致权重分配的不确定性，最终可能导致评价结果的不确定性。在实际工作中，无论用哪种方法确定权重都应当依赖于较为合理的专业解释。

方法拓展：主观定权法主要包括上述的德尔菲法（专家评分法）、层次分析法等；客观定权法主要包括模糊定权法、秩和比法、熵权法、相关系数法等。以下为几种较为常用的定权方法。

（1）层次分析法：层次分析法（analytic hierarchy process，AHP）于 20 世纪 70 年代初期由 Saaty 教授提出，是对定性问题进行定量分析的一种简便、灵活而又实用的多准则决策

方法 [6,7]。其主要过程是：建立递阶层次结构模型；构造出各层次中的所有判断矩阵建立梯阶层次结构；专家通过两两比较的方法确定各指标的相对重要程度，并基于 Saaty 提出的 1 ~ 9 级标度法进行打分；计算出最大特征根及其对应的最大特征向量，得出该层中各指标的权重；最后，同时通过一致性比率（CR）来检验判断矩阵的一致性，当具有满意的一致性时（CR ≤ 0.1），利用概率乘法原理，将系统中各层相应因素的权重连乘，计算出方案层各评价指标的组合权重。

（2）变异系数法：变异系数法（coefficient of variation method，CV）是对筛选的 m 个评价指标 $x_1, x_2, \cdots, x_m$，利用评价对象的数据，计算各评价指标的变异系数 $CV_i (i = 1, 2, \cdots, m)$，归一化后，评价指标 x_i 相应的权重为 $w_i = CV_i \Big/ \sum_{j=1}^{m} CV_j$。这种加权的方法是为了突出各指标的相对变化幅度，从评价的目的来看，就是区别被评价的对象：CV_i 值大，表示 x_i 在不同对象上变化大，区别能力就强，应给以重视 [8]。

（3）主成分分析法：主成分分析法（principal components analysis，PCA）是从多个数值变量之间的相互关系入手，利用降维的思想，将多个变量（$x_1, x_2, \cdots, x_m$）化为少数几个互不相关的综合变量（$Z_1, Z_2, \cdots, Z_p, p \leqslant m$）的统计方法 [9,10]。当各主成分 $Z_1, Z_2, \cdots, Z_p$ 能获得较好的实际意义和专业解释时，可根据 p 个主成分的主成分得分对样品的 p 个不同方面特性进行推断评价。此处，主成分相应的贡献率 $W_i = \lambda_i / m$ 就是各主成分权重。

16.3 综合评价方法

综合评价是利用指标体系对受多因素影响的评价对象进行客观、公正、合理的全面评价，是通过数学模型将多个评价指标整合为一个综合评价值，并赋予评价结果一定意义和价值的过程。评价模型的选择是综合评价中关键的步骤之一，合适的数学模型有助于获得正确的综合评价结果，并且使评价结果更为直观和容易理解。综合评价已广泛应用于医学研究的多个领域，如临床评价中的诊断性试验和治疗方法评价、卫生管理评价中的卫生政策评价、医疗质量管理评价和卫生经济评价等。下面利用已建立的 11 个评价指标，对 20 家医院急性心肌梗死的治疗质量进行综合评价。

16.3.1 研究问题

治疗质量本身是一个不可直接测量的变量，使用可测量的指标体系从不同角度对治疗质量进行评价更具有说服力。但每个指标对治疗质量的评价只反映某一方面，不同指标的评价结果有时会出现矛盾，难以获得治疗质量的综合评价结果，导致医院管理者和实施者无法获得医院治疗质量的综合信息，患者亦无法选择最适合的医院实现最佳治疗。因此，将指标体系进行有机整合，给出综合质量指数是急性心肌梗死治疗质量综合评价的有效方式。

16.3.2 方法原理

综合评价方法很多，在实际应用中常根据评价目的和资料类型选择合适的方法。在综合评价之前，需要获得单指标的评价结果，正确计算单指标是获得合理综合评价结果的前提。

（1）综合评分法

综合评分法（synthetical scored method）是建立在专家评分法基础上的一种重要的综合评价方法 [11,12]。首先根据评价目的及评价对象的特征选定合适的评价指标，制定每个评价指标的评价标准。然后以恰当的方式确定各评价指标的权重，并选定累积总分的方案以及综合评价等级的总分值范围，以此为准则，对评价对象进行分析和评价。

（2）TOPSIS 法

TOPSIS 法（technique for order preference by similarity to ideal solution）是系统工程中有限方案多目标决策的一种方法，在医院综合评价研究中应用较多 [13,14]。TOPSIS 法的基本思想：基于同趋势化和归一化后的原始数据矩阵确定一个最优方案和一个最劣方案，分别计算各评价对象与最优方案和最劣方案之间的距离，即 D_i^+ 和 D_i^-（可以是欧几里得距离或加权距离），利用相对接近程度来衡量评价对象的优劣等级。

TOPSIS 法的基本步骤：①指标进行同趋势化，将低优指标转化为高优指标；②同趋势化后的原始数据矩阵进行归一化处理并建立归一化矩阵；③根据归一化矩阵找到最优向量和最劣向量；④计算各评价对象实际指标值与最优向量和最劣向量的距离即 D_i^+ 和 D_i^-；⑤计算各评价对象指标值与最优向量和最劣向量的相对接近程度 C_i；⑥根据相对接近程度的大小对评价对象的优劣进行排序，C_i 的取值范围为 [0，1]，C_i 值越接近 1 表明评价对象越接近最优向量。

$$D_j^+ = \sqrt{\sum (q_{ij} - q_i^+)^2}, D_j^- = \sqrt{\sum (q_{ij} - q_i^-)^2}$$（公式 16-8）

$$C_i = \frac{D_i^-}{D_i^+ + D_i^-}$$（公式 16-9）

利用 TOPSIS 法进行综合评价时，要求所有指标同趋势化，如同为低优指标或同为高优指标，实际应用通常是将低优指标转化为高优指标。

16.3.3 分析思路

（1）获得急性心肌梗死治疗质量评价指标的使用率

本案例研究从 20 家医院共收集 2 128 名急性心肌梗死患者的病历资料，其中，治疗过程指标的使用情况以率的形式表示。在治疗质量评价中，每个指标有其特定的使用人群，指标的使用受适应证和禁忌证的限制。使用率计算的分母是指适合此治疗且没有相应禁忌证的患者数；分子是适合此治疗的人群中，真正使用了此治疗的患者数。根据收集的病历信息，获得 20 家医院 10 个治疗过程指标的使用率（表 16-5）。指标的使用率越接近 100%，说明医院的治疗质量越好。

表 16-5 20 家医院急性心肌梗死治疗过程指标的使用率 单位：%

医院	X1	X2	X3	X4	X5	X6	X7	X8	X9	X10
1	34.65	50.39	40.17	25.00	81.75	30.95	64.00	0.94	33.33	49.51
2	26.72	64.12	79.17	35.16	86.61	26.98	70.97	4.42	1.60	3.88
3	41.67	22.50	75.25	48.86	68.70	53.51	88.60	8.65	26.32	39.13
4	17.82	93.07	78.38	58.14	97.87	63.74	96.70	1.39	67.35	76.32
5	12.55	84.03	88.99	53.04	94.94	55.60	87.98	0.88	51.22	63.60
6	23.64	34.55	42.86	38.89	72.22	31.48	68.52	12.24	28.26	45.45
7	30.86	85.80	89.84	41.58	88.51	30.61	78.91	1.57	44.52	56.48
8	73.49	95.18	33.33	31.07	97.55	13.41	92.68	2.65	30.14	36.75
9	1.59	38.10	95.12	66.04	71.43	26.98	90.48	0.00	10.91	60.98
10	47.19	24.72	63.79	47.83	83.72	32.56	76.74	18.57	15.12	26.32
11	87.95	31.33	83.56	55.17	78.48	39.47	56.00	23.08	18.29	34.29
12	20.43	66.67	75.00	33.90	95.00	71.01	92.65	1.75	29.17	41.38
13	50.93	87.04	45.57	9.76	77.00	15.15	86.60	1.10	36.73	48.68
14	59.38	43.75	25.00	25.00	71.43	20.69	28.57	6.67	0.00	0.00
15	34.15	19.51	53.85	28.00	65.79	30.00	78.38	7.41	18.92	28.00
16	47.92	43.75	84.85	36.36	60.00	15.22	95.56	7.89	36.96	51.61
17	27.18	54.37	81.05	42.42	76.77	35.79	90.53	4.00	17.53	26.67
18	86.57	50.75	69.52	35.80	80.62	31.01	51.94	0.91	27.56	24.66
19	68.57	0.00	56.31	51.25	44.76	37.14	81.90	20.00	0.00	0.00
20	26.92	62.50	77.46	32.39	92.93	39.13	93.48	0.00	15.15	22.86

治疗过程指标使用率的分子分母定义非常明确，而结局指标（院内死亡率）与过程指标不同，不能忽略患者的影响因素，如年龄、性别和病情等。直接利用院内粗死亡率不能公平比较医院的治疗质量，需要计算标准化死亡率。

logistic 回归模型是医学研究中最广泛用于危险因素筛选和混杂因素控制的统计学方法，是医学研究者公认有效的统计学方法。一般形式为：

$$\text{logit } p_{ij} = \alpha + \sum_{k=1}^{n} \beta_k X_{kij}$$

（公式 16-10）

其中，p_{ij} 为第 i 家医院第 j 个患者死亡的概率。$X_{1ij}, X_{2ij}, \cdots, X_{nij}$ 为影响患者院内死亡的 n 个因素，控制这些影响因素，可以公平地比较医院间的院内死亡率。参数 α 为常数项，$\beta_1, \beta_2, \cdots, \beta_n$ 为回归系数，连接函数使用 logit 变换进行连接。

单水平 logistic 回归分析方法忽略了患者的聚集性，过高地估计患者间的变异；多水平模型包括患者水平变量的固定效应和医院水平变量的随机效应，可以将数据聚集性的影响纳入考虑。在急性心肌梗死风险调整院内死亡率的计算中，不考虑协变量对院内死亡的效应在各个医院间不同，因此使用两水平随机截距 logistic 回归模型。

$$\text{logit } p_{ij} = \alpha_i + \sum_{k=1}^{n} \beta_k X_{kij} \qquad （公式16-11）$$

其中，$\alpha_i = \mu + \omega_i$，$\omega_i \sim N(0, \tau^2)$，为随机效应，也称为高水平的残差，反映在控制了低水平的影响因素后高水平的效应，方差 τ^2 又称为随机参数，反映了高水平单位的效应大小，τ^2 越大说明数据的聚集性越强。τ^2 为 0 时，模型为一般的 logistic 回归模型。

估计参数 $\alpha_1, \alpha_2, \cdots, \alpha_i$ 和 $\beta_1, \beta_2, \cdots, \beta_n$，可得第 i 家医院第 j 个患者死亡的预测概率 $\hat{p}_{ij}$：

$$\hat{p}_{ij} = \exp\left(\hat{\alpha}_i + \sum_{k=1}^{n} \hat{\beta}_k X_{kij} \right) \Big/ \left(1 + \exp\left(\hat{\alpha}_i + \sum_{k=1}^{n} \hat{\beta}_k X_{kij} \right) \right) \qquad （公式16-12）$$

患者在所有医院平均治疗水平下发生死亡的概率为期望概率 $\hat{e}_{ij}$：

$$\hat{e}_{ij} = \exp\left(\hat{\mu} + \sum_{k=1}^{n} \hat{\beta}_k X_{kij} \right) \Big/ \left(1 + \exp\left(\hat{\mu} + \sum_{k=1}^{n} \hat{\beta}_k X_{kij} \right) \right) \qquad （公式16-13）$$

第 i 家医院的标准化死亡率 SR_i：

$$SR_i = \left(\frac{\sum_{j=1}^{n_i} \hat{p}_{ij}}{\sum_{j=1}^{n_i} \hat{e}_{ij}} \right) \times p \qquad （公式16-14）$$

其中，n_i 为第 i 家医院的患者数，由公式 16-14 可知，各医院标准化死亡率为死亡预测概率 $\hat{p}_{ij}$ 除以期望概率 $\hat{e}_{ij}$，再乘所有参与医院急性心肌梗死患者的平均死亡率 ρ。

利用多水平 logistic 回归模型对 20 家医院急性心肌梗死患者的结局进行风险调整，调整的影响因素包括患者的性别、年龄、疾病史、入院时情况、广泛前壁心肌梗死、心功能不全、休克、心脏传导阻滞、脑血管疾病、肾功能不全和住院天数，进而获得 20 家医院急性心肌梗死患者的标准化死亡率及医院排名情况，详见表 16-6。

表 16-6　20 家医院急性心肌梗死患者的院内死亡率及医院排名

医院	实际院内死亡		标化院内死亡	
	死亡率 /%	排名	死亡率 /%	排名
1	0.00	1	4.78	1
2	9.92	12	9.07	15
3	7.50	10	7.68	11
4	4.95	4	5.21	3
5	5.70	6	7.15	9
6	14.55	18	7.86	12
7	5.56	5	6.44	5
8	9.64	11	10.71	19
9	1.59	2	6.76	8

医院	实际院内死亡		标化院内死亡	
	死亡率 /%	排名	死亡率 /%	排名
10	10.11	13	8.50	13
11	12.05	16	9.24	16
12	10.75	14	10.38	18
13	6.48	8	6.31	4
14	25.00	20	9.68	17
15	12.20	17	7.59	10
16	14.58	19	12.23	20
17	6.80	9	6.54	7
18	11.94	15	8.61	14
19	1.90	3	4.96	2
20	5.77	7	6.44	6

风险调整前院内死亡率较低的三家医院分别是第 1、9、19 家医院，院内死亡率较高的三家医院分别是第 14、16、6 家医院。经过风险调整后，院内死亡率较低的三家医院分别是第 1、19、4 家医院，院内死亡率高的三家医院分别是第 16、8、12 家医院。经过风险调整后医院之间院内死亡率的变异减小，利用实际死亡率和标化死亡率对医院进行排序的结果有差别。进行评价时，为保证指标同趋势化，将标准化院内死亡率转化为院内生存率，即：院内生存率 =1− 标准化死亡率。

（2）利用综合评分法进行多指标综合评价

急性心肌梗死的 11 个过程指标及结局指标的结果数据见表 16-5 和表 16-6。利用综合评分法进行综合评价时，利用本章第二部分 15 名专家对 11 个评价指标赋值的权重，采用加权法将 11 个评价指标进行加权综合。加权法的计算公式为：

$$S = \sum_{i=1}^{n} W_i S_i$$

（公式 16-15）

其中，n 为指标个数，W_i 为第 i 个评价指标的权重，S_i 为第 i 个评价指标的结果数据（见表 16-5、表 16-6）。

例如：第 1 家医院的综合得分为：

$$\begin{aligned}
S_1 &= 0.12 \times 34.65 + 0.12 \times 50.39 + 0.06 \times 40.17 + 0.07 \times 25.00 \\
&\quad + 0.07 \times 81.75 + 0.10 \times 30.95 + 0.11 \times 64.00 + 0.10 \times 0.94 \\
&\quad + 0.09 \times 33.33 + 0.08 \times 49.51 + 0.08 \times (100 - 4.78) = 44.90
\end{aligned}$$

（公式 16-16）

以此类推，可计算出 20 家医院的综合得分，见表 16-7。

表 16-7　20 家医院急性心肌梗死治疗质量综合评分法评价结果

医院	综合得分（S）	排序
1	44.90	15
2	42.85	16
3	49.29	10
4	65.83	1
5	59.74	2
6	42.79	17
7	56.41	3
8	55.84	4
9	46.06	13
10	46.01	14
11	52.75	6
12	54.55	5
13	51.21	7
14	33.73	20
15	39.93	19
16	50.14	8
17	48.12	12
18	49.47	9
19	40.66	18
20	49.02	11

由表 16-7 可知，在 20 家医院中，第 4、5、7 家医院的综合质量得分居前三位；第 19、15、14 家医院综合质量指数居后三位。

（3）利用 TOPSIS 法进行多指标综合评价

本例研究中，急性心肌梗死治疗质量的 11 个评价指标中，属于低优指标的是标准化死亡率，将其转化为高优指标院内生存率，然后对同趋势化后的数据矩阵进行归一化处理。

$$a_{ij} = X_{ij} \bigg/ \sqrt{\sum_{i=1}^{n} X_{ij}^2} \qquad （公式16-17）$$

其中，X_{ij} 表示第 i 个评价对象在第 j 个指标上的取值或经差值法转化后的取值，n 为评价对象的个数。如第 1 家医院第 1 个评价指标归一化值为：

$$a_{11} = \frac{X_{11}}{\sqrt{\sum_{i=1}^{20}(X_{i1}^2)}} \qquad （公式16-18）$$

$$= \frac{34.65}{\sqrt{(34.65^2 + 26.72^2 + \cdots, + 68.57^2 + 26.92^2)}} = 0.16$$

以此类推，可获得 20 家医院 11 个评价指标数据的归一化矩阵值，见表 16-8。

表 16-8 20 家医院 11 个评价指标原始数据归一化矩阵

医院	X1	X2	X3	X4	X5	X6	X7	X8	X9	X10	X11
1	0.16	0.19	0.13	0.13	0.23	0.18	0.18	0.02	0.24	0.26	0.23
2	0.13	0.24	0.25	0.19	0.24	0.16	0.20	0.11	0.01	0.02	0.22
3	0.20	0.09	0.24	0.26	0.19	0.31	0.25	0.21	0.19	0.21	0.22
4	0.08	0.35	0.25	0.31	0.27	0.37	0.27	0.03	0.49	0.41	0.23
5	0.06	0.32	0.28	0.28	0.26	0.33	0.24	0.02	0.38	0.34	0.23
6	0.11	0.13	0.14	0.21	0.20	0.18	0.19	0.30	0.21	0.24	0.22
7	0.15	0.33	0.29	0.22	0.25	0.18	0.22	0.04	0.33	0.30	0.23
8	0.35	0.36	0.11	0.17	0.27	0.08	0.26	0.06	0.22	0.20	0.22
9	0.01	0.14	0.30	0.35	0.20	0.16	0.25	0.00	0.08	0.32	0.23
10	0.22	0.09	0.20	0.26	0.23	0.19	0.21	0.45	0.11	0.14	0.22
11	0.42	0.12	0.27	0.29	0.22	0.23	0.16	0.56	0.13	0.18	0.22
12	0.10	0.25	0.24	0.18	0.26	0.42	0.26	0.04	0.21	0.22	0.22
13	0.24	0.33	0.15	0.05	0.21	0.09	0.24	0.03	0.27	0.26	0.23
14	0.28	0.17	0.08	0.13	0.20	0.12	0.08	0.16	0.00	0.00	0.22
15	0.16	0.07	0.17	0.15	0.18	0.18	0.22	0.18	0.14	0.15	0.22
16	0.23	0.17	0.27	0.19	0.17	0.09	0.27	0.19	0.27	0.27	0.21
17	0.13	0.21	0.26	0.23	0.21	0.21	0.25	0.10	0.13	0.14	0.23
18	0.41	0.19	0.22	0.19	0.22	0.18	0.14	0.02	0.20	0.13	0.22
19	0.32	0.00	0.18	0.27	0.12	0.22	0.23	0.48	0.00	0.00	0.23
20	0.13	0.24	0.25	0.17	0.26	0.23	0.26	0.00	0.11	0.12	0.23

根据归一化矩阵值可得到最优值向量和最劣值向量，即有限方案中各评价指标 j 的最优方案和最劣方案。

最优方案计算公式为：

$$A^+ = (a_{i1}^+, a_{i2}^+, \cdots, a_{ij}^+)$$
$$= (0.42, 0.36, 0.30, 0.35, 0.27, 0.42, 0.27, 0.56, 0.49, 0.41, 0.23)$$

（公式 16-19）

最劣方案计算公式为：

$$A^- = (a_{i1}^-, a_{i2}^-, \cdots, a_{ij}^-)$$
$$= (0.01, 0.00, 0.08, 0.05, 0.12, 0.08, 0.08, 0.00, 0.00, 0.00, 0.21)$$

（公式 16-20）

其中，$i = 1, 2, \cdots, n, j = 1, 2, \cdots, m$，$n$ 表示评价对象 i 的个数，m 为评价指标 j 的个数。a_{ij}^+ 和 a_{ij}^- 分别表示现有评价对象 i 在第 j 个评价指标上的最大值与最小值。

计算各评价对象实际指标值与最优向量和最劣向量的距离即 D_i^+ 和 D_i^-。

例如：第 6 个评价对象与最优方案及最劣方案的距离分别为：

$$
\begin{aligned}
D_6^- &= \sqrt{\sum_{j=1}^{11}(a_{6j}^- - a_{6j})^2} \\
&= \sqrt{(0.01-0.11)^2+(0.00-0.13)^2+\cdots+(0.21-0.22)^2} \\
&= 0.525\,7
\end{aligned}
\qquad（公式 16-21）
$$

$$
\begin{aligned}
D_6^+ &= \sqrt{\sum_{j=1}^{11}(a_{6j}^+ - a_{6j})^2} \\
&= \sqrt{(0.42-0.11)^2+(0.36-0.13)^2+\cdots+(0.23-0.22)^2} \\
&= 0.6619
\end{aligned}
\qquad（公式 16-22）
$$

以此类推，每个评价对象与最优方案及最劣方案的距离结果见表 16-9。

最后，计算各评价对象与最优方案的接近程度 C_i。

C_i 的取值范围为［0，1］，越接近 1 表示该评价对象越接近最优水平，反之，越接近 0 表示该评价对象越接近最劣水平。例如，第 6 个评价指标与最优方案的接近程度为：

$$
C_6 = \frac{D_6^-}{D_6^+ + D_6^-} = \frac{0.525\,7}{0.6619 + 0.525\,7} = 0.442\,7
\qquad（公式 16-23）
$$

以此类推，按 C_i 的大小将各评价对象排序（表 16-9），C_i 值越大，表示综合质量越好。

表 16-9　20 家医院急性心肌梗死治疗质量 TOPSIS 法评价结果

医院	D_i^+	D_i^-	C_i	排序结果
1	0.79	0.48	0.38	16
2	0.89	0.41	0.32	19
3	0.64	0.57	0.47	7
4	0.64	0.88	0.58	2
5	0.67	0.75	0.53	3
6	0.66	0.53	0.44	11
7	0.68	0.67	0.50	4
8	0.75	0.64	0.46	8
9	0.88	0.56	0.39	14
10	0.65	0.62	0.49	5
11	0.54	0.82	0.60	1
12	0.73	0.61	0.46	9
13	0.78	0.59	0.43	12

医院	D_i^+	D_i^-	C_i	排序结果
14	0.92	0.38	0.29	20
15	0.78	0.39	0.33	18
16	0.65	0.59	0.48	6
17	0.76	0.47	0.38	15
18	0.77	0.56	0.42	13
19	0.80	0.65	0.45	10
20	0.84	0.47	0.36	17

由表 16-9 可知，在 20 家医院中，第 11、4、5 家医院的综合质量指数居前三位；第 15、2、14 家医院综合质量指数居后三位。

16.3.4 结果解读

本例研究利用综合评分法和 TOPSIS 法分别对 20 家医院急性心肌梗死治疗质量进行了评价。综合评分法中，第 4、5、7 家医院的综合质量得分居前三位，第 19、15、14 家医院综合质量指数居后三位。而 TOPSIS 法中，第 11、4、5 家医院的综合质量指数居前三位；第 15、2 和 14 家医院综合质量指数居后三位。从过程上看，前者计算过程较为简单，利用了指标的权重信息，后者更加客观，更准确地刻画了评价对象间的相对优劣；从结果上看，两种方法的结果虽不完全一致，但在一定程度上存在相似趋势。在实际分析过程中，可以根据需求或数据情况采用不同方法，也可以利用两种方法进行相互验证。

16.3.5 总结与拓展

综合评价方法种类繁多，各种评价方法都有各自的特点和局限性，因此应根据评价目的和资料类型选用不同的方法。在实际工作中可以联合应用多种评价方法，对评价结果进行相互验证，提高评价结果的准确性和可靠性。

方法拓展：除综合评分法、TOPSIS 法外，实际工作中还有很多综合评价的方法，如因子分析法、秩和比法等。近年来出现较多的评价方法还有模糊综合评价法、灰色关联分析法、基于 BP 人工神经网络分析法、数据包络分析法及潜变量模型法等。

（1）因子分析法：因子分析法（factor analysis，FA）是从分析多个可观测指标的相关关系入手，找出支配相关关系的不可观测的潜在变量，并利用潜在变量解释可观测指标之间相关性或协方差关系的多元统计分析方法 [15,16]。通过因子分析可获得具有较好专业意义的 q 个公因子及因子得分，根据因子得分和贡献率建立综合评价函数，对观测对象进行多指标综合评价。

（2）秩和比法：秩和比法（rank sum ratio，RSR）是综合评价中常用的一种融合古典的参数统计与近代的非参数统计于一体的方法 [17,18]。RSR 指行或列秩次的平均值，是一个非参数统计量，具有 0-1 连续变量的特征。在综合评价中，RSR 综合了多项评价指标的信息，表明多个评价指标的综合水平，RSR越大越优。秩和比法的基本思想：在一个 n 行（n 个评价对象）m 列（m 个评价指标）矩阵中，将各指标按照实际值大小进行排序编秩，计算获得无量纲统计量 RSR，运用参数统计的方法研究 RSR 的分布；根据 RSR 对评价对象的优劣进行排序或分档排序。秩和比法广泛应用于医疗卫生领域的多指标综合评价、统计预测预报、统计质量控制等。

（3）潜变量模型法：潜变量模型（latent variable model，LVM）是近年提出的综合评价方法 [19,20]。潜变量治疗质量综合评价模型假定不可观测的潜变量为治疗质量，决定治疗质量评价指标的使用概率，即医院或医生是否能有效使用评价指标由其治疗质量决定。模型假定评价指标的性质由难度参数和区分度参数共同决定：难度参数表示实现该评价指标的难易程度；区分度参数反映指标区分不同医院治疗质量的能力，区分度参数越大，该评价指标区分医院治疗质量的能力越强。潜变量模型有效解决了评价指标间的相关问题，既能客观获得每个评价指标的权重，也能获得每家医院治疗质量的综合得分及其置信区间。

（刘琳）

参考文献

[1] 李晓松. 统计方法在医学科研中的应用 [M]. 北京：人民卫生出版社，2015.

[2] 张凯宇，谭晓东，谢玉，等. 应用改良德尔菲法确定湖北省健康城市建设评估指标体系权重 [J]. 公共卫生与预防医学，2019，30（01）：41-45.

[3] ERONDU N A, RAHMAN-SHEPHERD A, KHAN M S, et al. Improving National Intelligence for Public Health Preparedness: a methodological approach to finding local multi-sector indicators for health security[J]. BMJ Global Health, 2021, 6(1): e004227.

[4] 付佳丽，梁俊卿，吴晓英. 应用德尔菲法测算护理工作量相关项目权重系数 [J]. 黑龙江医学，2017，41（09）：910-911.

[5] 李小茜，何建成，吴根诚，等. 基于德尔菲法的充血性心力衰竭常见中医证候及症状权重研究 [J]. 中华中医药杂志，2016，31（12）：5019-5024.

[6] LI Y, YIN L, HENG P. Research on Comprehensive Evaluation Method of Transformer Noise Based on AHP Matter Element Model[J]. Journal of Physics: Conference Series, 2021, 2137(1): 012057.

[7] 张力文，李宁秀. 基于 AHP 的城乡卫生一体化评价体系研究 [J]. 软科学，2011，25（12）：81-85.

[8] 俞立平，郑昆. 期刊评价中不同客观赋权法权重比较及其思考 [J]. 现代情报，2021，41（12）：121-130.

[9] 陈岚枫，潘志明，黄丽杨，等. 基于主成分分析法与加权 TOPSIS 法的医疗质量评价研究 [J]. 医院管理论坛，2022，39（04）：29-31.

[10] 沈思瑜，邬蕾蕾，荆巧玉. 基于主成分分析法的我国卫生总费用影响因素分析 [J]. 中国物价，2022，（07）：67-70.

[11] LYU Y, PAN Y, YUAN X, et al. A Comprehensive Evaluation Method for Air-Conditioning System Plants Based on Building Performance Simulation and Experiment Information[J]. Buildings, 2021, 11(11): 511.

[12] WEN L, YANG Y, LI Y, et al. Comprehensive Evaluation Method for the Concrete-Face Rockfill Dams Behavior Based on the Fuzzy Recognition Model[J]. Journal of Performance of Constructed Facilities, 2022, 36(3): 04022021.

[13] 刘松, 周伟, 易应萍, 等. 熵权改进 TOPSIS 法联合 RSR 法综合评价医院医疗质量 [J]. 中国卫生统计, 2020, 37（02）: 210-211, 214.

[14] 张金梦, 程梦菲, 于贞杰. 基于 TOPSIS 法和 RSR 法评价山东省基层医疗卫生机构服务水平 [J]. 中国卫生统计, 2019, 36（02）: 277-279.

[15] 刘晓慧. 江苏省公共服务供给水平评价研究: 基于因子分析法 [J]. 江苏商论, 2022,（04）: 79-81.

[16] 张丽, 李耘, 王洁妤, 等. 因子分析法对老年人共病模式的探讨 [J]. 中华老年医学杂志, 2022, 41（06）: 720-724.

[17] 郭娟, 李彩丽, 蒋艳. 基于秩和比法的四川省 2019 年护理人力资源配置现状分析 [J]. 护理学报, 2021, 28（22）: 64-69.

[18] 魏禹, 刘瑞华. 四川省卫生资源配置现状综合评价: 基于秩和比和密切值法 [J]. 现代预防医学, 2022, 49（05）: 860-864.

[19] BIANCONCINI S, CAGNONE S. Dynamic latent variable models for the analysis of cognitive abilities in the elderly population[J]. Statistics in Medicine, 2021, 40(20): 4410-4429.

[20] 岳青青, 医学纵向数据的潜变量模型应用研究 [D]. 南京: 东南大学, 2021.

第**17**章 卫生公平性评价

卫生公平是大多数国家卫生政策的基本价值取向。世界卫生组织在 1977 年第 30 届世界卫生大会上提出"到 2000 年人人享有卫生保健"的全球健康目标，即期望通过各国政府的努力，消除不同人群间卫生健康的差距，实现人人享有基本卫生保健服务。2015 年联合国可持续发展目标（Sustainable Development Goals，SDGs）3.8 进一步提出到 2030 年要实现全民健康覆盖（Universal Health Coverage，UHC），即所有人都可以随时获得需要的卫生服务，而不会陷入经济困难。我国一直以来以人民健康为中心，关注健康公平性，尤其在 2016 年全国卫生与健康大会后，对全民健康覆盖的重视程度进一步提升。习近平总书记指出，要将健康融入所有政策，实现人民共建共享。在"健康中国 2030"规划纲要中，"公平公正"作为战略的重要原则之一，指导整个工作的开展。该原则提出"要以农村和基层为重点，推动健康领域基本公共服务均等化，维护基本医疗卫生服务的公益性，逐步缩小城乡、地区、人群间基本健康服务和健康水平的差异，实现全民健康覆盖，促进社会公平。"那么，如何评价卫生公平性呢？本章内容将介绍洛伦兹曲线（Lorenz curve）、基尼系数（Gini coefficient）、集中指数（concentration index，CI）等单因素分析方法，回归模型等多因素分析方法，以及 Oaxaca-Blinder 分解法和集中指数分解法在卫生公平性评价中的应用。

17.1 卫生公平性单因素分析

17.1.1 研究问题

【例 17-1】改革开放以来，我国经济迅速腾飞，经济的巨大成就显著提高了我国卫生资源的总量和质量。卫生资源的公平性配置，关系着卫生服务利用的可及性，关系着全体人民的健康。那么，近年来我国各省份卫生资源配置的公平性如何？本例将利用 2005—2017 年《中国县域统计年鉴》《中国城市统计年鉴》数据，以每千人口床位数作为医疗卫生资源配置的指示指标来评价各省份卫生资源配置的公平性情况。

17.1.2 方法原理

洛伦兹曲线（Lorenz curve）和基尼系数（Gini coefficient）是评价卫生资源配置公平性常用的两种方法。洛伦兹曲线由美国统计学家 Max O.Lorenz 在 1905 年首次提出，用来研究国民收入在国民之间的分配问题。在卫生资源配置公平性评价中，洛伦兹曲线 ACB（图 17-1）中，横轴代表研究区域人口（按照卫生资源递增顺序排列，即从资源最少的人开始，到资源最多的人结束）的累积百分比，纵轴代表研究区域卫生资源的累积百分比。如果卫生资源在人群中分配平均，那洛伦兹曲线为一条对角线 AB，又称为绝对公平线。越偏离对角线，代表卫生资源配置的公平性越差。

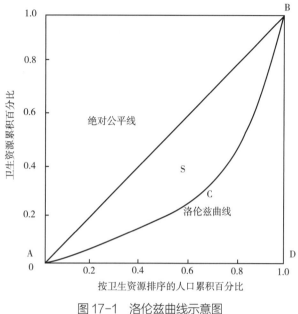

图 17-1　洛伦兹曲线示意图

基尼系数是在洛伦兹曲线基础上计算得出，它是洛伦兹曲线 ACB 与对角线 AB 围成的面积 S 和对角线下面积 ABD 的面积之比，即 $Gini = S / \Delta ABD$。$Gini$ 的取值范围为（0，1），基尼系数越大，代表不公平的程度越高。在卫生资源评价中，一般 $Gini$ 小于 0.2，表示处于公平状态；0.2 ~ 0.3 之间，表示相对公平状态；大于 0.4 时，表示警戒状态；若大于 0.5，表示高度不公平状态。

洛伦兹曲线可以反映所有县域的情况，可以直接看出卫生资源配置是否均匀；而基尼系数用一个值表示卫生资源公平性情况，可以直接进行比较。但洛伦兹曲线和基尼系数未对县域进行分层，只是反映了卫生资源分布的绝对不平等程度，不能反映不同社会经济状况下卫生资源配置的差异程度或者不同卫生资源配置下健康结局的差异程度。

17.1.3　分析思路

本例基于 2005—2017 年《中国县域统计年鉴》和《中国城市统计年鉴》中的人口、床位数据展开分析。由于数据限制，共获得 31 个省份 2 347 个县域 / 辖区数据，其中农村县 2 082 个、市辖区 265 个。基于县域层面的床位数，绘制 2004 年和 2016 年的洛伦兹曲线，了解 2004 年和 2016 年医疗床位数配置的公平性情况。其中，横轴为各县按每千人口医疗床位数递增排序的累积百分比（即每千人口医疗床位数量最少的县域开始，由少到多，逐渐相加直到每千人口医疗床位数量最多的县域），纵轴为各县每千人口医疗床位数的累积百分比。

为进一步比较各省份每千人口床位数分布的公平性大小及其变化趋势，计算 2004—2016 年各省份床位数按人口配置的基尼系数。具体计算公式如下。

$$Gini = \frac{n+1}{n} - \frac{2}{n^2\mu_y}\sum_{i=1}^{n}(n+1-i)y_i \qquad （公式17-1）$$

其中 i 代表区县，n 代表某个地区的所有区县总数，μ_y 代表该地区床位数指标的平均水平，y_i 代表每个区县 i 的床位数。

本例计算各省 2004—2016 年基尼系数及各年基尼系数的均值，并进一步分析 2004—2016 年各省份基尼系数的变化趋势。

17.1.4 结果解读

图 17-2 为 2004 年和 2016 年的洛伦兹曲线，可以看到 2004 年的洛伦兹曲线更加远离绝对公平线，2016 年的洛伦兹曲线更靠近绝对公平线，意味着 2016 年比 2004 年卫生资源配置更加公平。

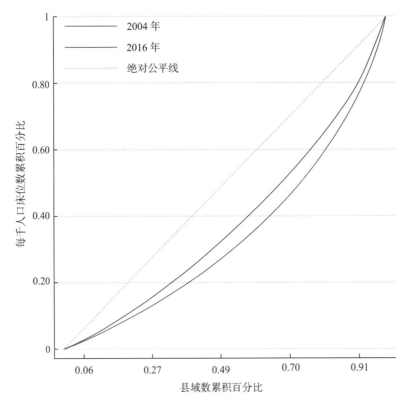

图 17-2　2004 和 2016 年卫生资源配置洛伦兹曲线

从图 17-3 可以看出，2004—2016 年我国医疗床位数分布的公平性明显改善，2004—2005 年其基尼系数的均值出现小幅增长，但 2004—2016 年，基尼系数的均值从 0.32 下降到 0.25。

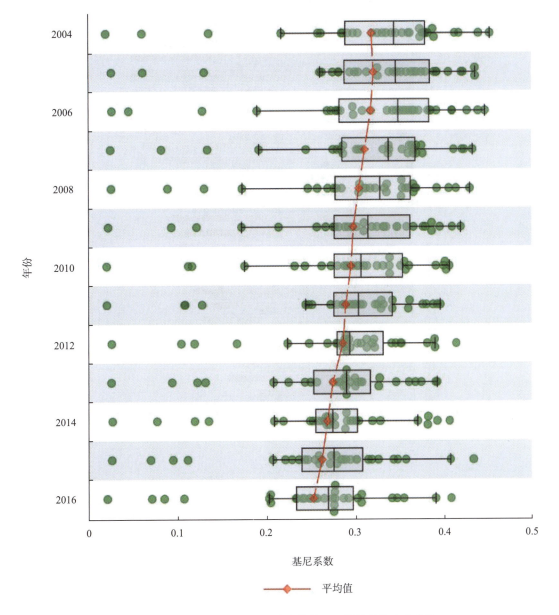

图 17-3 2004—2016 年医疗床位数公平性的整体变化趋势

资料来源[1]: TIAN F, PAN J. Hospital bed supply and inequality as determinants of maternal mortality in China between 2004 and 2016[J]. International Journal for Equity in Health, 2021(20): 51.

　　从图 17-4 可以看出，2004 年以来，大部分省份内部医疗床位数配置的公平性得到改善，例如，贵州省的基尼系数下降幅度最大，2004—2016 年基尼系数从 0.42 下降到 0.24。此外，2004 年宁夏、贵州、广东的基尼系数均大于 0.4，处于高度不公平；到 2016 年，三个省份的基尼系数均小于 0.4，意味着医疗床位配置的公平性得到提高。然而，海南、青海、北京、上海的基尼系数 2004—2016 年呈现增长趋势，且各省份间的床位数配置仍然存在差异。

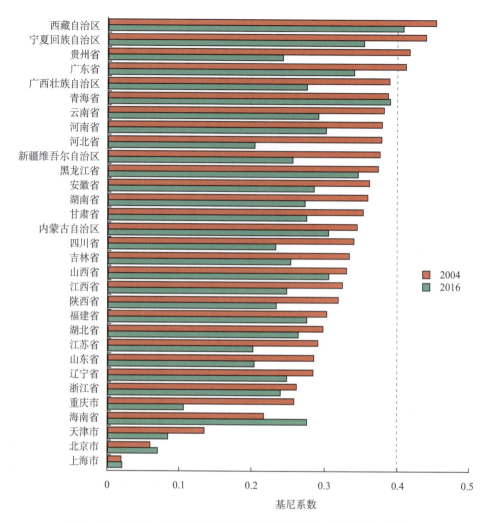

图 17-4 2004—2016 年各省份内部床位数配置公平性的变化趋势

资料来源[1]: TIAN F, PAN J. Hospital bed supply and inequality as determinants of maternal mortality in China between 2004 and 2016[J]. International Journal for Equity in Health, 2021(20): 51.

17.1.5 其他单因素分析方法拓展

反映卫生公平性单因素分析的方法还有极差法、率比法、泰尔指数（Theil index）、集中曲线（concentration curve）和集中指数（concentration index，CI）等。

（1）极差法和率比法

极差法指通过最高社会经济地位人群（地区）和最低社会经济地位人群（地区）健康指标的差异大小来反映健康不公平的程度。率比法是以最高社会经济地位人群（地区）的健康指标为参照，其他社会经济地位人群（地区）的相关健康指标与其比值来表示，即：仅能反映最高社会经济地位人群（地区）和与之对比的社会经济地位人群（地区）之间健康指标的相对阶层差异，无法反映二者之外的社会经济地位人群（地区）健康指标。这两种方法分别测量了不同社会经济地位人群（地区）健康指标的绝对差异和相对差异。两种方法简单明了，能够直接比较社会经济地位高和社会经济地位低人群（地区）健康指标的差异，但只能反映这两个阶层情况，无法反映其他阶层的相关健康指标的比较。

（2）泰尔指数（Theil index）

该方法使用熵的概念来评估收入的不公平性和差异性。泰尔指数能将总体的差异分为组间差异和组内差异，并衡量二者对总体差异的贡献，但该方法忽略地理因素对公平性的影响。泰尔指数的取值为［0，1］，值越小，表示卫生资源配置公平性越好，反之亦然。在【例 17-1】中，如果利用泰尔指数计算，不仅可以计算各省份内部的泰尔指数，还能计算省份间的泰尔指数，不仅可以度量省份内部、省份间医疗卫生资源配置的不公平程度，还可以将二者加总从而度量全国医疗卫生资源配置总的不公平程度。各省份内部泰尔指数 T_j 的计算公式如下：

$$T_j = \sum_{i=1}^{c} P_{ji} \ln\left(\frac{E_j}{E_i}\right)$$
（公式 17-2）

其中，j 代表特定的省份，i 代表该省份中的县域，c 代表一个省份内县域的总数；P_{ji} 指县域 i 的人口占该县域所在省份 j 人口总数的比例，E_j 指省份 j 的每千人床位数，E_i 指县域 i 的每千人床位数。

省份间泰尔指数 T_B 的计算公式如下：

$$T_B = \sum_{j=1}^{p} P_j \ln\left(\frac{P_j}{R_j}\right)$$
（公式 17-3）

其中，j 代表特定的省份，P 代表中国省份的总数；P_j 代表省份 j 的人口数占全国人口总数的百分比，R_j 代表省份 j 的床位数占全国床位总数的百分比。

全国泰尔指数 T 的计算公式如下：

$$T = T_B + \sum_{j=1}^{p} P_j T_j$$
（公式 17-4）

省份 j 内部的不公平程度对全国总体不公平程度的贡献率为 $I_j = P_j T_j / T$，省份间的不公平程度对全国总体不公平程度的贡献率为 $I_B = T_B / T$。

（3）集中曲线（concentration curve）和集中指数（concentration index）

集中曲线是改进的洛伦兹曲线法，最早由 Wagstaff 等[2] 提出，能够分析不同社会经济状况人群的健康分布。在评价健康状态分布时，横轴为按照社会经济状况排序的人口累积百分比，纵轴为健康累积百分比。若评价不同社会经济状况下卫生资源配置的分布情况，横轴为不同社会经济状况排序的人口累积百分比，纵轴为卫生资源配置累积百分比。它与洛伦兹曲线的差异在于多引进了一个变量指标，在卫生资源配置公平性分布中，可以引入社会经济情况；在健康状况分布中，可以探索不同社会经济地位人群健康状况公平性分布。图 17-5 以卫生资源配置为例展示集中曲线，集中曲线的对角线表示绝对公平，越偏离对角线，代表公平性越差。

集中指数是研究与社会经济因素相关的某一变量不公平性程度的指标。集中指数取值范

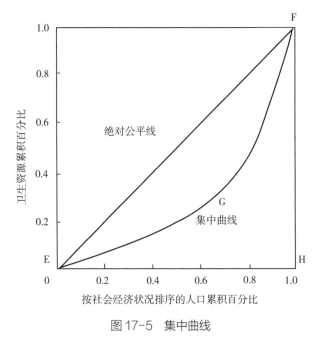

图 17-5　集中曲线

围为［-1，1］，若集中指数小于 0，曲线位于绝对公平线上方，表示卫生资源更多配置在低收入群体；若大于 0，曲线位于绝对公平线的下方，表示卫生资源更多配置在高收入群体；若等于 0，表示卫生资源配置公平。

17.2　卫生公平性多因素分析

17.2.1　研究问题

【例 17-2】例 17-1 中分析了近年来卫生资源配置的公平性现状和变化趋势，要进一步了解这些年我国医疗卫生资源是否存在动态收敛的现象，即起始水平每千人床位数越低的县域相较于每千人床位数越高的县域，是否存在追赶增长的现象，如果存在动态收敛，说明医疗卫生资源的分布随时间变化有逐渐公平化的趋势。在例 17-1 中，虽然直观地展示了我国卫生资源的变化趋势，但地方财政收入、财政投入等因素对卫生资源的配置可能有一定的影响。因此，需要控制这些可能的影响因素，并分析其是否存在动态收敛。本例将在例 17-1 的基础上进一步拓展分析。

17.2.2　方法原理

β 收敛一般指初期人均产出水平较低的经济实体趋于在人均产出增长率、人均资本增长率等人均项目上比初期人均产出水平较高的经济实体以更快的速度增长。例如，假设 y_{it} 表示 i 经济体在 t 年的实际人均国内生产总值（GDP）水平，y_{i0} 表示 i 经济体几年的实际人均 GDP 水平，t 年间的实际人均 GDP 平均增长速度可以表示为：

$$r_i = [\ln(y_{it} / y_{i0})] / t \qquad （公式 17-5）$$

β 收敛回归模型：

$$r_i = \alpha + \beta \ln(y_{i0}) + \varphi X_i + \mu_i, i = 1, 2, 3, \cdots, N \qquad （公式 17-6）$$

回归结果若 β 小于 0，则存在收敛。X_i 是影响"稳态"的其他特征变量。当 X_i 未被纳入模型时，β 度量的是绝对收敛，当控制 X_i 时，β 度量的是条件收敛。

17.2.3 分析思路

在本例中，通过 β 收敛来衡量起始水平配置较低的县是否比起始水平配置较高的县增长更快，是否存在赶超现象。利用 2001—2017 年《中国县域统计年鉴》和《中国城市统计年鉴》数据，以县域每千人口床位数为卫生资源配置的指示指标，动态收敛回归分析的模型设定如下。

$$\ln\left(\frac{bed_{i,i+m}}{bed_{it}}\right) = \alpha + \beta \ln bed_{it} + X_{it}\varphi + \varepsilon_{it} \qquad （公式 17-7）$$

其中，bed_{it} 是县域 i 在 t 时刻的每千人口床位数，等式左边括号内代表的是县域 i 在 m 个时间间隔的增长速度；X_{it} 是可能影响资源配置的变量，包括人均规模以上工业总产值、人均居民储蓄年末余额、人均公共财政收入和行政区域土地面积等，对非正态分布变量数据进行了正态性转化。m 代表时间间隔，参考 Qin 和 Hsieh 的研究 [3]，短期和长期效应的时间间隔分别为 1 和 16 年。

本例做了全国总样本的动态收敛回归分析；同时，为进一步探究各个省份内部各县（区）的动态收敛情况，做了各省份样本的亚组分析。

17.2.4 结果解读

表 17-1 是全国总样本和各省份（台湾地区未纳入分析）不同滞后时期的绝对收敛和条件收敛回归结果。从全国总样本回归结果来看，县域每千人口床位数的收敛回归系数，无论是绝对收敛还是条件收敛，短期趋势或长期趋势，其收敛回归系数均为负值，且有统计学意义，表明 2000—2016 年中国医疗卫生资源在县域层面的分布存在动态收敛的特征，即医疗卫生资源起始水平较低的县域，相对于起始水平较高的县域，其医疗卫生资源存在追赶增长的现象，并且长期收敛趋势大于短期收敛趋势；无论是否控制相关变量，医疗卫生资源在县域层面的分布都存在趋同的现象，反映出中国医疗卫生资源在县域层面的配置逐渐趋于更加公平的特征。从亚组分析结果来看，短期收敛趋势方面，大多数省份的医疗资源在县域的分布都逐渐呈现公平化的趋势，短期条件收敛程度最高的地区是重庆市，短期条件收敛程度最低的地区是云南省。长期收敛趋势方面，收敛程度最高的地区是重庆市，收敛程度最低的地区是辽宁省。与全国总样本回归收敛趋势相同，省份内部医疗卫生资源在县域的长期收敛趋势大于短期收敛趋势。

基于以上分析可以发现，从时间维度来看，我国医疗卫生资源在县域的分布呈现逐渐公平化的特征，无论是全国层面还是省份层面，医疗卫生资源起始水平较低的县域相较于较高的县域都存在追赶增长的现象，且不同省份的公平化趋势不同。

表17-1 动态收敛回归分析结果

样本	滞后1期					滞后16期				
	样本量	绝对收敛		条件收敛		样本量	绝对收敛		条件收敛	
		每千人床位数	R^2	每千人床位数	R^2		每千人床位数	R^2	每千人床位数	R^2
全国	37 552	-0.010*** (0.000)	0.012	-0.026*** (0.001)	0.054	2 347	-0.157*** (0.006)	0.316	-0.177*** (0.007)	0.334
北京	96	-0.013* (0.008)	0.022	-0.049*** (0.016)	0.152					
天津	80	-0.008 (0.007)	0.016	-0.050* (0.026)	0.169					
河北	2 384	-0.011*** (0.002)	0.018	-0.030*** (0.003)	0.074	149	-0.169*** (0.022)	0.514	-0.163*** (0.024)	0.527
山西	1 712	-0.013*** (0.002)	0.016	-0.025*** (0.003)	0.052	107	-0.104*** (0.025)	0.156	-0.122*** (0.029)	0.205
内蒙古	1 440	-0.009*** (0.002)	0.013	-0.026*** (0.004)	0.082	90	-0.153*** (0.030)	0.288	-0.198*** (0.041)	0.419
辽宁	928	-0.007*** (0.002)	0.011	-0.023*** (0.004)	0.077	58	-0.061*** (0.016)	0.185	-0.101*** (0.024)	0.245
吉林	784	-0.010*** (0.003)	0.017	-0.027*** (0.004)	0.073	49	-0.104*** (0.024)	0.283	-0.149*** (0.042)	0.330
黑龙江	1 248	-0.006*** (0.002)	0.006	-0.026*** (0.003)	0.073	78	-0.093*** (0.028)	0.110	-0.177*** (0.051)	0.332
上海	48	-0.004 (0.005)	0.013	-0.029* (0.015)	0.198					
江苏	1 232	-0.009*** (0.002)	0.013	-0.039*** (0.005)	0.132	77	-0.209*** (0.022)	0.545	-0.230*** (0.029)	0.674
浙江	1 168	-0.005** (0.002)	0.004	-0.026*** (0.004)	0.080	73	-0.126*** (0.031)	0.234	-0.183*** (0.038)	0.371
安徽	1 248	-0.007*** (0.002)	0.009	-0.024*** (0.003)	0.074	78	-0.132*** (0.021)	0.351	-0.124*** (0.024)	0.423
福建	1 088	-0.006* (0.003)	0.005	-0.025*** (0.004)	0.098	68	-0.076*** (0.025)	0.138	-0.127*** (0.029)	0.305
江西	1 472	-0.011*** (0.004)	0.011	-0.042*** (0.006)	0.105	92	-0.134*** (0.038)	0.219	-0.131* (0.068)	0.259
山东	1 728	-0.016*** (0.002)	0.027	-0.050*** (0.005)	0.084	108	-0.155*** (0.012)	0.421	-0.220*** (0.027)	0.479
河南	2 032	-0.010*** (0.002)	0.020	-0.039*** (0.004)	0.101	127	-0.145*** (0.013)	0.501	-0.193*** (0.016)	0.543
湖北	1 264	-0.006* (0.003 1)	0.004	-0.046*** (0.005)	0.142	79	-0.174*** (0.030)	0.329	-0.206*** (0.049)	0.485
湖南	1 616	-0.005*** (0.002)	0.004	-0.028*** (0.003)	0.104	101	-0.090*** (0.013)	0.267	-0.140*** (0.026)	0.396

续表

样本	滞后 1 期					滞后 16 期				
	样本量	绝对收敛 每千人床位数	R^2	条件收敛 每千人床位数	R^2	样本量	绝对收敛 每千人床位数	R^2	条件收敛 每千人床位数	R^2
广东	1 568	-0.007***（0.002）	0.010	-0.027***（0.004）	0.061	98	-0.116***（0.031）	0.207	-0.180***（0.056）	0.365
广西	1 440	-0.009***（0.002）	0.013	-0.027***（0.003）	0.089	90	-0.151***（0.018）	0.422	-0.153***（0.023）	0.494
海南	288	-0.016**（0.007）	0.018	-0.033***（0.008）	0.085	18	-0.087**（0.041）	0.243	-0.107*（0.052）	0.676
重庆	432	0.003（0.005）	0.001	-0.099***（0.011）	0.236	27	-0.302***（0.047）	0.482	-0.520***（0.126）	0.603
四川	2 528	-0.008***（0.002）	0.007	-0.041***（0.004）	0.110	158	-0.188***（0.027）	0.317	-0.279***（0.029）	0.529
贵州	1 312	-0.009***（0.003）	0.005	-0.058***（0.006）	0.128	82	-0.228***（0.042）	0.350	-0.302***（0.071）	0.449
云南	2 000	-0.005***（0.001）	0.004	-0.023***（0.003）	0.063	125	-0.123***（0.025）	0.179	-0.122***（0.044）	0.224
西藏	1 184	-0.024***（0.004）	0.019	-0.047***（0.007）	0.048	74	-0.165***（0.044）	0.180	-0.231***（0.063）	0.296
陕西	1 536	-0.011***（0.002）	0.013	-0.031***（0.003）	0.064	96	-0.170***（0.030）	0.374	-0.220***（0.032）	0.518
甘肃	1 312	-0.012***（0.002）	0.017	-0.029***（0.004）	0.051	82	-0.152***（0.029）	0.292	-0.171***（0.054）	0.315
青海	656	-0.016***（0.004）	0.014	-0.034***（0.006）	0.075	41	-0.205***（0.073）	0.282	-0.281***（0.088）	0.414
宁夏	288	-0.013***（0.005）	0.019	-0.027***（0.008）	0.051	18	-0.132**（0.053）	0.276	-0.224***（0.039）	0.784
新疆	1 440	-0.015***（0.002）	0.027	-0.029***（0.003）	0.063	90	-0.122***（0.021）	0.311	-0.160***（0.019）	0.423

注：括号内为稳健标准误。***、**、* 分别代表在 1%、5% 和 10% 的检验水平下具有统计学意义。

资料来源：唐吉. 中国医疗卫生资源的空间分布特征及其变化趋势：基于 2000~2016 年县域床位数的实证分析 [D]. 成都：四川大学，2019.

17.2.5 其他多因素分析方法拓展

在卫生公平性评价的多因素分析中，可以根据需要探究的公平性问题选择相关的统计模型，例如线性回归和非线性回归等均可以在公平性分析当中应用。这些方法在本书前面的章节已经有所介绍，此处不再赘述。

17.3 卫生不公平的解释

17.3.1 研究问题

在了解上述卫生不公平测量方法后，下一步自然而然想要去解释不公平的原因。

【例 17-3】改革开放以后，社会经济快速发展，农村和城市居民存在较大的健康不公平性，且农村和城市在健康状况上的不公平性还存在代际传递现象 [5]。如果进一步解释城乡健康代际传递不公平性的原因，可以更好地提供政策建议，促进公平。本例利用中国健康与营养调查（China Health and Nutrition Survey，CHNS）1991—2009 年数据，介绍 Oaxaca-Blinder 的分解方法，解释农村和城市健康不公平代际传递原因。

17.3.2 方法原理

Oaxaca-Blinder 分解法由 Oaxaca、Blinder 提出 [6,7]，该方法被劳动经济学家广泛使用。为了帮助原理的理解，以性别收入差距为例来进行原理介绍。一般情况下，即使观测到性别收入差距的存在，也不能轻易说劳动力市场存在性别歧视。产生收入差距的原因很多，有可能是性别歧视，也有可能是男性和女性生产力条件不同。如果女性受教育水平更低，那性别收入差距可能反映的是性别受教育水平的差距。因此，想要了解劳动力市场是否存在性别歧视，需要构建一个反事实组，即"被视为男性的女性"，如果无歧视存在，那么该反事实组的收入水平不应显著与女性收入水平不同，说明劳动力市场对男性女性一视同仁。若收入水平显著不同，则与歧视有关。然而"反事实"组在现实中是无法观测到的。而 Oaxaca-Blinder 方法的优势就在于可以构建一个反事实组，并将不同组间的差异分解为"可解释部分"和"不可解释部分"。其中，"可解释部分"为与生产力条件有关的收入差距（endowment），"不可解释部分"为与生产力条件无关的收入差距，在实证中也被理解为"歧视"（discrimination）。女性收入记为 Y^F，男性收入为 Y^M，一般收入是由生产力条件决定的，公式如下。

$$\ln Y^M = X_M \beta_M \qquad\qquad （公式17-8）$$

$$\ln Y^F = X_F \beta_F \qquad\qquad （公式17-9）$$

其中，X_M 和 X_F 分别表示男性和女性与生产力条件相关的因素，如教育水平、工作年限等。β_M 和 β_F 分别为劳动力市场上对男性和女性的工资回报系数。我们无法将 $\ln Y^M - \ln Y^F$ 直接理解为性别歧视，如果想了解性别歧视的存在，需要构建反事实组，即在劳动市场上"被视为男性的女性"（C），该组别记为 Y^C，被视为男性的女性在劳动市场上收获的劳动报酬。对于 Y^C 的基本假定为：

$$Y^C = X_F \beta_M \qquad （公式 17-10）$$

基于此，性别收入差距可以分解为：

$$\ln Y^M - \ln Y^F = (\ln Y^M - \ln Y^C) + (\ln Y^C - \ln Y^F) \qquad （公式 17-11）$$
$$= \beta_M(X_M - X_F) + (\beta_M - \beta_F)X_F$$

其中，"可解释部分"为 $\ln Y^M - \ln Y^C = \beta_M(X_M - X_F)$ ，即因生产力条件不同，而产生的收入差距。"不可解释部分"为 $\ln Y^C - \ln Y^F = (\beta_M - \beta_F)X_F$ ，即由男性和女性回报系数不同而产生的收入差距，这部分可以理解为歧视。

17.3.3 分析思路

在例 17-3 中，研究者将城市和农村儿童健康平均值分解为可以被父母的健康水平、人口特征、社会经济因素、环境和医疗可及性等因素解释的部分，以及由特征回报差异（指不同特征之间在产生回报方面的差异，如：由农村和城市导致的系数不同而产生的差距，可以被理解为歧视）带来的不可解释的部分，并可以计算父母健康对儿童健康差异的贡献。利用 Oaxaca-Blinder 模型计算，首先城市和农村儿童健康水平由父母健康水平、社会经济地位等因素决定，其中健康水平用儿童年龄别身高 z 分数（height-for-age z scores，HAZ）表示，即：

$$z = \frac{x - m}{sd} \qquad （公式 17-12）$$

$$\overline{CHealth_u} = Z_u \beta_u \qquad （公式 17-13）$$

$$\overline{CHealth_r} = Z_r \beta_r \qquad （公式 17-14）$$

其中，x 为样本数据中未成年人的身高，m 为年龄别标准身高的中位数，sd 为年龄别标准身高或体重的标准差。Z 表示所有可观测的控制变量矩阵，包含父母健康水平、人口特征、社会经济因素、医疗环境等。u 代表城市，r 代表农村。

接着需要构建反事实组，即被视为"农村人口的城市人口"，该组别记为 $\overline{CHealth_c}$ ，对于 $\overline{CHealth_c}$ 的基本假定为：

$$\overline{CHealth_c} = Z_r \beta_u \qquad （公式 17-15）$$

那么，城乡儿童健康不公平性可以分解为：

$$\overline{CHealth_u} - \overline{CHealth_r} = (\overline{CHealth_u} - \overline{CHealth_c}) + (\overline{CHealth_c} - \overline{CHealth_r}) \qquad （公式 17-16）$$
$$= \beta_u(Z_u - Z_r) + (\beta_u - \beta_r)Z_r$$

其中，可解释部分为 $\overline{CHealth_u} - \overline{CHealth_c} = \beta_u(Z_u - Z_r)$ ，即可以被父母的健康水平、人口特征、社会经济因素、环境和医疗可及性等因素解释的部分（endowment）。不可解释部分为 $\overline{CHealth_c} - \overline{CHealth_r} = (\beta_u - \beta_r)Z_r$ ，即由农村和城市导致的系数不同而产生的差距，可

以被理解为歧视（discrimination）。

17.3.4 结果解读

表 17-2 为城乡儿童健康不公平的 Oaxaca-Blinder 分解结果。从表中可以发现，农村和城市总差异为 0.345，由城市和农村父母健康水平、收入、教育、职业以及医疗可及性、环境等可解释特征造成的差异为 0.202，占总体差异的 58.5%，其中主要贡献是父母的健康水平和社会经济地位（收入、教育和职业），占 58.8%。因此，通过 Oaxaca-Blinder 分解法，可以进一步解释城乡儿童健康不公平的原因。

表 17-2　城乡儿童健康不公平的 Oaxaca-Blinder 分解

健康不公平性分解	效应值	稳健标准误
农村和城市总差异	0.345***	0.039
总的可解释部分	0.202***	0.032
总的不可解释部分	0.144***	0.031
可解释部分具体项目		
父母健康	0.051***	0.019
父母收入	0.030***	0.007
父母教育	0.031***	0.010
父母职业	0.091***	0.012
环境	-0.002	0.013
医疗可及性	0.000	0.000
人口学指标	0.004	0.004
年份固定效应	0.011**	0.005
地区固定效应	-0.015***	0.005
不可解释部分具体项目		
父母健康	0.739	1.022
父母收入	-0.201	0.252
父母教育	-0.286	0.212
父母职业	-0.036	0.094
环境	0.051	0.133
医疗可及性	0.010	0.010
人口学指标	0.137	0.217
年份固定效应	-0.007	0.045
地区固定效应	0.020	0.047

注：***、** 分别代表在 1%、5% 的检验水平下具有统计学意义。
资料来源：ERIKSSON T, PAN J, QIN X. The intergenerational inequality of health in China[J]. China Economic Review, 2014(31): 392-409.

17.3.5　其他公平性解释方法拓展

前面介绍了 Oaxaca-Blinder 解释组间差异，如果要进一步了解社会经济相关的健康不公平背后的原因，用 Oaxaca-Blinder 来分解，得出的结果会有所限制，其只能解释组间差异，研究者更希望能了解全部社会经济情况分布下相关健康指标不公平的原因。而集中指数分解法，可以帮助我们更好地解释社会经济有关的不公平。

Wagstaff 等[8]提出一种可以将集中指数进行分解的方法。该方法可以将集中指数分解为各影响因素对社会经济有关的健康不公平的贡献。每个影响因素的贡献由两部分决定：一是健康对该因素的敏感性，二是该因素在收入上的不公平程度。集中指数分解的计算如下。

首先，建立健康与其影响因素的回归模型：

$$Y = \alpha + \sum_k \beta_k x_k + \varepsilon \qquad （公式 17-17）$$

集中指数 CI 如下：

$$CI = \sum_k (\beta_k \bar{x}_k / \mu) C_k + GC_\varepsilon / \mu \qquad （公式 17-18）$$

其中，u 为 y 的均值，$\bar{x}_k$ 是 x_k 的均值，C_k 为 x_k 的集中指数，GC_ε 为误差项的集中指数。公式 17-18 表明，集中指数相当于 k 个回归变量集中指数的加权和，其中 x_k 的权重是 y 相对于 $x_k \left(\eta_k = \beta_k \dfrac{\bar{x}_k}{\mu} \right)$ 的弹性。残差项反映了与收入有关的健康不平等，这种不平等不能用收入回归变量的变化来解释，对于一个非常好的模型，应该接近于零。

17.4　总结

卫生公平性评价对促进人群健康平等十分重要。在本章内容中，以我国 2004—2016 年卫生资源配置公平性和变化趋势为问题引入，第一部分详细介绍了洛伦兹曲线和基尼系数，也简要介绍了泰尔指数、集中曲线和集中指数等常用描述公平性的单因素指标。第二部分介绍了 β 收敛回归，以了解起始卫生资源配置低的县是否出现追赶现象，是否随着时间推移，逐渐趋向公平。第三部分在了解公平性的发展趋势后，开始解释影响公平性的原因，通过 Oaxaca-Blinder 分解法解释组间不公平性的差异，通过构建"反事实组"，将不同组别之间的差异分解为"可解释部分"和"不可解释部分"。"可解释部分"为对结局影响可观测部分带来的差异，"不可解释部分"通常在实证中被理解为"歧视"带来的差异。同时，针对社会经济相关的健康不公平原因的解释，介绍了集中指数分解法，它可以更好地帮助我们了解每一个影响因素对不公平的贡献情况。

卫生公平性评价近年来发展迅速，卫生不公平问题也越来越得到关注。2020 年，全球绝对贫困人口 20 多年来首次增加，有约 1.2 亿人生活在绝对贫困中（每日收入低于 1.9 美元），2021 年底将增加至 1.5 亿人。贫困人口的医疗卫生服务可负担性、可及性、适应性和公平性受到了更大的挑战。在此情况下，亟须进一步关注卫生不公平研究，为改善卫生不公平提供更多的科学证据。

（陈楚）

参考文献

[1] TIAN F, PAN J. Hospital bed supply and inequality as determinants of maternal mortality in China between 2004 and 2016[J]. International Journal for Equity in Health, 2021(20): 51.

[2] WAGSTAFF A, PACI P, VAN DOORSLAER E. On the measurement of inequalities in health[J]. Social Science & Medicine, 1991, 33(5): 545–557.

[3] QIN X, HSIEH C R. Economic Growth and the Geographic Maldistribution of Health Care Resources: Evidence from China, 1949–2010[J]. China Economic Review, 2014(31): 228–246.

[4] 唐吉. 中国医疗卫生资源的空间分布特征及其变化趋势：基于 2000–2016 年县域床位数的实证分析［D］，成都：四川大学，2019.

[5] ERIKSSON T, PAN J, QIN X. The intergenerational inequality of health in China[J]. China Economic Review, 2014(31): 392–409.

[6] OAXACA, R. Male-female wage differentials in urban labor markets[J]. International Economic Review, 1973, 14(3): 693–709.

[7] BLINDER, A. S. Wage discrimination: reduced form and structural estimates[J]. Journal of Human Resources, 1973, 8(4): 436–455.

[8] WAGSTAFF A, VAN DOORSLAER E, WATANABE N. On decomposing the causes of health sector inequalities with an application to malnutrition inequalities in Vietnam[J]. Journal of Econometrics, 2003, 112(1): 207–223.